U04461308

高等职业教育医学卫生类专业系列

供临床医学、护理、助产、康复等专业用

新形态一体化教材

临床医学综合实训
·技能实训分册

主　编　朱秀华　黄　波　杜志勇　钱　雪

副主编　冯　丽　夏　岚　李古月　孙晓丽

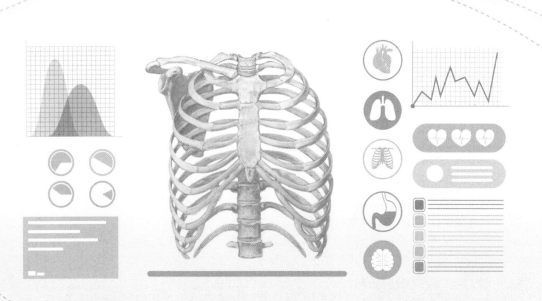

重庆大学出版社
国家一级出版社
全国百佳图书出版单位

内容提要

"临床医学综合实训"是高等职业教育医学卫生类专业的素质拓展课程,目的是培养医学生掌握执业医师大纲所要求的基本技能操作和临床思维,是临床医学专业要求学习掌握的重要课程。本书在编写过程中,将思政教育、职业素养、工匠精神、劳模精神的培养与课程内容融为一体,在培养医师医学专业技术能力的同时,也培养医师"仁心仁术仁爱"的职业精神,做好人民健康守门人。

《临床医学综合实训》分为两册:《技能实训分册》和《思维实训分册》。《技能实训分册》主要内容包括体格检查、内科常用诊疗操作技能、外科手术基本技能、护理基本技能、院前急救基本技能;《思维实训分册》主要内容包括临床病案分析、实验室检查结果判读、辅助检查结果判读。本书通过临床思维和临床技能训练,培养医学生临床诊疗能力。

本书可供高等职业教育临床医学、护理、助产、康复等专业师生使用,也可供相关医务工作者参考。

图书在版编目(CIP)数据

临床医学综合实训.技能实训分册/朱秀华等主编
.--重庆:重庆大学出版社,2024.1
高等职业教育医学卫生类专业系列教材
ISBN 978-7-5689-4365-9

Ⅰ.①临… Ⅱ.①朱… Ⅲ.①临床医学—高等职业教育—教材 Ⅳ.①R4

中国国家版本馆 CIP 数据核字(2024)第017599号

临床医学综合实训·技能实训分册
LINCHUANG YIXUE ZONGHE SHIXUN·JINENG SHIXUN FENCE
主 编 朱秀华 黄 波 杜志勇 钱 雪
策划编辑:袁文华
责任编辑:杨育彪   版式设计:袁文华
责任校对:邹 忌   责任印制:赵 晟
*
重庆大学出版社出版发行
出版人:陈晓阳
社址:重庆市沙坪坝区大学城西路 21 号
邮编:401331
电话:(023)88617190   88617185(中小学)
传真:(023)88617186   88617166
网址:http://www.cqup.com.cn
邮箱:fxk@cqup.com.cn(营销中心)
全国新华书店经销
重庆新华印刷厂有限公司印刷
*
开本:787mm×1092mm   1/16   印张:10.5   字数:244 千
2024 年 1 月第 1 版   2024 年 1 月第 1 次印刷
印数:1—3 000
ISBN 978-7-5689-4365-9   定价:69.00 元(全 2 册)

BIANWEIHUI 编委会 ✚

QIANYAN 前　言 ✚

"临床医学综合实训"是我国高等职业教育医学卫生类专业的素质拓展课程，是由基础医学过渡到临床医学的桥梁课程，是学习临床基本技能最重要的一门课程。为适应我国高等职业教育医学卫生类专业教育教学改革与发展，本书在《临床思维实训》教材的基本框架上，编写了《临床医学综合实训》。

随着社会和医疗卫生事业的发展以及信息化教学的普及，高等职业教育对教材建设提出了更高的期望和能力要求。本书紧紧围绕培养从事临床医疗工作的医师这一目标，整合现有同类教学纸质教材和数字教材内容，打造新形态融合教材，并拓展出操作评分标准，创新教学评价，促使教学从"以知识传授为主"转变为"促进学生知识、能力、素质的全面发展"。

本书在内容的组织编写方面参考了新版《国家助理医师资格考试大纲》《专科医学教育标准——临床医学专业（试行）》等资料，采纳了院校师生和临床医师的意见，考虑到了学生在校学习与毕业后教育相衔接的教育教学体系。本次融合现代数字网络教学技术的新型教材编写模式，能够更方便地为读者提供生动、及时、丰富、实用的相关信息。

本次编写得到了编写组全体成员及兄弟院校同仁们的热情关心与大力支持。本书全体编委与参加新形态融合教材制作的技术人员，秉承认真负责的写作精神，使本书的编写工作能如期完成，在此表示诚挚的感谢。

因为编者水平有限，特别是配套数字化资源的内容还是一种探索，如有不当之处，敬请广大读者不吝赐教，惠予指正。

编　者
2023 年 12 月

MULU **目 录** ✚

第一章　体格检查

第一节　一般检查

【实训目的】

1. 熟悉一般检查的内容。
2. 掌握生命体征检查。
3. 掌握浅表淋巴结检查。

【实训内容】

一、一般检查思维导图

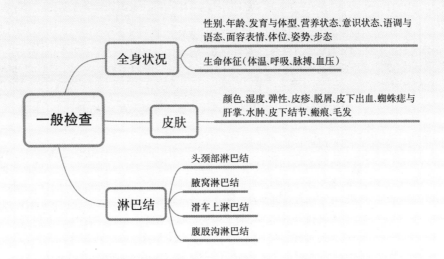

二、一般检查单项考核

体格检查评分标准——生命体征检查（100分）

班级＿＿＿＿＿＿＿　　　　学号＿＿＿＿＿＿　　　　姓名＿＿＿＿＿＿

项目	体检内容	分值	得分
职业素养	仪表端庄，服装整洁，指甲修剪。（1分） 光线充足，室温及手温适宜。（1分） 体检前向被检者告知检查目的和需要注意的事项。（1分） 与被检者沟通时态度和蔼，体检认真细致。（1分） 体检中动作轻柔，能体现爱护被检者的意识，有体现关爱被检者的动作。（2分） 检查过程中注意保护被检者隐私。（1分） 检查前后快速手消。（2分）	9分	
体位	被检者取坐位或卧位。（5分） 检查者站于被检查者前面或右侧。（3分）	8分	
检查内容	**体温** 确认将体温表汞柱甩到35℃以下。（4分） 将体温计头部置于被检者腋窝深处，嘱被检者用上臂将体温计夹紧，10分钟后读数。（4分）	8分	
	脉搏 示指、中指、无名指触诊桡动脉近手腕处，稍加压力，触诊30秒以上。（3分） 计数桡动脉搏动次数，计算1分钟频率。（3分） 注意节律，强弱，速率。（3分） 注意双侧对比。（3分）	12分	
	呼吸 观察胸部起伏，观察胸式呼吸和腹式呼吸，观察30秒以上，计算呼吸频率。（4分） 观察呼吸节律。（4分）	8分	
	血压 检查血压计。（5分） 被检者取坐位或卧位，休息至少5分钟。（3分） 暴露被检者上肢，并轻度外展，肘部于心脏同一水平。（5分） 将气袖均匀紧贴皮肤缠于上臂，袖带松紧以能放进1个手指为宜，下缘离肘窝以上2～3 cm，气袖中央为肱动脉表面。（5分） 触诊肱动脉，听诊器置于肱动脉，边听诊边充气，待肱动脉搏动音消失后，再升高20～30 mmHg后，缓慢放气；双眼随汞柱下降，平视汞柱表面。（10分） 读出血压值。（5分） 间隔1分钟后再次测量。（2分） 两次结果相差大于5mmHg时，测量第三次，结果取平均值。（3分） 若双侧脉搏不对称，或初次测量血压不正常者，应进行对侧血压测量。（2分）	40分	

续表

项目	体检内容	分值	得分
检查后整理	体检结束后告知被检者检查结果（是否正常），感谢被检查者配合。（2分） 快速手消。（2分）	4分	
汇报结果	报告，检查完毕。（1分） 被检查者体温__℃；呼吸__次/分，节律整齐，无潮式呼吸、间停呼吸、抑制性呼吸和叹气样呼吸；脉搏__次/分，节律整齐，动脉壁弹性好，双侧对称，无异常脉波；血压__/__mmHg。（3分） 生命体征正常/异常。（2分）	6分	
提问	1.临床上常见的热型有哪几种？（2分） 临床上常见的热型有稽留热、弛张热、间歇热、波状热、回归热和不规则热。 2.低血压和高血压的界限值分别是多少？（3分） 低血压是指血压低于90/60 mmHg，高血压是指收缩压≥140 mmHg和（或）舒张压≥90 mmHg。	5分	
总分		100分	

考官签名：_____

附录（检查脚本）：

生命体征检查

测体温

各位考官好，现光线充足、室温适宜，我已规范着装、戴好口罩帽子，可进行检查。

快速手消，暖手。

您好，由于病情需要，我给您测下体温。您请坐。拉上床帘。

站在被检者右侧。

取已消毒体温计。平视体温计，需在35℃以下，否则甩体温计再看。用纱布擦拭腋窝。

请夹紧10分钟。

您的体温是36.3℃（以实测为准），检查结果正常的。谢谢您的配合。请您休息。（同时整理衣物）

拉开床帘。快速手消。

报告，该被检者体温是36.3℃（以实测为准），这是正常结果。操作完毕。

测脉搏和呼吸

各位考官好，现光线充足、室温适宜，我已规范着装、戴好口罩帽子，可进行检查。

快速手消，暖手。

您好，由于病情需要，我给您测下脉搏和呼吸。拉上床帘。

站在被检者右侧。

请您平躺（或坐），双手置于身体两侧。暴露胸腹部。

测体温

测脉搏和呼吸

示指、中指、无名三指并拢，指腹置于桡动脉，同样方式检查对侧，双侧对比，双侧脉搏等强。脉搏规则 30 秒，不规则 1 分钟。

观察胸腹部起伏。呼吸至少 30 秒。

您的脉搏是 65 次 / 分（以实测为准），呼吸是 16 次 / 分（以实测为准），是正常结果。

谢谢您的配合。请您休息！（同时整理衣物）

拉开床帘。快速手消。

报告，该被检者脉搏是 65 次 / 分（以实测为准），节律整齐，双侧对称；呼吸是 16 次 / 分（以实测为准）、节律整齐，这是正常结果。操作完毕。

测血压

各位考官好，现光线充足、室温适宜，我已规范着装、戴好口罩帽子，可进行检查。

快速手消，暖手。

您好，由于病情需要，我给您测个血压。

请您平躺，双手置于身体两侧。休息 5 ~ 10 分钟。

站在被检者右侧。

打开血压计水银开关，血压计水银柱在 0 点。

肘部、血压计 0 点、被检者心脏在同一水平。

袖带在肘窝以上 2 ~ 3 cm，袖带中央位于肱动脉表面，松紧度适宜。

（右手）触诊肱动脉搏动，（左手）捂热听诊器。

听诊器置于肱动脉搏动处，加压，肱动脉搏动消失，水银柱再升高 20 ~ 30 mmHg；缓慢放气，双眼随汞柱下降，平视汞柱表面。第一声是收缩压，最末声是舒张压。

休息 1 ~ 2 分钟复测，测两次取平均值。

整理物品。

您好，您的血压是 100/65 mmHg（以实测为准），您的检查结果正常的。谢谢您的配合。请您休息。（同时整理衣物）

快速手消。

报告，该被检者血压是 100/65 mmHg，这是正常结果。操作完毕。

体格检查评分标准——发育检查（100 分）

班级_____　　　学号_____　　　姓名_____

项目	体检内容	分值	得分
职业素养	仪表端庄，服装整洁，指甲修剪。（1分） 光线充足，室温及手温适宜。（1分） 体检前向被检者告知检查目的和需要注意的事项。（1分） 与被检者沟通时态度和蔼，体检认真细致。（1分） ☆体检中动作轻柔，能体现爱护被检者的意识，有体现关爱被检者的动作。（2分） 检查过程中注意保护被检者隐私。（1分） 检查前后快速手消。（2分）	9分	

项目	体检内容	分值	得分
检查内容	**身高** 体位：被检者取立位。（5分） 方法：被检者赤足，背向立柱站立在身高计的底板上（5分），躯干自然挺直，头部正直，两眼平视前方（耳屏上缘与眼眶下缘最低点呈水平位），上肢自然下垂，两腿伸直，两足跟并拢，足尖分开约60°。足跟、骶骨部及两肩胛间与立柱相接触，成"三点一线"站立姿势（10分），头顶最高点与身高测量仪立柱垂直线的交叉点即身高读数。记录数据以厘米为单位，精确到小数点后一位。测量误差不得超过0.5 cm（5分）。	25分	
	体重 体位：被检者取立位。（5分） 方法：被检者穿短衣裤、赤足（5分），自然站立在体重计踏板的中央，保持身体平稳（10分），记录数据以千克为单位，精确到小数点后一位。测量误差不得超过0.1 kg（5分）。	25分	
	头围 体位：被检者取坐位或卧位。（5分） 方法：取软尺，自被检者眉弓上缘经枕骨结节绕头一周，取最大围径（15分），记录数据以厘米为单位，精确到小数点后一位。测量误差不得超过0.5 cm（5分）。	25分	
检查后整理	体检结束后告知被检者检查结果（是否正常），协助被检者整理衣物，感谢被检者配合。（3分） 快速手消。（2分）	5分	
汇报结果	报告，检查完毕。（1分） 被检者性别___，年龄___，身高___cm，体重___kg，头围___cm。（3分） 发育正常/异常。（2分）	6分	
提问	1.巨人症及呆小病分别见于什么疾病？（2分） 巨人症见于垂体前叶功能亢进，呆小病见于甲状腺功能减退。 2.发育的评价包括哪些内容？（3分） 通过对被检者年龄、智力和体格成长状态（包括身高、体重及第二性征）之间的关系进行综合评价。	5分	
总分		100分	

考官签名：_____

附录（检查脚本）：

发育检查

测身高和体重

各位考官好，现光线充足、室温适宜，我已规范着装、戴好口罩帽子，可进行检查。
快速手消，暖手。

您好，由于病情需要，我给您测下身高和体重。拉上床帘。

站在被检者右侧。

请您脱鞋，请穿单衣，请站直。

头、臀、足跟三点靠于身高测量仪。

头顶最高点和身高测量仪交叉点，读数。

您的体重是 60 kg（以实测为准），身高是 165 cm（以实测为准），这是正常结果。谢谢您的配合。（同时整理衣物）

拉开床帘。快速手消。

报告，该被检者体重是 60.0 kg（以实测为准），身高是 165.0 cm（以实测为准）。操作完毕。

测头围

各位考官好，现光线充足、室温适宜，我已规范着装、戴好口罩帽子，可进行检查。

取软尺。

快速手消，暖手。

您好，由于病情需要，我给您测下头围。

站在被检者右侧。

您请坐。

从眉弓上缘绕到枕骨结节。

您的头围是 53.0 cm（以实测为准），这是正常结果，谢谢您的配合。

快速手消。

报告，该被检者头围是 53.0 cm（以实测为准）。操作完毕。

体格检查评分标准——其他一般检查（100分）

班级_____　　　学号_____　　　姓名_____

项目	体检内容	分值	得分
职业素养	仪表端庄，服装整洁，指甲修剪。（1分） 光线充足，室温及手温适宜。（1分） 体检前向被检者告知检查目的和需要注意的事项。（1分） 与被检者沟通时态度和蔼，体检认真细致。（1分） 体检中动作轻柔，能体现爱护被检者的意识，有体现关爱被检者的动作。（2分） 检查过程中注意保护被检者隐私。（1分） 检查前后快速手消。（2分）	9分	
☆ 检查内容	体型 　观察身体各部发育的外观表现，包括骨骼、肌肉的生长与脂肪分布的状态等。（10分）	10分	
	营养状态 　观察皮下脂肪充实的程度，部位：前臂屈侧或上臂背侧下1/3处脂肪。（10分）	10分	

续表

项目	体检内容	分值	得分
☆ 检查内容	**意识状态** 　　通过交谈了解被检者的思维、反应、情感、计算及定向力等方面的情况（10分）。较为严重者，进行痛觉试验、瞳孔反射等检查，以确定被检者意识障碍的程度（6分）。	16分	
	面容 　　观察被检者的面容和表情。（10分）	10分	
	体位 　　观察被检者身体所处的状态。（10分）	10分	
	姿势 　　观察被检者举止的状态。（10分）	10分	
	步态 　　观察被检者走动时所表现的姿态。（10分）	10分	
检查后整理	体检结束后告知被检者检查结果（是否正常），协助被检者整理衣物，感谢被检者配合。（3分） 快速手消。（2分）	5分	
汇报结果	报告，检查完毕。（1分） 被检者体型、营养状态、意识、面容、体位、姿势、步态结果正常/异常。（3分）	4分	
提问	1.根据障碍的程度，意识可以分为哪几种？（3分） 　　根据障碍的程度，意识可分为嗜睡、意识模糊、谵妄、昏睡以及昏迷。 2.临床常见的强迫体位有哪几种？（3分） 　　临床常见的强迫体位有强迫仰卧位、强迫俯卧位、强迫侧卧位、强迫坐位、强迫蹲位、强迫停立位、辗转体位和角弓反张位。	6分	
总分		100分	

考官签名：_____

体格检查评分标准——皮肤检查（100分）

班级_____　　　　学号_____　　　　姓名_____

项目	体检内容	分值	得分
职业素养	仪表端庄，服装整洁，指甲修剪。（1分） 光线充足，室温及手温适宜。（1分） 体检前向被检者告知检查目的和需要注意的事项。（1分） 与被检者沟通时态度和蔼，体检认真细致。（1分） 体检中动作轻柔，能体现爱护被检者的意识，有体现关爱被检者的动作。（2分） 检查过程中注意保护被检者隐私。（1分） 检查前后快速手消。（2分）	9分	

续表

项目	体检内容	分值	得分
检查内容	**皮肤颜色** 被检者取坐位或卧位。(5分) 观察有无皮肤苍白、发红、发绀、黄染、色素沉着或色素脱失。(5分)	10分	
	皮肤 被检者取坐位或卧位。(5分) 观察皮肤有无多汗或无汗。(5分)	10分	
	皮肤弹性 被检者取坐位或卧位,选择手背或上臂内侧部位。(5分) 检查者以拇指和示指将皮肤提起,松手后观察皮肤恢复情况。(5分) 注意两侧对比。(2分)	12分	
	皮疹 被检者取坐位或卧位,观察有无皮疹,按压皮疹可褪色或消失。(5分) 观察皮疹形态、分布部位、有无瘙痒及脱屑。(5分) 询问皮疹出现及消失的时间、发展顺序。(10分)	20分	
	皮下出血 被检者取坐位或卧位(5分),观察有无皮下出血,如有,描述其直径大小(5分)。	10分	
	蜘蛛痣 被检者取坐位或卧位。(5分) 检查面、颈、手背、上臂、前胸和肩部。(5分) 用棉签或火柴杆压迫蜘蛛痣的中心,其辐射状小血管网立即消失,去除压力后又复出现。(5分)	15分	
检查后整理	体检结束后告知被检者检查结果(是否正常),协助被检者整理衣物,感谢被检者配合。(3分) 快速手消。(2分)	5分	
汇报结果	报告,检查完毕。(1分) 被检者皮肤颜色,皮肤弹性,有无皮疹、皮下出血或蜘蛛痣。(2分) 检查正常/异常。(1分)	4分	
提问	1.临床上常见的皮疹有哪几种形态?(2分) 临床上常见的皮疹有斑疹、玫瑰疹、丘疹、斑丘疹和荨麻疹。 2.皮下出血根据其直径大小及伴随情况可分为哪几种?(3分) 皮下出血根据其直径大小及伴随情况可分为瘀点、紫癜和瘀斑。	5分	
总分			

考官签名:_____

附录（检查脚本）：

皮肤检查

测皮肤弹性和皮肤凹陷性水肿

各位考官好，现光线充足、室温适宜，我已规范着装、戴好口罩帽子，可进行检查。

快速手消，暖手。

您好，由于病情需要，我给您检查下皮肤弹性和皮肤凹陷性水肿。

拉上床帘。您请坐。

站在被检者右侧。

查皮肤弹性。

拇指和示指将被检者手背或上臂内侧皮肤提起，松手后观察皮肤恢复情况。两侧对比。

查皮肤凹陷性水肿。

指压双侧胫前、踝部、足背，观察有无凹陷性水肿。

您的检查结果是正常的，谢谢您的配合。请您休息。

快速手消。

报告，该被检者的皮肤弹性正常，无凹陷性水肿，这是正常结果。操作完毕。

测皮肤弹性和
皮肤凹陷性水肿

淋巴结检查——浅表淋巴结解剖学位置

头颈部淋巴结

1.耳前淋巴结 位于耳屏前方。

2.耳后淋巴结 位于耳后乳突表面、胸锁乳突肌止点处，又称为乳突淋巴结。

3.枕淋巴结 位于枕部皮下，斜方肌起点与胸锁乳突肌止点之间。

4.颌下淋巴结 位于颌下腺附近，下颌角与颏部中间部位。

5.颏下淋巴结 位于颏下三角内，下颌舌骨肌表面，两侧下颌骨前端中点后方。

6.颈前淋巴结 位于胸锁乳突肌表面及下颌角处。

7.颈后淋巴结 位于斜方肌前缘。

8.锁骨上淋巴结 位于锁骨与胸锁乳突肌所形成的夹角处。

上肢淋巴结

1.腋窝淋巴结 是上肢最大的淋巴结组群，可分为以下五群。

（1）外侧淋巴结群：位于腋窝外侧壁。

（2）胸肌淋巴结群：位于胸大肌下缘深部。

（3）肩胛下淋巴结群：位于腋窝后皱襞深部。

（4）中央淋巴结群：位于腋窝内侧壁近肋骨及前锯肌处。

（5）腋尖淋巴结群：位于腋窝顶部。

2.滑车上淋巴结 位于上臂内侧，内上髁上方 3～4 cm 处，肱二头肌与肱三头肌之间的肌间沟内。

续表

下肢
1.腹股沟淋巴结　位于腹股沟韧带下方股三角内，又分为上、下两群。
（1）上群：位于腹股沟韧带下方，与韧带平行排列，又称为腹股沟韧带横组或水平组。
（2）下群：位于大隐静脉上端，沿静脉走向排列，又称为腹股沟淋巴纵组或垂直组。
2.腘窝淋巴结　位于小隐静脉和腘静脉的汇合处。

体格检查评分标准——浅表淋巴结检查（100分）

班级＿＿＿＿＿＿＿　　　学号＿＿＿＿＿＿　　　姓名＿＿＿＿＿＿

项目	体检内容	分值	得分
职业素养	仪表端庄，服装整洁，指甲修剪。（1分） 光线充足，室温及手温适宜。（1分） 体检前向被检者告知检查目的和需要注意的事项。（1分） 与被检者沟通时态度和蔼，体检认真细致。（1分） 体检中动作轻柔，能体现爱护被检者的意识，有体现关爱被检者的动作。（2分） 检查过程中注意保护被检者隐私。（1分） ☆检查前后快速手消。（2分）	9分	
检查内容	**手法** 　检查者将示指、中指、无名指三指并拢，其指腹平放于被检查部位的皮肤上，进行滑动触诊。（6分）	6分	
	头颈部淋巴结检查 　被检者取坐位，检查者站在被检者的前面或后面，嘱被检者头稍低，并偏向检查侧，放松肌肉，有利触诊（4分）。医师手指紧贴检查部位，由浅及深进行滑动触诊（4分），一般顺序：耳前、耳后、枕骨下区、颌下、颏下、颈前三角、颈后三角、锁骨上淋巴结（10分）。	18分	
	锁骨上淋巴结检查 　被检者取坐位，检查者站在被检者前面，头部稍向前屈（5分），检查者双手进行触诊，左手检查右侧，右手检查左侧，由浅入深进行滑动触诊（10分）。	15分	
	腋窝淋巴结检查 　被检者取坐位，检查腋窝时，检查者面对被检者（3分），检查右侧腋窝淋巴结时，检查者右手握被检者右手，使其前臂稍外展（3分），左手进行触诊，自腋窝顶部沿胸壁自上而下进行触诊（3分）；检查左侧腋窝淋巴结时，检查者左手握被检者左手，使其前臂稍外展，用右手进行触诊（3分）。腋窝淋巴结检查顺序：尖群、中央群、胸肌群、肩胛下群、外侧群（3分）。	15分	

续表

项目	体检内容	分值	得分
检查内容	**滑车上淋巴结检查** 　　被检者取坐位，检查者面对被检者（1分），检查左侧滑车上淋巴结时，检查者以左手托扶被检者前臂，以右手向滑车上由浅入深进行触诊（3分）。检查右侧滑车上淋巴结时，检查者以右手托扶被检者前臂，以左手向滑车上由浅入深进行触诊（3分）。	7分	
	腹股沟淋巴结检查 　　被检者平卧，下肢伸直（1分），检查者站在被检者右侧（2分），右手示指、中指、无名指三指并拢，以指腹触及腹股沟，由浅及深滑动触诊（3分），先触诊腹股沟上群（位置：腹股沟韧带下，与韧带平行排列），再触诊腹股沟下群（位置：大隐静脉的上段，沿静脉走向排列）（4分）。左右腹股沟对比检查。（4分）	14分	
检查后整理	体检结束后告知被检者检查结果（是否正常），感谢被检者配合。（2分） 快速手消。（2分）	4分	
汇报结果	报告，检查完毕。（1分） 被检者是否触及淋巴结，触及肿大时，描述其部位、大小、数目、硬度、压痛、活动度、有无粘连，局部皮肤有无红肿、瘢痕、瘘管。（3分） 这是正常 / 异常结果。（2分）	6分	
提问	1.肺癌和胃癌分别向哪些淋巴结群转移？（3分） 　　肺癌可向右侧锁骨上窝或腋窝淋巴结群转移，胃癌多向左侧锁骨上窝淋巴结群转移。 2.全身性淋巴结肿大常见于哪些非感染性疾病？（3分） 　　结缔组织疾病，如系统性红斑狼疮、干燥综合征、结节病等；血液系统疾病，如急慢性白血病、淋巴瘤、恶性组织细胞病等。	6分	
总分		100分	

考官签名：＿＿＿＿＿＿

附录（检查脚本）：

浅表淋巴结检查

头颈部淋巴结触诊

各位考官好，现光线充足、室温适宜，我已规范着装、戴好口罩帽子，可进行检查。

快速手消，暖手。

您好，由于病情需要，我给您检查下头颈部淋巴结。您请坐。

站在被检者的前面。

示指、中指、无名指三指并拢，指腹滑动触诊。

耳前，耳后，枕部，颌下（请偏头），颏下（请低头），颈前，颈后，（向左/右转头）锁骨上。

同法检查对侧。

您的检查结果是正常的，谢谢您的配合。请您休息。

快速手消。

报告，该被检者的头颈部淋巴结未触及肿大。操作完毕。

滑车上淋巴结触诊

滑车上淋巴结触诊

各位考官好，现光线充足、室温适宜，我已规范着装、戴好口罩帽子，可进行检查。

快速手消，暖手。

您好，由于病情需要，我给您检查下滑车上淋巴结。

您请坐。

站于被检者前方。

右侧滑车上淋巴结。

右手托被检者右手手臂，左手手指并拢，向滑车上肱二头肌与肱三头肌肌间沟内由浅入深进行触诊。

两侧均需检查。

您的检查结果是正常的，谢谢您的配合，请您休息。（同时整理衣物）

报告，该被检者的滑车上淋巴结未触及肿大。操作完毕。

腹股沟淋巴结触诊

腹股沟淋巴结触诊

各位考官好，现光线充足、室温适宜，我已规范着装、戴好口罩帽子，可进行检查。

快速手消，暖手。

您好，由于病情需要，我对您做个腹股沟淋巴结的检查。拉上床帘。

请您平躺，双手置于身体两侧。双腿自然伸直，充分暴露腹股沟。

站在被检者右侧。

示指、中指、无名指三指并拢，以指腹触及腹股沟，由浅及深滑动，先触诊腹股沟上群，再触诊腹股沟下群，两侧均需检查。

您的检查结果是正常的，谢谢您的配合。请您休息。（同时整理衣物）

拉开床帘。快速手消。

报告，该被检者的腹股沟淋巴结未触及肿大。操作完毕。

腋窝淋巴结触诊

腋窝淋巴结触诊

各位考官好，现光线充足、室温适宜，我已规范着装、戴好口罩帽子，可进行检查。

快速手消，暖手。

您好，由于病情需要，我给您做个腋窝淋巴结的检查，您请坐。

拉上床帘。协助被检者脱上衣。

站在被检者前面。

右侧腋窝淋巴结。

右手握被检者右手，使前臂稍外展，左手进行触诊，尖群、中央群、胸肌群、肩胛下群、外侧群。

左侧腋窝淋巴结。

左手握被检者左手，使其前臂稍外展，右手进行触诊，尖群、中央群、胸肌群、肩胛下群、外侧群。

您的检查结果正常的，谢谢您的配合。请您休息。整理衣物。

拉开床帘。快速手消。

报告，该被检者双侧腋窝淋巴结未触及肿大。操作完毕。

三、课后练习

（一）名词解释

1. 生命体征

2. 意识

3. 蜘蛛痣

（二）填空题

1. 根据障碍的程度，意识可分为嗜睡、_____、_____、昏睡以及昏迷。

2. 皮下出血，根据其直径大小及伴随情况，小于 2 mm 称为 _____，3 ~ 5 mm 称为 _____，大于 5 mm 称为 _____。

3. 体位是指被检者身体所处的状态，体位的改变对某些疾病的诊断具有一定的意义。常见的体位有 _____、_____ 和 _____。

4. 临床上把成年人的体型分为 _____、_____、_____ 三种。

5. 营养状态通常根据 _____、_____、_____ 和 _____ 进行综合判断。_____ 处脂肪是判断脂肪充实程度最方便和最适宜的部位。

（三）简答题

1. 一般检查包括哪些项目？

2. 临床上常见的典型面容改变有几种？

3. 皮肤弹性的检查方法有哪些？

4. 局限性淋巴结肿大有哪些常见的原因和特点？

第二节　头部检查

【实训目的】

1. 培养具有医者仁心的职业素养。

2. 掌握头部检查的内容和注意事项。

3. 能够熟练进行外眼、瞳孔检查及咽部、扁桃体检查，并对结果进行正确判读。

【实训内容】

一、头部检查思维导图

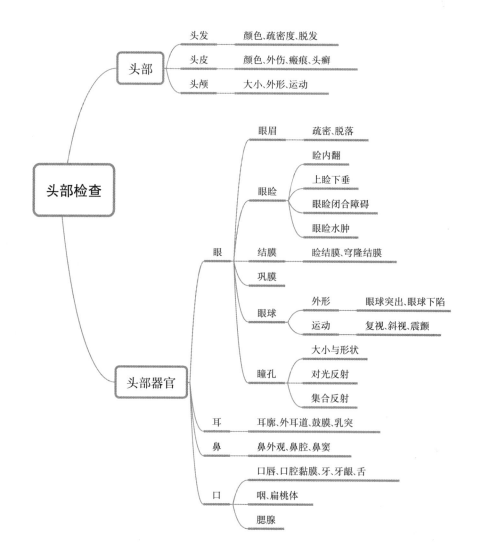

二、头部检查单项考核

体格检查评分标准——外眼检查（100分）

班级_____ 学号_____ 姓名_____

项目	体检内容	分值	得分
职业素养	仪表端庄，服装整洁，指甲修剪。（1分） 光线充足，室温及手温适宜。（1分） 体检前向被检者告知检查目的和需要注意的事项。（1分） 与被检者沟通时态度和蔼，体检认真细致。（1分）	9分	

续表

项目	体检内容	分值	得分
职业素养	体检中动作轻柔，能体现爱护被检者的意识，有体现关爱被检者的动作。（2分） 检查过程中注意保护被检者隐私。（1分） 检查前后快速手消。（2分）		
体位	被检者取坐位或卧位。（5分） 检查者站于被检者前面或右侧。（3分）	8分	
检查内容	**眼睑检查** 嘱被检者闭眼、睁眼，观察有无眼睑水肿、上睑下垂、眼睑闭合障碍、睑内翻。（3分）	3分	
	结膜检查 检查者用右手检查被检者左眼，用左手检查右眼。（3分） 检查者用示指和拇指捏住上睑中外1/3交界处的边缘。（3分） 嘱被检者向下看，此时轻轻向前下方牵拉，然后示指向下压迫睑板上缘，并与拇指配合将睑缘向上捻转即可将眼睑翻开。（5分） 翻眼睑时动作轻巧、柔和，以免引起被检者的痛苦和流泪。（5分） 观察被检者睑结膜有无苍白或充血，有无颗粒滤泡和分泌物；球结膜有无充血或水肿。（3分） 检查后，轻轻向前下牵拉上睑，同时嘱被检者往上看，使眼睑恢复正常位置。（3分）	22分	
	巩膜检查 嘱被检者向内下视，暴露巩膜的外上部分。（5分） 观察被检者巩膜有无黄染，黄染有无连续性；内眦部有无不均匀分布的黄色斑块。（3分）	8分	
	眼球运动 检查者将目标物（棉签或手指尖竖立）置于被检者眼前30～40 cm处。（3分） 嘱被检者固定头位，眼球随目标方向移动。（3分） 目标物按"左—左上—左下，右—右上—右下"6个方向的顺序进行。（5分） 观察被检者眼球运动情况。（3分） 嘱被检者眼球随检查者手指所示方向（水平和垂直）运动数次。（4分） 观察是否出现眼球震颤。（3分）	21分	
检查后整理	体检结束后告知被检者检查结果（是否正常），感谢被检者配合。（2分） 快速手消。（2分）	4分	

续表

项目	体检内容	分值	得分
汇报结果	报告,检查完毕。(1分) 被检者眼睑无水肿及闭合障碍,上睑无下垂,无睑内翻,无倒睫(正常人)。(5分) 被检者睑结膜无苍白或充血,无颗粒滤泡和分泌物;球结膜无充血、水肿(正常人)。(5分) 被检者巩膜无黄染(正常人)。(4分) 被检者眼球运动无任何方向受限,无眼球震颤(正常人)。(4分) 这是正常/异常结果。(1分)	20分	
提问	结膜苍白多见于哪种疾病?(5分) 贫血。	5分	
总分		100分	

考官签名:_____

附录(检查脚本):

外眼检查

眼球运动检查

眼球运动检查

各位考官好,现光线充足、室温适宜,我已规范着装、戴好口罩帽子,可进行检查。

快速手消,暖手。

您好,因为病情需要,我给您做个眼球运动检查,请您配合。您请坐。

站在被检者前方。

头别动,请看我的示指尖,手指距眼前 30 ~ 40 cm。

左,左上,左下,右,右上,右下,双眼眼球运动无任何方向异常。

请您看我的手指所示方向运动三次(水平和垂直)。无眼球震颤。

您的检查结果是正常的,谢谢您的配合。请您休息。

快速手消。

报告,该被检者双眼眼球运动正常,无眼球震颤。操作完毕。

眼睑、巩膜、结膜检查

眼睑、巩膜、结膜检查

各位考官好,现光线充足、室温适宜,我已规范着装、戴好口罩帽子,可进行检查。

快速手消,暖手。

您好,因为病情需要,我给您做个眼睑、巩膜、结膜检查。请您配合。您请坐。

站在被检者前方。

眼睑及上睑结膜:

请闭眼,睁眼。

示指和拇指捏住上睑中外 1/3 交界处的边缘,请向下看,将上睑轻轻向前下方牵拉,示指向下压睑板上缘,与拇指配合将睑缘向上捻转,眼睑无水肿,上睑无下垂,无闭合障碍，无倒睫，睑结膜无充血和苍白，无颗粒滤泡和分泌物。同样方法检查对侧。

巩膜和球结膜：

快速手消，暖手。

您好，因为病情需要，我给您做个巩膜和球结膜检查。请您配合。您请坐。

请向上看，拇指轻压下睑下缘，充分暴露巩膜与结膜，球结膜无充血或水肿，巩膜无黄染。同样方法检查对侧。

您的检查结果是正常的，谢谢您的配合。请您休息。

快速手消。

报告，该被检者的眼睑、巩膜、结膜正常，这是正常结果。操作完毕。

体格检查评分标准——瞳孔检查（100分）

班级_____ 学号_____ 姓名_____

项目	体检内容	分值	得分
职业素养	仪表端庄，服装整洁，指甲修剪。（1分） 光线充足，室温及手温适宜。（1分） 体检前向被检者告知检查目的和需要注意的事项。（1分） 与被检者沟通时态度和蔼，体检认真细致。（1分） 体检中动作轻柔，能体现爱护被检者的意识，有体现关爱被检者的动作。（2分） 检查过程中注意保护被检者隐私。（1分） 检查前后快速手消。（2分）	9分	
体位	被检者取坐位或站位。（5分） 检查者站于被检者前面。（3分）	8分	
检查内容	瞳孔对光反射 1. 直接对光反射 嘱被检者注视正前方。（4分） 检查者将瞳孔笔光线自侧方迅速照射被检者瞳孔，观察该侧瞳孔的变化，移开光源后再次观察瞳孔变化。（8分） 同样的方法检查对侧。（8分） 2. 间接对光反射 用手或遮挡物置于被检者鼻梁上，遮挡光线。（4分） 用瞳孔笔照射一侧瞳孔，观察对侧瞳孔有无缩小。（8分） 用同样的方法检查对侧瞳孔（8分）。	40分	
	集合反射 嘱被检者注视检查者1m外的手指尖（右手示指竖立）。（4分） 将手指逐渐移近被检者的眼球，距离眼球5～10cm。（8分） 观察被检者双眼球是否内聚，瞳孔是否缩小。（8分）	20分	

续表

项目	体检内容	分值	得分
检查后整理	体检结束后告知被检者检查结果（是否正常），感谢被检者配合。（4分） 快速手消。（4分）	8分	
汇报结果	报告，检查完毕。 被检者受到光线刺激后瞳孔立即缩小，移开光源后瞳孔迅速复原，双眼直接对光反射正常（正常人）。（5分） 被检者一侧瞳孔受到光线照射后，另一侧瞳孔立即缩小，移开光源，瞳孔复原，双眼间接对光反射正常（正常人）。（5分） 被检者出现双眼内聚、瞳孔缩小（正常人）。（5分） 这是正常/异常结果。	15分	
总分		100分	

考官签名：_____

附录（检查脚本）：

瞳孔检查

对光反射检查

对光反射检查

各位考官好，现光线充足、室温适宜，我已规范着装、戴好口罩帽子，可进行检查。

快速手消，暖手。

您好，因为病情需要，我给您检查下瞳孔对光反射，请您配合。您请坐。

站于被检者前方。

直接对光反射。

照哪侧瞳孔看哪侧，照，挪开，照，挪开，被检者受到光线刺激后瞳孔立即缩小，移开光源后迅速复原。同样方法检查对侧，双眼直接对光反射存在。

间接对光反射。

手放于鼻梁上，照哪侧瞳孔看对侧，照，挪开，照，挪开，被检者左侧瞳孔受到光线刺激后右侧瞳孔立即缩小，移开光源后迅速复原。同样方法检查对侧，双眼间接对光反射存在。

您的检查结果是正常的，谢谢您的配合。请您休息。

快速手消。

报告，该被检者的双眼直接对光反射和间接对光反射均灵敏，这是正常结果。操作完毕。

集合反射检查

集合反射检查

各位考官好，现光线充足、温度适宜，我已规范着装、戴好口罩帽子，可进行检查。

快速手消。

您好，因为病情需要，我给您检查下集合反射，请您配合。

站在被检者前方。

您请坐。头别动，请看我的示指尖。

手指距眼前 1 m。缓慢移到距眼前 5～10 cm。

眼球内聚，瞳孔缩小。

您的检查结果是正常的。谢谢您的配合。请您休息。

快速手消。

报告，该被检者的眼集合反射正常，这是正常结果。操作完毕。

<h2>体格检查评分标准——咽部、扁桃体检查（100 分）</h2>

班级_____　　　学号_____　　　姓名_____

扁桃体检查

项目	体检内容	分值	得分
职业素养	仪表端庄，服装整洁，指甲修剪。（1 分） 光线充足，室温及手温适宜。（1 分） 体检前向被检者告知检查目的和需要注意的事项。（1 分） 与被检者沟通时态度和蔼，体检认真细致。（1 分） 体检中动作轻柔，能体现爱护被检者的意识，有体现关爱被检者的动作。（2 分） 检查过程中注意保护被检者隐私。（1 分） 检查前后快速手消。（2 分）	9 分	
体位	被检者取坐位。（10 分） 检查者站于被检者右前方。（6 分）	16 分	
检查内容	嘱被检者取坐位，头略后仰，口张大并发"啊"音。（12 分） 光照下，检查者用压舌板在舌的前 2/3 与后 1/3 交界处迅速下压。（12 分） 此时软腭上抬，在照明的配合下即可见软腭、腭垂、软腭弓、扁桃体、咽后壁等。（20 分）	44 分	
检查后整理	体检结束后告知被检者检查结果（是否正常），感谢被检者配合。（6 分） 将压舌板放进医疗废物垃圾桶，快速手消。（5 分）	11 分	
汇报结果	报告，检查完毕。（5 分） 被检者咽部黏膜无充血、红肿，无淋巴滤泡增殖；双侧扁桃体无肿大，隐窝内无分泌物及假膜。（5 分） 这是正常/异常结果。（5）	15 分	
提问	检查时发现咽部黏膜充血、红肿、黏膜腺分泌增多，多见于哪种疾病？（5 分） 急性咽炎。	5 分	
总分		100 分	

考官签名：_____

附录（检查脚本）：

咽部、扁桃体检查

各位考官好，现光线充足、室温适宜，我已规范着装、戴好口罩帽子，可进行检查。快速手消。

您好，因为病情需要，我给您做个扁桃体检查，检查过程中可能会出现咽部不适，请您配合。

站在被检者右前方。

您请坐，头稍往后仰。

请您张嘴说"啊"。

对着光照，压舌板在舌前2/3与舌后1/3交界处迅速下压。扁桃体无红肿（否则，需判断扁桃体肿大的程度），咽部黏膜无充血、无分泌物（否则，需判断分泌物的颜色和性状）、无苔片状假膜。（将压舌板放进医疗废物垃圾桶）

您的检查是正常的，谢谢您的配合。请您休息。

快速手消。

报告，被检者扁桃体无肿大，咽部黏膜无充血、红肿，无淋巴滤泡增殖，隐窝内无分泌物及假膜。这是正常结果。操作完毕。

三、课后练习

（一）名词解释

1. 老年环

2. 眼球震颤

（二）填空题

1. 与颈动脉搏动节律一致的点头运动见于 _____，头部不随意颤动见于 _____。

2. 咽部可分为 _____、_____ 和 _____ 三个部分。

3. 健康人的口腔无特殊气味，疾病引起口腔的特殊气味为口臭，尿臭味见于 _____，烂苹果味见于 _____，大蒜味见于 _____。

4. 正常人瞳孔直径为 _____。

（三）简答题

1. 试述扁桃体肿大的分度。

2. 试述眼球运动的检查方法。

3. 试述上睑结膜的检查方法。

第三节 颈部检查

【实训目的】

1. 培养具有医者仁心的职业素养。

2. 掌握颈部检查的内容和注意事项。

3. 能够熟练进行甲状腺、气管及颈部血管检查，并对结果进行正确判读。

【实训内容】

一、颈部检查思维导图

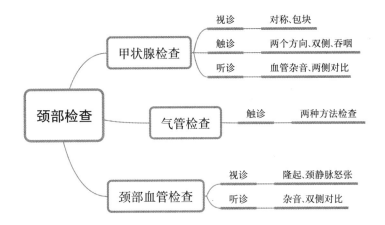

二、颈部检查单项考核

体格检查评分标准——甲状腺检查（100分）

班级＿＿＿＿＿＿＿＿　　学号＿＿＿＿＿＿＿＿　　姓名＿＿＿＿＿＿＿＿

项目	体检内容	分值	得分
职业素养	仪表端庄，服装整洁，指甲修剪。（2分） 与被检者沟通时态度和蔼，体检认真细致。（2分） 动作轻柔，有体现关爱被检者的动作（触诊前搓手保持手温适宜，听诊前捂听诊器听件等）。（2分） 检查前需要清洁手（涂抹速干消毒剂或洗手）。（3分） 向被检者告知检查目的和需要注意的事项。（3分） 检查过程中注意保护被检者隐私。（3分）	15分	
体位	被检者坐位。（2分） 检查者站在被检者前面或后面。（3分）	5分	

续表

项目	体检内容	分值	得分
检查内容	**视诊** 观察颈部两侧是否对称，有无异常隆起的包块。（5分） 嘱被检者吞咽，观察有无随吞咽上下移动的包块。（5分）	10分	
	触诊 1. 甲状腺峡部 站于被检者前面用拇指或站于被检者后面用示指从胸骨上切迹向上触摸，可感到气管前软组织，判断有无增厚。（3分） 请被检者吞咽，可感到此软组织在手指下滑动，判断有无肿大或肿块。（3分） 2. 甲状腺侧叶（二选一） （1）前面触诊： 面对被检者站立，检查者一手拇指施压一侧甲状软骨，使气管向对侧移动。（5分） 另一手示指、中指并拢置于胸锁乳突肌后方将甲状腺向前顶。（5分） 拇指滑动触诊气管与胸锁乳突肌间隙，嘱被检者做吞咽动作。（5分） 感受甲状腺大小、质地、有无肿块等。（2分） 同样方法检查对侧。（17分） （2）后面触诊： 站在被检者背后，检查者一手示指、中指挤压甲状软骨使气管移向对侧。（5分） 另一手拇指自对侧胸锁乳突肌后方向前方顶起甲状腺。（5分） 示指、中指并拢滑动触诊气管与胸锁乳突肌间隙，并嘱被检者做吞咽动作。（5分） 了解甲状腺大小、质地、有无肿块等。（2分） 同样方法检查对侧。（17分）	40分	
	听诊 站于被检者前方。（1分） 听诊器听件放于甲状腺体表投影处（气管近胸骨上窝两侧）。（2分） 听诊有无血管杂音或震颤。（2分）	5分	
检查后整理	检查结束，协助被检者整理衣物，感谢被检者配合。（3分） 快速手消。（2分）	5分	
汇报结果	报告，被检者颈部是否对称、有无包块，吞咽时有无上下移动的包块。（4分） 双侧甲状腺可触及，是否肿大、几度肿大、有无闻及血管杂音。（4分） 这是正常/异常结果。（2分）	10分	
提问	甲状腺区听诊闻及血管杂音提示什么？（10分） 可能存在甲状腺功能亢进。	10分	
总分		100分	

考官签名：_____

附录（检查脚本）：

甲状腺检查

甲状腺检查

各位考官好，现光线充足、室温适宜，我已规范着装、戴好口罩帽子，可进行检查。

快速手消，暖手。

您好，由于病情需要，我给您做甲状腺检查，请您配合。

您请坐，站在被检者前方。

视诊：双侧甲状腺对称，无明显肿大。请吞咽。

触诊：（1）峡部：用拇指从胸骨上切迹向上触摸，可触到气管前软组织，请吞咽，可感到软组织在手指下滑动。（2）侧叶：一手拇指施压于一侧甲状软骨，将气管推向对侧，另一手示指、中指在对侧胸锁乳突肌后缘向前推挤甲状腺，拇指在前缘触诊，请吞咽，可触及甲状腺随吞咽动作上下移动。同法检查对侧。

该被检者甲状腺未触及肿大及肿块。

听诊：捂热听件，将钟形听诊器置于甲状腺体表投影处，该被检者甲状腺听诊无杂音。

您的检查结果是正常的，谢谢您的配合。请您休息。（协助被检者整理好衣物）

快速手消。

报告，该被检者颈部对称无包块，甲状腺视诊、触诊无肿大，无肿块，听诊无杂音，这是正常结果。操作完毕。

体格检查评分标准——气管检查（100分）

班级_____ 学号_____ 姓名_____

项目	体检内容	分值	得分
职业素养	仪表端庄，服装整洁，指甲修剪。（2分） 与被检者沟通时态度和蔼，体检认真细致。（2分） 动作轻柔，有体现关爱被检者的动作（触诊前搓手保持手温适宜，听诊前捂热听诊器听件等）。（2分） 检查前需要清洁手（涂抹速干消毒剂或洗手）。（3分） 被检者的准备。 向被检者告知检查目的和需要注意的事项。（3分） 检查过程中注意保护被检者隐私。（3分）	15分	
体位	被检者坐位或仰卧位。（2分） 检查者站在被检者前面或后面。（3分）	5分	
检查内容	下列两种检查方法二选一： **检查方法一**（常用） 被检者头居中位。（5分） 检查者右手中指沿胸骨切迹向后触摸气管。（15分） 示指与无名指分别置于左、右两侧胸锁关节处。（10分） 观察中指是否与其他两指等距离。（10分） **检查方法二**（超力体型者） 检查者将中指自甲状软骨（喉结处）向下触摸气管。（15分）	40分	

续表

项目	体检内容	分值	得分
检查内容	观察中指与两侧胸乳突肌所构成间隙的大小。(15分) 判断气管是否移位。(10分)		
检查后整理	检查结束，协助被检者整理衣物，感谢被检者配合。(7分) 快速手消。(3分)	10分	
汇报结果	报告，被检者气管是/否居中（如偏移，向哪一侧偏移）。(7分) 这是正常/异常结果。(3分)	10分	
提问	气管向患侧移位，提示什么？(20分) 一侧肺不张、肺纤维化等。	20分	
总分		100分	

考官签名：_____

附录（检查脚本）：

气管检查

各位考官好，现光线充足、室温适宜，我已规范着装、戴好帽子口罩，可进行检查。

快速手消，暖手。

您好，因为病情需要，我给您检查下气管，请您配合。

您请坐。

站在被检者前方。

将示指与无名指置于胸锁关节，中指置于气管之上，观察中指是否在示指与无名指中间。

您的检查是正常的，谢谢您的配合。请您休息。（协助被检者整理好衣物）

快速手消。

报告，该被检者的气管居中，这是正常结果。操作完毕。

气管检查

体格检查评分标准——颈部血管检查（100分）

班级_____　　学号_____　　姓名_____

项目	体检内容	分值	得分
职业素养	仪表端庄，服装整洁，指甲修剪。(1分) 光线充足，室温及手温适宜。(1分) 体检前向被检者告知检查目的和需要注意的事项。(1分) 与被检者沟通时态度和蔼，体检认真细致。(1分) 体检中动作轻柔，能体现爱护被检者的意识，有体现关爱被检者的动作。(2分) 检查过程中注意保护被检者隐私。(1分) 检查前后快速手消。(2分)	9分	
体位	被检者取立位或坐位，暴露颈部。(3分) 检查者站于被检者右侧。(3分)	6分	

续表

项目	体检内容	分值	得分
检查内容	**颈静脉检查** 视诊： 　被检者取立位或坐位，观察颈外静脉，常不显露。（4分） 　平卧时可稍见充盈，但无搏动，充盈的水平仅限于锁骨上缘至下颌角距离的下2/3处。（4分） 　被检者取30°～45°半卧位，静脉充盈度超过正常水平，或立位与坐位时可见明显静脉充盈，称为颈静脉怒张。（4分） 触诊： 　右手示指和中指指腹置于颈静脉处，感觉有无搏动感。（4分） 听诊： 　将听件置于颈部大血管处，听诊有无杂音。（4分）	20分	
	颈动脉检查 视诊： 　观察颈动脉，安静状态下不易看到颈动脉搏动。（5分） 　剧烈活动后心搏出量增加时可见。（5分） 触诊： 　右手示指和中指指腹置于颈动脉处，感觉有无搏动感。（5分） 听诊： 　将听件置于颈部大血管处、锁骨上窝处，听诊有无杂音。（5分）	20分	
检查后整理	体检结束后告知被检者检查结果（是否正常），感谢被检者配合。（4分） 协助被检者整理好衣物。（3分） 快速手消。（3分）	10分	
汇报结果	报告，检查完毕。（2分） 被检者颈静脉（无）充盈（怒张）；颈动（静）脉（无）搏动；颈部血管未（可）闻及杂音。（10分） 这是正常/异常结果。（3分）	15分	
提问	1. 颈静脉怒张可见于哪些疾病？（5分） 　提示静脉压异常增高，见于右心衰竭、缩窄性心包炎、心包积液或上腔静脉阻塞综合征。 2. 如在安静状态下出现颈动脉的明显搏动，可见于哪些疾病？（5分） 　多见于主动脉瓣关闭不全、甲状腺功能亢进及严重贫血。 3. 颈部动脉搏动和静脉搏动如何鉴别？（5分） 　在正常情况下不会出现颈静脉搏动，在三尖瓣关闭不全伴有颈静脉怒张时可看到。静脉搏动柔和，范围弥散，触诊时无搏动感；动脉搏动较强劲，为膨胀性，触诊时搏动感明显。 4. 简述颈部血管杂音的意义。（5分） 　颈部大血管若听到收缩期杂音，应考虑颈动脉狭窄，多由大动脉炎或动脉硬化引起。若在锁骨上窝处听到杂音，可能为锁骨下动脉狭窄。若在右锁骨上窝处听到连续性"营营"样杂音，则可能为颈静脉流入上腔静脉口径较宽的球部所产生，这种杂音是生理性的，用手指压迫颈静脉后即可消失。	20分	
总分		100分	

考官签名：_____

附录（检查脚本）：

颈部血管检查

颈部血管检查

各位考官好，现光线充足、室温适宜，我已规范着装、戴好口罩帽子，可进行检查。

快速手消，暖手。

您好，由于病情需要，我给您做颈部血管检查，请您配合。

站在被检者右侧。

视诊：取 45° 半卧位，未见颈静脉怒张。请您平卧，双侧颈动脉未见异常搏动。

触诊：示指中指放于甲状软骨滑向一侧在胸锁乳突肌内缘触摸颈动脉，同法检查对侧。

该被检者双侧颈动脉搏动正常。

听诊：取钟形听诊器，捂热听件，分别听诊颈动脉、颈（外）静脉。该被检者未闻及颈部血管杂音。

您好，您的检查结果是正常的，谢谢您的配合。请您休息。（协助被检者整理好衣物）

快速手消。

报告，该被检者的颈部血管检查正常。操作完毕。

三、课后练习

（一）名词解释

1. 蜘蛛痣

2. 颈静脉怒张

3. 肝颈静脉回流征

（二）填空题

1. 颈部以 _____ 为界，分为 _____ 和 _____ 两个区域。

2. 颈部强直（颈强直或颈抵抗），为 _____ 现象之一。

（三）简答题

1. 甲状腺肿大的分度是什么？

2. 气管移位的意义是什么？

第四节　胸部检查

【实训目的】

1. 培养具有医者仁心的职业素养。

2. 掌握胸部检查的内容和注意事项。

3. 能够熟练进行胸部检查，并对结果进行正确判读。

【实训内容】

一、胸部检查思维导图

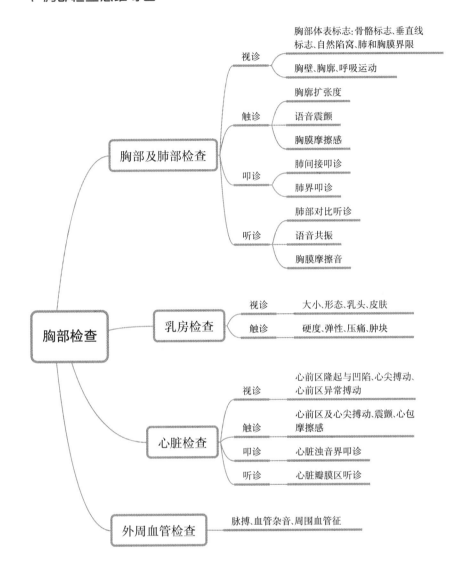

二、胸部检查单项考核

（一）胸部视诊检查

胸部体表标志

骨骼标志	
骨性标志	解释或临床意义
胸骨上切迹	位于胸骨柄上方。正常情况下，气管位于该切迹正中
胸骨柄	胸骨上端略呈六角形的骨块，其上部与左、右锁骨相连

续表

骨骼标志	
胸骨角	胸骨柄与胸骨体的连接处向前突出，形成胸骨角，也称 Louis 角，其两侧与第 2 肋软骨相连接
剑突	胸骨体下端的突出部分
肋骨	共 12 对
肋间隙	指两肋之间的空隙
腹上角	即胸骨下角，指左右肋弓在胸骨下端会合处形成的夹角，相当于横隔的穹隆部，正常为 70°～110°
肩胛骨	位于后胸壁第 2～8 肋骨之间
肩胛下角	在被检者直立位双上肢下垂时，两侧肩胛下角的连线一般通过第 8 胸椎、第 7 或第 8 肋骨水平
脊柱棘突	为后正中线标志。让被检者低头沿颈椎从上而下触摸，所触到的较突出的椎体为第 7 颈椎
肋脊角	为第 12 肋与脊柱构成的夹角，其前为肾脏和输尿管上端所在区域
垂直线标志	
垂直线标志	解释或临床意义
前正中线	通过胸骨正中的垂直线
胸骨线	沿胸骨边缘与前正中线平行的垂直线
胸骨旁线	胸骨线与锁骨中线之间连线中点的垂直线
锁骨中线	通过锁骨的肩峰端与胸骨端之间中点与前正中线平行的垂直线
腋前线	通过腋窝前皱襞沿侧胸壁向下的垂直线
腋后线	通过腋窝后皱襞沿侧胸壁向下的垂直线
腋中线	自腋窝顶端与腋前线和腋后线中点向下的垂直线
肩胛线	通过肩胛下角的垂直线，也称肩胛下线
后正中线	通过椎骨棘突的垂直线
自然陷窝	
自然陷窝	解释或临床意义
锁骨上窝	锁骨上方的凹陷部
锁骨下窝	锁骨下方的凹陷部
胸骨上窝	胸骨柄上方的凹陷部
腋窝	上肢内侧与胸壁相连的凹陷部
解剖区域	
解剖区域	解释或临床意义
肩胛上区	肩胛冈以上的区域。其外上界为斜方肌的上缘
肩胛间区	肩胛骨内缘之间的区域。后正中线将此区分为左右两部
肩胛下区	两肩胛下角的连线与第 12 胸椎水平线之间的区域

体格检查评分标准——胸部体表标志（100分）

班级＿＿＿＿＿＿＿＿　学号＿＿＿＿＿＿　姓名＿＿＿＿＿

项目	体检内容	分值	得分
职业素养	仪表端庄，服装整洁，指甲修剪。（1分） 光线充足，室温及手温适宜。（1分） 体检前向被检者告知检查目的和需要注意的事项。（1分） 与被检者沟通时态度和蔼，体检认真细致。（1分） 体检中动作轻柔，能体现爱护被检者的意识，有体现关爱被检者的动作。（2分） 检查过程中注意保护被检者隐私。（1分） 检查前后快速手消。（2分）	9分	
体位	被检者取坐位或仰卧位。（5分） 检查者站于被检者前面、后面或右侧。（3分）	8分	
检查内容	指出胸部骨骼标志（同时口述解剖学位置）（1分） 　前面的标志：胸骨上切迹、胸骨柄、胸骨角、腹上角、剑突、肋骨、肋间隙等。（14分） 　后面的标志：肩胛骨、肩胛下角、脊柱棘突、肋脊角。（8分） 指出垂直线标志（同时口述解剖学位置）（1分） 　前胸部的垂直线标志：前正中线、锁骨中线、胸骨线、胸骨旁线。（12分） 　侧胸部的垂直线标志：腋前线、腋中线、腋后线。（9分） 　后胸部的垂直线标志：后正中线、肩胛线。（6分） 指出自然陷窝和解剖区域（同时口述解剖学位置）（2分） 　自然陷窝：腋窝、胸骨上窝、锁骨上窝、锁骨下窝。（8分） 　解剖区域：肩胛上区、肩胛下区、肩胛肩区。（6分）	67分	
检查后整理	体检结束后告知被检者检查结果（是否正常），感谢被检者配合。（2分） 快速手消。（2分）	4分	
汇报结果	报告，检查完毕。（1分） 这是正常/异常结果。（1分）	2分	
提问	胸骨角作为重要的骨性标志，有哪些标志？（10分） 与第2肋软骨连接，为计数肋骨顺序标志；标志气管分叉；心房上缘；上下纵隔交接部；第5胸椎水平。	10分	
总分		100分	

考官签名：＿＿＿＿＿＿＿

附录（检查脚本）：

胸部体表标志

各位考官好，现光线充足、室温适宜，我已规范着装、戴好口罩帽子，可进行检查。

快速手消，暖手。

您好，由于病情需要，我给您做个胸部体表标志的检查，请您配合。

拉上床帘。保护被检者隐私。

请您脱掉上衣，充分暴露胸背部，您请坐，双手放在身体两侧，平静呼吸。

站在被检者右侧。

胸骨角：胸骨柄与胸骨体的连接向前突起处，其两侧分别与左右第2肋软骨相连接。

胸骨线：沿胸骨边缘与前正中线平行的垂直线。

前正中线（即胸骨中线）：通过胸骨正中的垂直线。其上端位于胸骨柄上缘的中点，向下过剑突中央的垂直线。

胸骨旁线（左右）：胸骨线和锁骨中线之间连线中点的垂直线。

锁骨中线（左右）：锁骨胸骨端和肩峰端之间中点与前正中线平行的垂直线，即通过锁骨中点向下的垂直线。

锁骨上窝（左右）：锁骨上方的凹陷部。

胸骨上窝：胸骨柄上方的凹陷部。

请您举起上臂置于枕部。

腋窝（左右）：上肢内侧与胸壁相连的凹陷部。

腋前线（左右）：通过腋窝前皱襞沿前侧胸壁向下的垂直线。

腋中线：自腋窝顶端于腋前线和腋后线中点向下的垂直线。

腋后线：通过腋窝后皱襞沿后侧胸壁向下的垂直线。

肋脊角：第12肋骨与脊柱构成的夹角。

肩胛下角：肩胛骨的最下端。

肩胛线：被检者坐正，双臂自然下垂时通过肩胛下角与后正中线平行的垂直线。

后正中线：通过椎骨棘突或沿脊柱正中下行的垂直线。

您的检查结果正常的。谢谢您的配合。请您休息。（同时整理衣物）

拉开床帘。快速手消。

报告，该被检者胸部体表标志位置正常。操作完毕。

体格检查评分标准——胸壁、胸廓视诊检查（100分）

班级_____ 学号_____ 姓名_____

项目	体检内容	分值	得分
职业素养	仪表端庄，服装整洁，指甲修剪。（1分） 光线充足，室温及手温适宜。（1分） 体检前向被检者告知检查目的和需要注意的事项。（1分） 与被检者沟通时态度和蔼，体检认真细致。（1分） 体检中动作轻柔，能体现爱护被检者的意识，有体现关爱被检者的动作。（2分）	9分	

续表

项目	体检内容	分值	得分
职业素养	检查过程中注意保护被检者隐私。（1分） 检查前后快速手消。（2分）		
体位	被检者取坐位或卧位。（5分） 检查者站于被检者前面、后面或右侧。（3分）	8分	
检查内容	**胸壁视诊** 　被检者取坐位或仰卧位，充分暴露前胸部，检查者站在被检者前面或右侧。（5分） 　主要观察有无皮疹、蜘蛛痣、胸壁静脉有无充盈、曲张。（10分）	15分	
	胸廓视诊 　被检者取坐位或仰卧位，充分暴露前胸和后背部，检查者在被检查者右侧。（坐位时站在被检者前面或后面）（5分） 　主要观察胸廓形态。视诊胸廓形状时，应注意是否有桶状胸、扁平胸、鸡胸、肋间隙增宽、肋间隙变窄、两侧胸廓是否对称。（6分） 　正常胸廓两侧大致对称，呈椭圆形，前后径：左右径约为1：1.5。（6分）	17分	
	呼吸运动视诊 　视诊呼吸运动时，被检者取坐位或仰卧位，充分暴露前胸部及腹部，检查者站在被检者前面或右侧。（5分） 　观察呼吸频率、呼吸节律以及两侧呼吸运动是否对称、有无增强减弱和呼吸方式（腹式、胸式）等。（5分）	10分	
检查后整理	体检结束后告知被检者检查结果（是否正常），感谢被检者配合。（2分） 快速手消。（2分）	4分	
汇报结果	报告，检查完毕。（1分） 被检者胸壁无皮疹、蜘蛛痣、黄疸、胸壁静脉无充盈、曲张（正常人）。（5分） 被检者胸部外形正常、胸廓两侧对称（正常人）。（5分） 被检者呼吸频率12次/分，节律整齐，两侧呼吸运动对称（正常人）。（5分） 这是正常/异常结果。（1分）	17分	
提问	什么叫桶状胸？常见于什么疾病？（20分） 　桶状胸是指胸廓前后径增大，有时与左右径几乎相等，甚至超过左右径，呈圆桶状，肋间隙增宽且饱满。桶状胸主要见于严重的肺气肿患者，以及老年、矮胖体型者。	20分	
总分		100分	

考官签名：_____

附录（检查脚本）：

胸壁、胸廓视诊检查

胸壁、胸廓视诊

各位考官好，现光线充足、室温适宜，我已规范着装、戴好口罩帽子，可进行检查。

快速手消，暖手。

您好，由于病情需要，我给您做个胸壁和胸廓的视诊检查。

拉上床帘，保护被检者隐私。

请您脱掉上衣，充分暴露胸部。请您平躺，双手放在身体两侧，平静呼吸。

站在被检者右侧。

胸壁无皮疹、疤痕、蜘蛛痣，无静脉曲张。

胸廓两侧对称，无畸形（桶状胸、鸡胸、漏斗胸），无异常隆起和凹陷，肋间隙正常。

您的检查结果正常的。谢谢您的配合。请您休息。（同时整理衣物）

拉开床帘。快速手消。

报告，该被检者胸壁胸廓视诊未见异常。操作完毕。

呼吸运动检查

各位考官好，现光线充足、室温适宜，我已规范着装、戴好口罩帽子，可进行检查。

快速手消，暖手。

您好，由于病情需要，我给您做个呼吸运动的检查。

拉上床帘，保护被检者隐私。

请您脱掉上衣，充分暴露胸腹部。请您平躺，双手放在身体两侧，平静呼吸。

站在被检者右侧。

呈胸 / 腹式呼吸（以实际为准）。观察胸 / 腹部起伏，30 秒。

呼吸频率为 16 次 / 分（以实际为准）。

您的检查结果是正常的。谢谢您的配合。请您休息。（同时整理衣物）

拉开床帘。快速手消。

报告，该被检者呈胸式 / 腹式呼吸（以实测为准），呼吸频率 16 次 / 分，节律整齐，两侧呼吸运动对称。这是正常结果。操作完毕。

（二）胸部触诊检查

体格检查评分标准——胸部触诊检查（100分）

班级_____　　学号_____　　姓名_____

项目	体检内容	分值	得分
职业素养	仪表端庄，服装整洁，指甲修剪。（1分） 光线充足，室温及手温适宜。（1分） 体检前向被检者告知检查目的和需要注意的事项。（1分） 与被检者沟通时态度和蔼，体检认真细致。（1分） 体检中动作轻柔，能体现爱护被检者的意识，有体现关爱被检者的动作。（2分） 检查过程中注意保护被检者隐私。（1分） 检查前后快速手消。（2分）	9分	
体位	被检者取坐位或卧位。（5分） 检查者站于被检者前面、后面或右侧。（3分）	8分	
检查内容	前胸廓扩张度 　被检者取坐位或仰卧位，检查者站在被检者前面或右侧。充分暴露被检者前胸部。（2分） 　检查者搓热双手，两手置于被检者胸廓下方的前侧部。（2分） 　左右手拇指分别沿两侧肋缘指向剑突。（3分） 　拇指尖在前正中线两侧对称部位。（2分） 　两手掌和伸展的手指置于前侧胸壁。（2分） 　嘱被检者做深呼吸运动。（2分） 　观察比较两手的动度是否一致，以此对比被检者呼吸时两侧胸廓扩张度。（2分）	15分	
	后胸廓扩张度 　被检者取坐位，检查者站在被检者后面。充分暴露被检者背部。（2分） 　检查者搓热双手，将两手对称平置于被检者背部，约于第10肋水平。（2分） 　拇指与中线平行，并将两侧皮肤向中线轻推。（2分） 　嘱被检者做深呼吸运动。（2分） 　比较两手的动度是否一致。（2分）	10分	
	语音震颤 　被检者取仰卧位或坐位，充分暴露前胸和背部。检查者站在被检者右侧。（坐位时在被检者前面或者后面）（2分） 　检查者搓热双手，将左、右手掌的尺侧缘或掌面轻放于被检者前、后胸壁两侧的对称部位，（4分） 　告之被检者用同等强度重复轻发"yi"长音，自上而下（2分），从内到外（2分），两手交叉检查（2分），比较两侧对称部位语音震颤的异同（2分），注意有无增强或减弱。 　说出生理性差异：前胸上部强于下部，（1分）右上胸强于左上胸（1分），背部下部强于上部（1分）。	17分	

续表

项目	体检内容	分值	得分
检查内容	**胸膜摩擦感** 被检者取坐位或仰卧位，充分暴露前胸部，检查者站在被检者前面或右侧。（2分） 检查者搓热双手，双手手掌轻贴被检者胸廓的前下侧胸壁，或腋中线第5、第6肋间。（2分） 嘱被检者深慢呼吸，注意呼气相和吸气相时，是否可触及有如皮革相互摩擦的感觉。（2分） 嘱被检者屏住呼吸，重复上述检查。如屏住呼吸时，仍能触及摩擦感，则可能为心包摩擦感。（2分）	8分	
检查后整理	体检结束后告知被检者检查结果（是否正常），感谢被检者配合。（2分） 快速手消。（2分）	4分	
汇报结果	报告，检查完毕。（1分） 被检者前、后胸廓的两侧胸廓扩张度对称（正常人）。（5分） 被检者无语音震颤增强或减弱（正常人）。（5分） 被检查者未触及胸膜摩擦感（正常人）。（5分） 这是正常/异常结果。（1分）	17分	
提问	1. 语音震颤增强的临床意义是什么？（6分） 常见于大叶性肺炎实变期、空洞型肺结核、肺脓肿。 2. 语音震颤减弱或消失的临床意义是什么？（6分） 常见于肺气肿、阻塞性肺不张、大量胸腔积液或气胸等。	12分	
总分		100分	

考官签名：＿＿＿＿＿＿

附录（检查脚本）：

胸部触诊检查

各位考官好，现光线充足、室温适宜，我已规范着装、戴好口罩帽子，可进行检查。

快速手消，暖手。

您好，由于病情需要，我对您做胸部触诊检查。

拉上床帘，保护被检者隐私。

您请坐，请您脱掉上衣，充分暴露胸背部，双手置于身体两侧，平静呼吸。

胸廓扩张度

站在被检者前面。

双手掌对称放在胸廓前侧部，拇指沿肋缘指向剑突。请您深吸气，观察两手动度是否一致。

胸部触诊

站在被检者后面。

双手掌对称放在肩胛下区约第10肋水平，拇指与后正中线平行，将两侧皮肤向后正中线轻推。请您深吸气，观察两手动度是否一致。

双侧胸廓扩张度对称。

语音震颤

我将双手放在胸壁上时，请您说"yi"（前三后四）。

双侧语音震颤对称，无增强或减弱。

胸膜摩擦感

站在被检者前面。

双手掌平放于前下侧胸部。请您深吸气，深呼气。未触及胸膜摩擦感，如有胸膜摩擦感，则让被检者屏住呼吸，以鉴别心包摩擦感。

您的检查结果正常的。谢谢您的配合。请您休息。（同时整理衣物）

拉开床帘。快速手消。

报告，该被检者两侧胸廓扩张度对称，语音震颤对称，无增强或减弱，未触及胸膜摩擦感，这是正常结果。操作完毕。

（三）胸部叩诊检查

体格检查评分标准——胸部叩诊检查（100分）

班级_____　　　学号_____　　　姓名_____

项目	体检内容	分值	得分
职业素养	仪表端庄，服装整洁，指甲修剪。（1分） 光线充足，室温及手温适宜。（1分） 体检前向被检者告知检查目的和需要注意的事项。（1分） 与被检者沟通时态度和蔼，体检认真细致。（1分） 体检中动作轻柔，能体现爱护被检者的意识，有体现关爱被检者的动作。（2分） 检查过程中注意保护被检者隐私。（1分） 检查前后快速手消。（2分）	9分	
体位	被检者取坐位或卧位。（5分） 检查者站于被检者前面、后面或右侧。（3分）	8分	
检查内容	**肺部间接叩诊** 　被检者取仰卧位或坐位，充分暴露前胸部和背部，放松肌肉，两臂垂放，呼吸均匀。检查者站在被检者右侧。（坐位时站在被检者前面或后面）（5分） 　叩诊的方法： 　首先叩诊前胸，叩诊从第1肋间开始，沿锁骨中线及腋前线逐一肋间叩诊。注意避开心脏和肝脏。（2分）	20分	

续表

项目	体检内容	分值	得分
检查内容	然后叩诊侧胸壁，嘱被检者举起上臂置于头部，自腋窝开始沿腋中线、腋后线向下叩诊至肋缘。（2分） 　　最后被检者坐起，进行背部叩诊，嘱被检者向前稍低头，双手交叉抱肘，由上自下进行叩诊。（2分） 　　在肩胛间区叩诊时，扳指应平行于后正中线。（2分） 　　在肩胛下角以下叩诊时，应平行于肋间，并注意避开肩胛骨。（2分） 　　叩诊顺序： 　　先检查前胸，其次检查侧胸，最后为背部。（3分） 　　叩诊时应遵循左右、上下、内外对比的原则。（2分）		
	肺界的叩诊 　　肺上界叩诊： 　　进行肺尖部叩诊时，被检者取坐位，检查者站在被检者后面。（2分） 　　首先找到斜方肌，从斜方肌前缘中央部开始，从内向外叩诊，叩诊音由清音变为浊音时，进行标记，此处即为肺上界的外侧终点。（2分） 　　然后再由斜方肌前缘中央部开始，从外向内叩诊，叩诊音由清音变为浊音时，即为肺上界的内侧终点。（2分） 　　测量该清音带的宽度，即为肺尖的宽度，又称Kronig峡，正常为5 cm。同法测量另一侧肺尖宽度。（2分） 　　肺下界叩诊： 　　嘱被检者均匀呼吸，检查者板指平贴肋间隙，与肋骨平行，逐个肋间进行叩诊。（2分） 　　叩诊音由清音变为实音时为肺下界。（2分） 　　分别在右锁骨中线、左右腋中线和左右肩胛线上叩诊肺下界的位置。（5分）	17分	
	肺下界移动度检查 　　被检者取坐位，充分暴露胸背部，检查者站在被检者后背。（2分） 　　首先于平静呼吸时在右肩胛线上叩出肺下界（2分），然后嘱被检者深吸气后屏气的同时，沿该线继续向下叩诊，当清音变为浊音时做一标记，即为肩胛线上肺下界的最低点（5分）。 　　当恢复平静呼吸后，同样先于肩胛线上扣出平静呼吸时肺下界，再嘱患者深呼气后屏气，再自下而上叩诊，当浊音变为清音时做标记，即为肩胛线上肺下界的最高点。（5分） 　　测量两标记之间的距离即为肺下界移动度，同样手法叩诊对侧。（1分）	15分	

续表

项目	体检内容	分值	得分
检查后整理	体检结束后告知被检者检查结果（是否正常），感谢被检者配合。（2分） 快速手消。（2分）	4分	
汇报结果	报告，检查完毕。（1分） 被检者双肺叩诊为清音，心肺和肝肺重叠处为浊音（正常人）。（5分） 被检者两肺尖宽度为5 cm；肺下界在右锁骨中线第6肋间隙，在左右腋中线和左右肩胛线上分别位于第8和第10肋间隙（正常人）。（5分） 被检者肺下界移动度（6～8 cm）（正常人）。（5分） 这是正常/异常结果。（1分）	17分	
提问	叙述正常胸部叩诊音分布情况？ 正常肺野为清音，心肺和肝肺重叠处为浊音，肝、心脏部位是实音。	10分	
总分		100分	

考官签名：_____

附录（检查脚本）：

胸部叩诊检查

胸部间接叩诊

各位考官好，现光线充足、室温适宜，我已规范着装、戴好口罩帽子，可进行检查。

快速手消，暖手。

您好，由于病情需要，我给您做个胸部叩诊的检查。

拉上床帘，保护被检者隐私。

请您脱掉上衣，充分暴露胸部。请您平躺，双手放在身体两侧，平静呼吸。

站在被检者右方。

从肺尖开始，左右对比，上下对比，内外对比。

请您坐起，稍低头，双手交叉抱肘。

叩诊肩胛间区时，板指应与脊柱平行。

叩诊肩胛下区时，板指应与肋骨平行。

您的检查结果正常，谢谢您的配合，请您休息。

拉开床帘，快速手消。

报告，该被检者双肺叩诊为清音，这是正常结果。操作完毕。

胸部间接叩诊

肺下界叩诊

肺下界叩诊

各位考官好，现光线充足、室温适宜，我已规范着装、戴好口罩帽子，可进行检查。

快速手消，暖手。

您好，根据您病情需要，我给您做个肺下界叩诊的检查。

拉上床帘，保护被检者隐私。

您请坐，请您脱掉上衣，充分暴露胸背部，双手置于身体两侧，平静呼吸。

定位胸骨角，平对第 2 肋，沿右锁骨中线叩至第 6 肋间。

（第 2 肋间）清音，（第 3 肋间）清音，（第 4 肋间）清音，（第 5 肋间）浊音（为肝上界），（第 6 肋间）实音（为肺下界）。

请您举起上臂置于枕部，顺着右锁骨中线第 6 肋间定位右侧腋中线第 6 肋间。第 6 肋间（清音），第 7 肋间（清音），第 8 肋间（浊音）。

请您稍低头双手交叉抱肘。

从肩胛下角开始，第 7 肋间（清音），第 8 肋间（清音），第 9 肋间（清音），第 10 肋间（浊音）。

同样的手法叩诊对侧。

您的检查结果正常，谢谢您的配合。请您休息。（同时整理衣物）

拉开床帘。快速手消。

报告，该被检者双肺下界，锁骨中线在第 6 肋间，腋中线在第 8 肋间，肩胛线在第 10 肋间，这是正常结果。操作完毕。

肺下界移动度叩诊

各位考官好，现光线充足、室温适宜，我已规范着装、戴好口罩帽子，可进行检查。

快速手消，暖手。

您好，由于病情需要，我给您做个肺下界移动度的检查。

拉上床帘，保护被检者隐私。

您请坐，请您脱掉上衣，充分暴露胸背部，双手置于身体两侧，平静呼吸。

站在被检者后方。

上下摆动手臂，定位肩胛下角（平对第 7 肋骨或第 7 肋隙）。

请您平静呼吸，第 7 肋间（清音），第 8 肋间（清音），第 9 肋间（清音），第 10 肋间（浊音），标记。

请您深吸气，然后屏住呼吸。原浊音点变清音，继续往下叩，清音，浊音，标记。

请您请深呼气，然后屏住呼吸。由下往上，浊音变清音标记。

测量肺下界移动度为 7 cm（以实测为准）。

同样的手法叩诊对侧。

您的检查结果正常，谢谢您的配合。请您休息。（同时整理衣物）

拉开床帘。快速手消。

报告，该被检者双肺肺下界移动度为 7 cm（以实测为准）。操作完毕。

肺下界移动度叩诊

肺上界叩诊

各位考官好，现光线充足、室温适宜，我已规范着装、戴好口罩帽子，可进行检查。

快速手消，暖手。

您好，由于病情需要，我给您做个肺上界叩诊检查。

拉上床帘，保护被检者隐私。

您请坐，请您脱掉上衣，充分暴露双肩，双手置于身体两侧，平静呼吸。

扳指置于斜方肌前缘中点，先从内向外叩，清音，清音，浊音，标记。再从外向内叩，清音，清音，浊音，标记。

测量肺上界为 5 cm（以实测为准）。

同样的手法叩诊对侧。

您的检查结果正常，谢谢您的配合。请您休息。（同时整理衣物）

拉开床帘。快速手消。

报告，该被检者双肺肺上界为 5 cm（以实测为准）。操作完毕。

肺上界叩诊

肺界叩诊实训报告

被检者姓名 _____　性别 _____　年龄 _____　检查日期 _____

测量肺尖宽度 _____，肺下界移动度 _____。

签名 _____

（四）胸部听诊检查

体格检查评分标准——肺部听诊检查（100分）

班级_____　　学号_____　　姓名_____

心肺部听诊检查

项目	体检内容	分值	得分
职业素养	仪表端庄，服装整洁，指甲修剪。（1分） 光线充足，室温及手温适宜。（1分） 体检前向被检者告知检查目的和需要注意的事项。（1分） 与被检者沟通时态度和蔼，体检认真细致。（1分） 体检中动作轻柔，能体现爱护被检者的意识，有体现关爱被检者的动作。（2分） 检查过程中注意保护被检者隐私。（1分） 检查前后快速手消。（2分）	9分	
体位	被检者取坐位或卧位。（5分） 检查者站于被检者前面、后面或右侧。（3分）	8分	
检查内容	肺部对比听诊 检查者用听诊器的膜型体件在胸壁上检查，听诊顺序由肺尖开始，自上而下（2分），由前胸到侧胸、背部（2分），左右两侧对称部位进行比较，每处至少听1～2个呼吸周期（3分）。	27分	

续表

项目	体检内容	分值	得分
检查内容	听诊前胸部应沿锁骨中线和胸前线进行（5分），听诊侧胸部应沿腋中线和腋后线进行（5分），听诊背部沿肩胛线进行（5分）。 　要求被检者轻微张口做均匀而平静的呼吸，必要时嘱被检者深呼吸、屏气或咳嗽后听诊。（5分）		
	语音共振 　嘱被检者发出一般强度的低音调"yi"声。（5分） 　考生用听诊器的膜型体件在被检者胸壁上由上而下、左右两侧对称部位对比听诊。（7分）	12分	
	胸膜摩擦音 　检查者将听诊器的膜型体件置于被检者前下侧胸部进行听诊（5分），嘱被检者屏住呼吸和深呼吸时重复听诊。（5分）	10分	
检查后整理	体检结束后告知被检者检查结果（是否正常），感谢被检者配合。（2分） 　快速手消。（2分）	4分	
汇报结果	报告，检查完毕。（1分） 　被检者双肺呼吸音清晰，无异常呼吸音，无啰音。（正常人）（5分） 　被检者语音共振无增强或减弱。（正常人）（5分） 　被检者未闻及胸膜摩擦音。（正常人）（5分） 　这是正常/异常结果。（2分）	18分	
提问	双侧肺部闻及干啰音常见于哪些疾病？（12分） 　支气管哮喘、慢性支气管炎、心源性哮喘等。	12分	
总分		100分	

考官签名：_____

附录（检查脚本）：

肺部听诊检查

肺部听诊

各位考官好，现光线充足、室温适宜，我已规范着装、戴好口罩帽子，可进行检查。

快速手消、暖手。

您好，由于病情需要，我给您做个肺部听诊检查。

拉上床帘，保护被检者隐私。

您请坐，请脱掉上衣，充分暴露胸背部，双手放在身体两侧，平静呼吸。

站在被检者右侧。

肺部听诊

呼吸音

捂热听诊器，请您深吸气，深呼气，肺尖开始，听诊1～2个呼吸周期，左右对比、上下对比。

请您举起上臂置于枕部，侧胸，背部。

语音共振

我把听诊器放在您的胸壁上时，请您说"yi"。（位置同呼吸音）

胸膜摩擦音

将听诊器放在前下侧胸部。

请您深吸气，深呼气，未闻及胸膜摩擦音。（如闻及胸膜摩擦音，则嘱被检查者屏住呼吸以鉴别心包摩擦音）

您的检查结果正常，谢谢您的配合。请您休息。（同时整理衣物）

拉开床帘。快速手消。

报告，该被检者双肺呼吸音清晰，未闻及干湿啰音，语音共振对称，无增强或减弱。未闻及胸膜摩擦音。操作完毕。

（五）乳房检查

体格检查评分标准——乳房视诊检查（100分）

班级＿＿＿＿＿＿　　学号＿＿＿＿＿＿　　姓名＿＿＿＿＿＿

项目	体检内容	分值	得分
职业素养	仪表端庄，服装整洁，指甲修剪。（1分） 光线充足，室温及手温适宜。（1分） 体检前向被检者告知检查目的和需要注意的事项。（1分） 与被检者沟通时态度和蔼，体检认真细致。（1分） 体检中动作轻柔，能体现爱护被检者的意识，有体现关爱被检者的动作。（2分） 检查过程中注意保护被检者隐私。（1分） 检查前后快速手消。（2分）	9分	
体位	被检者取坐位或卧位。（5分） 检查者站于被检者前面或右侧。（3分）	8分	
检查内容	**乳房的视诊检查** 双侧乳房是否对称。（5分） 是否存在异常的隆起。（5分） 有无皮疹、溃疡或红肿。（5分） 有无橘皮征。（5分） 有无酒窝征。（5分）	50分	

续表

项目	体检内容	分值	得分
检查内容	**乳头的视诊检查** 双侧乳头的位置。（5分） 乳头是否对称。（5分） 乳头有无凹陷。（5分） 乳头有无分泌物。（5分） 最后观察腋窝和锁骨上窝有无红肿、包块、溃疡、瘘管和瘢痕。（5分）		
检查后整理	体检结束后告知被检者检查结果（是否正常）。（5分） 快速手消。（5分） 协助被检者整理好衣物。（5分）	15分	
提问	1. 正常乳房位于什么位置?（6分） 前胸壁第2～6肋间。 2. 正常乳房的形态怎样?（6分） 年轻女性可能呈半球形，已婚已育者尤其老年人可能出现下垂。 3. 什么情况下出现酒窝征或橘皮征?（6分） 乳腺癌。	18分	
总分		100分	

考官签名:_____

附录（检查脚本）

乳房视诊

各位考官好，现光线充足、室温适宜，我已规范着装、戴好口罩帽子，可进行检查。

将被检者带至检查室，拉好床帘（男性检查者需要有护士或其他女性陪同）。

快速手消，暖手。

您好，我需要给您做个乳房的视诊检查，现在温度是否适宜? 因为需要暴露前胸，所以请解开您的上衣，脱掉内衣，这里有女性陪同，请您放心。您可以坐着或者平躺，双手叉腰。

双侧乳房对称，位于前胸壁，呈半球形，未见异常隆起的包块，无皮疹或红肿，无橘皮征或酒窝征。双侧乳头对称，无异常隆起或凹陷，未见乳头溢液。

您好，您的检查结束了，检查结果是正常的。谢谢您的配合，请穿好衣物。

报告，该被检者乳腺视诊检查结果为双乳对称，未见皮疹或水肿，未见酒窝征或橘皮征，无显著隆起的肿块，乳头位置正常，对称，无凹陷，未见乳头溢液，是正常结果。操作完毕。

体格检查评分标准——乳房触诊检查（100分）

班级_____ 学号_____ 姓名_____

项目	体检内容	分值	得分
职业素养	仪表端庄，服装整洁，指甲修剪。（1分） 光线充足，室温及手温适宜。（1分） 体检前向被检者告知检查目的和需要注意的事项。（1分） 与被检者沟通时态度和蔼，体检认真细致。（1分） 体检中动作轻柔，能体现爱护被检者的意识，有体现关爱被检者的动作。（2分） 检查过程中注意保护被检者隐私。（1分） 检查前后快速手消。（2分）	9分	
体位	被检者取平卧位或坐位（叉腰）。（5分） 检查者站于被检者右侧。（3分）	8分	
检查内容	**检查的顺序** 先健侧后患侧（5分），从外上触诊起（5分），顺"外上—外下—内下—内上—乳头"进行触诊（5分）。 **触诊手法** 食指、中指和无名指并拢（5分），依靠指腹滑动触诊，必要时可以双手交替触诊（5分）。 自一侧外上触诊，顺序触诊各个象限，触摸有无肿块（5分），如存在，需要触诊包块的大小（3分）、形态（3分）、移动性（3分）、触痛（3分）、波动感（3分）等情况，最后挤压乳头看有无乳头溢液（5分）。	50分	
检查后整理	体检结束后告知被检者检查结果（是否正常）。（5分） 快速手消。（5分） 协助被检者整理好衣物。（5分）	15分	
提问	1. 如在触诊中触及乳房肿块，需要观察哪些内容？（6分） 观察肿块所处的象限，描述肿块大小、形态、有无分叶、光滑程度、移动性、有无触痛或波动感等。 2. 乳房纤维腺瘤最常出现的位置在哪里？（6分） 外上象限。 3. 乳腺癌最常出现的位置在哪里？（6分） 外上象限。	18分	
总分		100分	

考官签名：_____

附录（检查脚本）

乳房触诊

各位考官好，现光线充足、室温适宜，我已规范着装、戴好口罩帽子，可进行检查。将被检者带至检查室，拉好床帘（男性检查者需要有护士或其他女性陪同）。

快速手消，暖手。

您好，结合您的病情，我给您做个乳房的触诊检查，现在温度是否适宜？因为需要暴露前胸，所以请解开您的上衣，脱掉内衣，这里有女性陪同，请您放心。您可以坐着或者平躺，双手叉腰。

站在被检者右侧，从健侧乳房检查起，从外上触诊起，顺"外上—外下—内下—内上—乳头"进行触诊。自另一侧外上触诊，顺序触诊各个象限，触摸有无肿块（如存在，需要触诊包块的大小、形态、移动性、触痛、波动感等情况），最后挤压乳头看有无乳头溢液。

您好，您的检查结束了，结果是正常的。谢谢您的配合，请穿好衣物（协助被检者）。

拉开床帘，快速手消。

报告，该被检者乳腺触诊未发现肿块（如发现肿块，需要报告肿块所处位置、大小、形态、有无分叶、移动度、有无触痛、有无波动感等）。操作完毕。

体格检查评分标准——心脏视诊、触诊检查（100分）

班级＿＿＿＿＿＿＿＿　　学号＿＿＿＿＿＿＿＿　　姓名＿＿＿＿＿＿＿＿

项目	体检内容	分值	得分
职业素养	仪表端庄，服装整洁，指甲修剪。（1分） 光线充足，室温及手温适宜。（1分） 体检前向被检者告知检查目的和需要注意的事项。（1分） 与被检者沟通时态度和蔼，体检认真细致。（1分） 体检中动作轻柔，能体现爱护被检者的意识，有体现关爱被检者的动作。（2分） 检查过程中注意保护被检者隐私。（1分） 检查前后快速手消。（2分）	9分	
体位	被检者取坐位或卧位。（5分） 检查者站于被检者前面或右侧。（3分）	8分	
检查内容	**心脏视诊** 检查者视线与被检者胸廓同高，观察心前区有无隆起或凹陷。（5分） 俯视被检者心前区，观察有无异常搏动。（5分）	10分	
	心脏触诊 心尖搏动：检查者用右手全手掌置于心前区，感触心尖搏动（5分），用示指、中指及无名指指腹并拢触诊心尖搏动最强点的位置和范围（5分）。 心前区搏动及震颤：用手掌尺侧（小鱼际）（5分），在各瓣膜区（二尖瓣区、肺动脉瓣区、主动脉瓣区、主动脉瓣第二听诊区、三尖瓣区）和胸骨左缘第3、第4肋间触诊（12分）。 顺序正确。（5分） 心包摩擦感：在心前区或胸骨左缘第3、第4肋间用小鱼际或并拢四指的掌面触诊。（4分） 嘱被检者屏住呼吸，检查心包摩擦感有无变化。（4分）	40分	

续表

项目	体检内容	分值	得分
检查后整理	体检结束后告知被检者检查结果（是否正常），协助被检者整理衣物，感谢被检者配合。（3分） 快速手消。（2分）	5分	
汇报结果	报告，检查完毕。（1分） 被检者心前区无异常隆起或凹陷，无异常搏动。（正常人）（5分） 被检者心尖搏动的具体位置（正常成人心尖搏动位于第5肋间，左锁骨中线内侧0.5～1.0 cm），无增强或减弱（5分）。心前区无异常搏动，未触及震颤和心包摩擦感（正常人）（5分）。 这是正常/异常结果。（2分）	18分	
提问	心前区触及震颤的常见临床意义是什么？（10分） 心前区触及震颤是器质性心血管病的特征性体征之一，常见于某些先天性心脏病、二尖瓣狭窄、主动脉瓣狭窄、肺动脉瓣狭窄。	10分	
总分		100分	

考官签名：＿＿＿＿＿＿

附录（检查脚本）：

心脏视诊、触诊检查

心脏视诊

各位考官好，现光线充足、室温适宜，我已规范着装、戴好帽子口罩，可进行检查。

快速手消，暖手。

您好，由于病情需要，我对您做个心脏视诊检查，请您配合。

拉上床帘，保护患被检隐私。

请您平卧，站在被检者右侧，双手置于身体两侧。充分暴露胸部，平静呼吸。

（蹲下来）心前区无异常隆起或凹陷。（站起来俯视）心脏无异常搏动。

心尖搏动位于第5肋间，左锁骨中线内侧0.5 cm处，搏动范围2 cm。

您好，您的检查结果正常。谢谢您的配合。请您休息。（同时整理衣物）

拉开床帘。快速手消。

报告，该被检者心前区无隆起或凹陷，心脏无异常搏动。这是正常结果。操作完毕。

心脏触诊（心尖，瓣膜，心包）

各位考官好，现光线充足、室温适宜，我已规范着装、戴好口罩帽子，可进行检查。

快速手消，暖手。

您好，由于病情需要，我对您做个心脏触诊的检查，请您配合。

拉上床帘，保护被检者隐私。

心脏视诊

心脏触诊

站在被检者右侧。

请您平卧，双手置于身体两侧，充分暴露胸部，平静呼吸。

先将右手全手掌放于心前区，然后示指、中指及无名指指腹并拢触诊。可触到心尖搏动。心尖搏动位于第5肋间、左锁骨中线内侧0.5 cm处，搏动范围2 cm。

震颤

各位考官好，小鱼际置于二尖瓣区，肺动脉瓣区，主动脉瓣区，主动脉瓣第二听诊区，三尖瓣区，胸骨左缘第3、第4肋间。

请您坐起来。

心包摩擦感，身体前倾，将小鱼际置于胸骨左缘第3、第4肋间。若触及心包摩擦感，嘱被检者屏住呼吸，检查心包摩擦感有无变化。

您好，您的检查结果正常。谢谢您的配合。请您休息。（同时整理衣物）

拉开床帘。快速手消。

报告，该被检者心尖搏动位于第5肋间、左锁骨中线内侧0.5 cm处。搏动范围2 cm。心前区无异常搏动、未触及震颤和心包摩擦感。这是正常结果。操作完毕。

三、心脏叩诊

体格检查评分标准——心脏叩诊检查（100分）

班级＿＿＿＿＿＿　　学号＿＿＿＿＿＿　　姓名＿＿＿＿＿＿

项目	体检内容	分值	得分
职业素养	仪表端庄，服装整洁，指甲修剪。（1分） 光线充足，室温及手温适宜。（1分） 体检前向被检者告知检查目的和需要注意的事项。（1分） 与被检者沟通时态度和蔼，体检认真细致。（1分） 体检中动作轻柔，能体现爱护被检者的意识，有体现关爱被检者的动作。（2分） 检查过程中注意保护被检者隐私。（1分） 检查前后快速手消。（2分）	9分	
体位	被检者取坐位或卧位。（5分） 检查者站于被检者右侧。（3分）	8分	
检查内容	**叩诊方法** 　被检者取坐位时，检查者板指与肋间垂直，与心缘平行；仰卧位检查时，检查者板指与肋间平行。（5分） 　宜采用轻叩诊法，注意叩诊的力度要适中和均匀，板指每次移动的距离不超过0.5 cm。（5分） 　当叩诊音由清音变为浊音时作标记，为心脏的相对浊音界。（叩诊心界是指心脏相对浊音界，反映心脏实际大小）（5分）	64分	

续表

项目	体检内容	分值	得分
检查内容	**叩诊顺序** 　　左侧从心尖搏动最强点所在肋间的外侧2～3 cm处开始叩诊，心尖搏动不能触及时，则从左侧第5肋间锁骨中线外2～3 cm处开始。（5分） 　　其余各肋间可从锁骨中线开始，由外向内叩诊（清音变浊音做标记），然后逐肋向上叩诊，直至第2肋间。（9分） 　　右侧先叩出肝上界，（5分）再从肝上界的上一肋间开始，由外向内叩诊（清音变浊音做标记），然后向上叩至第2肋间。（9分） 　　叩诊顺序：先左后右，自下而上，由外向内。（5分） **测量方法** 　　测量前正中线至心浊音界（各肋间）界线的垂直距离。（14分） 　　测量前正中线与左锁骨中线的距离。（2分）		
检查后整理	体检结束后告知被检者检查结果（是否正常），感谢被检者配合。（2分） 快速手消。（2分）	4分	
汇报结果	报告，检查完毕。（1分） 被检者心脏相对浊音界正常。（正常人） 正常成人心脏相对浊音界，见表2-1。（4分）	5分	
提问	心脏浊音界叩诊，若心界似靴形应首先考虑什么疾病？ 主动脉瓣关闭不全。	10分	
总分		100分	

考官签名：＿＿＿＿＿＿

表2-1　正常成人心脏相对浊音界

右界 /cm	肋间	左界 /cm
2～3	Ⅱ	2～3
2～3	Ⅲ	3.5～4.5
3～4	Ⅳ	5～6
	Ⅴ	7～9

（左锁骨中线距前正中线为8～10 cm）

心脏浊音界叩诊实训报告

被检者姓名＿＿＿＿＿＿　性别＿＿＿＿＿＿　年龄＿＿＿＿＿　检查日期＿＿＿＿＿＿

心脏浊音界测量：

（左侧）　第Ⅴ肋间标记点距前正中线：＿＿＿＿＿＿

　　　　　第Ⅳ肋间标记点距前正中线：＿＿＿＿＿＿

第Ⅲ肋间标记点距前正中线：_____

第Ⅱ肋间标记点距前正中线：_____

（右侧） 第Ⅳ肋间标记点距前正中线：_____

第Ⅲ肋间标记点距前正中线：_____

第Ⅱ肋间标记点距前正中线：_____

左锁骨中线距前正中线：_____

签名 _____

四、心脏听诊

体格检查评分标准——心脏听诊检查（100分）

班级_____ 学号_____ 姓名_____

项目	体检内容	分值	得分
职业素养	仪表端庄，服装整洁，指甲修剪。（1分） 光线充足，室温及手温适宜。（1分） 体检前向被检者告知检查目的和需要注意的事项。（1分） 与被检者沟通时态度和蔼，体检认真细致。（1分） 体检中动作轻柔，能体现爱护被检者的意识，有体现关爱被检者的动作。（2分） 检查过程中注意保护被检者隐私。（1分） 检查前后快速手消。（2分）	9分	
体位	被检者取坐位或卧位。（5分） 检查者站于被检者前面或右侧。（3分）	8分	
检查内容	心脏瓣膜听诊区为4个瓣膜5个区 　二尖瓣区（心尖区）位于心尖搏动最强点（6分），肺动脉瓣区位于胸骨左缘第2肋间（6分），主动脉瓣区位于胸骨右缘第2肋间（6分），主动脉瓣第二听诊区位于胸骨左缘第3肋间（6分），三尖瓣区位于胸骨左缘第4、第5肋间（6分）。 **通常按逆时针方向依次听诊** 　心尖区（二尖瓣区）→肺动脉瓣区→主动脉瓣区→主动脉瓣第二听诊区→三尖瓣区。（15分） 　心尖区听诊时间不少于30秒。（5分）	50分	
检查后整理	体检结束后告知被检者检查结果（是否正常），感谢被检者配合。（2分） 快速手消。（2分）	4分	
汇报结果	报告，检查完毕。（1分） 　每分钟实测心率次数，以次/分表示（4分）。心律齐整（3分），心音无异常（3分），无额外心音、心脏杂音和心包摩擦音（正常人）。（3分） 　这是正常/异常结果。（3分）	17分	

续表

项目	体检内容	分值	得分
提问	胸骨左缘第 2 肋间听到连续机械样杂音，应首先考虑什么疾病？ 先天性心脏病，如动脉导管未闭。	12 分	
	总分		

考官签名：＿＿＿＿＿＿＿

附录（检查脚本）：

心脏叩诊

各位考官好，现光线充足、室温适宜，我已规范着装、戴好口罩帽子，可进行检查。

取记号笔、直尺。快速手消、暖手。

您好，由于病情需要，我给您做个心脏叩诊检查，请您配合。

拉上床帘，保护被检者隐私。

站在被检者右侧。

请您平卧，双手置于身体两侧。充分暴露胸部，平静呼吸。

（比画并口述出）前正中线、左锁骨中线、右锁骨中线。叩诊顺序：先左后右，自下而上，由外向内。

左界叩诊：

胸骨角定位第 2 肋，第 2 肋间、第 3 肋间、第 4 肋间、第 5 肋间，心尖搏动最强点外 2~3 cm 处开始，由外向内，每次移动不超过 0.5 cm。清音变浊音，标记。

第 4 肋间，左锁骨中线，由外向内，清音变浊音，标记。

第 3 肋间，左锁骨中线，由外向内，清音变浊音，标记。

第 2 肋间，左锁骨中线，由外向内，清音变浊音，标记。

右界叩诊：

先在右锁骨中线上叩出肝上界。清音变浊音，在第 5 肋间。由上一个肋间，自右锁骨中线由外向内叩诊，清音变浊音，标记。

第 3 肋间，由外向内，清音变浊音，标记。

第 2 肋间，由外向内，清音变浊音，标记。

测量每个标记点到前正中线之间的距离。

测量锁骨中线与前正中线之间的距离。

您的检查结果正常。谢谢您的配合。请您休息。（同时整理衣物）

拉开床帘。快速手消。

报告，该被检者心脏浊音界距离前正中线，在左侧第 2、第 3、第 4、第 5 肋间依次

心脏叩诊

是 2 cm、4 cm、6 cm、8 cm。在右侧第 2、第 3、第 4 肋间依次是 2 cm、2 cm、3 cm。（以实测为准）。锁骨中线和前正中线之间的距离为 10 cm。这是正常结果。操作完毕。

心脏听诊

心脏听诊

各位考官好，现光线充足、室温适宜，我已规范着装、戴好口罩帽子，可进行检查。

快速手消，暖手。

您好，由于病情需要，我对您做个心脏听诊检查，请您配合。

拉上床帘，保护被检者隐私。

站在被检者右侧。

请您平卧，双手置于身体两侧。充分暴露胸部，请您平静呼吸。

捂热听件，（各听诊区听 30 秒）二尖瓣区，位于心尖搏动最强点；肺动脉瓣区，位于胸骨左缘第 2 肋间；主动脉瓣区，位于胸骨右缘第 2 肋间；主动脉瓣第二听诊区，位于胸骨左缘 3 肋间；三尖瓣区，位于胸骨左缘第 4、第 5 肋间。

请您坐起来。

心包摩擦音：请将身体前倾，将听诊器置于胸骨左缘第 3、第 4 肋间。若闻及心包摩擦音，嘱被检者屏住呼吸，检查心包摩擦音有无变化。

您好，您的检查结果正常的。谢谢您的配合。请您休息。（同时整理衣物）

拉开床帘。快速手消。

报告，该被检者心率 70 次 / 分（以实测为准），节律整齐，各瓣膜区心音正常，无增强或减弱，无杂音，无额外心音，未闻及心包摩擦音。这是正常结果。操作完毕。

五、外周血管检查

体格检查评分标准——外周血管检查（100 分）

班级_____ 学号_____ 姓名_____

项目	体检内容	分值	得分
职业素养	仪表端庄，服装整洁，指甲修剪。（1 分） 光线充足，室温及手温适宜。（1 分） 体检前向被检者告知检查目的和需要注意的事项。（1 分） 与被检者沟通时态度和蔼，体检认真细致。（1 分） 体检中动作轻柔，能体现爱护被检者的意识，有体现关爱被检者的动作。（2 分） 检查过程中注意保护被检者隐私。（1 分） 检查前后快速手消。（2 分）	9 分	
体位	被检者取坐位或卧位。（5 分） 检查者站于被检者前面或右侧。（3 分）	8 分	

续表

项目	体检内容	分值	得分
检查内容	**脉搏** 　一般触诊桡动脉，被检者取坐位或者卧位，检查者位于右侧。（5分） 　检查者以右手示指、中指指腹放置于桡动脉处进行触诊。（5分） 　检查时注意其频率（以每分钟计算），节律、强弱、紧张度、动脉管壁弹性及波形变化。（5分） 　需两侧脉搏情况对比。（5分）	20分	
	周围血管征　**水冲脉** 　被检者取坐位或站位，检查者位于右侧。（2分） 　检查者紧握被检者手腕掌面，示指、中指、无名指指腹触于桡动脉上。（5分） 　将其前臂高举超过头部，感知桡动脉搏动，若桡动脉如水冲急促而有力，即为阳性。（3分） **毛细血管搏动征** 　被检者取坐位，检查者位于右侧。（2分） 　检查者用手指轻压被检查者指甲末端或以清洁玻片轻压其口唇黏膜，使其局部发白。（5分） 　若出现发白的局部边缘出现随心脏搏动而有规律的红、白交替现象，即为阳性。（3分） **枪击音** 　常选择肱动脉、股动脉进行检查，被检者取坐位或卧位，检查者位于右侧。（2分） 　检查者轻放听诊器膜型体件于大动脉表面，若闻及与心跳一致短促如射枪的声音，即为阳性。（5分） **Duroziez 双重杂音** 　被检者取卧位，检查者位于右侧。（2分） 　检查者将听诊器钟形体件稍加压，放于股动脉/肱动脉表面，并使体件开口方向稍偏向近心端。（5分） 　若闻及收缩期与舒张期双期吹风样杂音，即为阳性。（3分）	37分	
检查后整理	体检结束后告知被检者检查结果（是否正常），感谢被检者配合。（2分） 快速手消。（1分）	3分	
汇报结果	报告，检查完毕。（1分） 被检者脉率70次/分（以每分钟计算），节律、强弱、紧张度，动脉管壁弹性及波形正常。（正常人）（5分） 被检者周围血管征为阴性。（正常人）（5分） 这是正常/异常结果。（2分）	13分	

续表

项目	体检内容	分值	得分
提问	在脐周或上腹部闻及连续性静脉营营声可见于什么情况？ 肝硬化门静脉高压引起腹壁静脉曲张时可出现。	10分	
总分		100分	

考官签名：_____

附录（检查脚本）：

周围血管征检查

周围血管征检查

各位考官好，现光线充足、室温适宜，我已规范着装、戴好口罩帽子，可进行检查。

快速手消，暖手。

您好，由于病情需要，我对您做个周围血管征检查，请您配合。

拉上床帘，保护被检者隐私。

站在被检者右侧。您请坐。

毛细血管搏动征

请您伸出右手，轻压指甲末端，使局部发白，观察有无规律的红、白交替。同法检查对侧，请您伸出左手。

该被检者毛细血管搏动征阴性。

水冲脉：

请您伸出右手，握紧被检者手腕掌面，高举过头，示指、中指、无名指指腹处于桡动脉上，感知桡动脉有无水冲样的搏动。对比检查，请您伸出左手（检查方法同右手）。

该被检者未感知到水冲脉。

枪击音：

请您脱掉上衣，捂热听件，将听诊器放于肱动脉，左手置于心尖搏动处，听诊有无和心跳一致的、短促的射枪音。同法检查对侧。

该被检者未闻及枪击音。

Duroziez 双重杂音：

听诊器稍加压于肱动脉，听诊有无收缩期及舒张期吹风样杂音。同法检查对侧。

该被检者未闻及 Duroziez 双重杂音。

您的检查结果正常。谢谢您的配合。请您休息。（同时整理衣物）

拉开床帘。快速手消。

报告，该被检者毛细血管搏动征阴性，无水冲脉，未闻及枪击音和 Duroziez 双重杂音。这是正常结果。操作完毕。

六、课后练习

（一）名词解释

1. 二尖瓣开瓣音

2. 水冲脉

3. 抬举性心尖搏动

4. 酒窝征

5. 橘皮征

6. Paget 病

（二）填空题

1. 周围血管征包括 _____、_____、_____、_____。

2. 正常人心尖搏动位于 _____ 处，搏动范围的直径为 _____cm。

3. 主动脉瓣听诊区位于 _____，主动脉瓣第二听诊区位于 _____。

4. 正常人两侧肺下界大致相同，平静呼吸时位于锁骨中线第 _____ 肋间隙，腋中线第 _____ 肋间隙，肩胛下角线第 _____ 肋间隙。

5. 正常人肺下界的移动范围为 _____cm。

6. 成人窦性心律的频率，低于 _____ 称为窦性心动过缓，超过 _____ 称为窦性心动过速。

7. 酒窝征是因为肿瘤侵犯了 _____。

8. 哺乳期乳腺炎最容易感染的细菌种类是 _____。

9. 乳腺癌的治疗手段主要包括 _____、_____、_____、_____ 等。

10. 较常用于筛查乳腺癌的检查是 _____ 和 _____。

11. 乳腺癌分期常使用 _____ 分期。

（三）简答题

1. 语音震颤检查的原理是什么？语音震颤增强的临床意义是什么？

2. 心房颤动的听诊特点有哪些？

3. 主动脉瓣狭窄的杂音特点有哪些？

4. 什么是 TNM 分期？

5. 简述乳腺癌的治疗手段。

第五节　腹部检查

【实训目的】

1. 培养具有医者仁心的职业素养。

2.掌握腹部检查的内容和注意事项。

3.能够熟练进行腹部检查并对结果进行正确判读。

【实训内容】

一、腹部检查思维导图

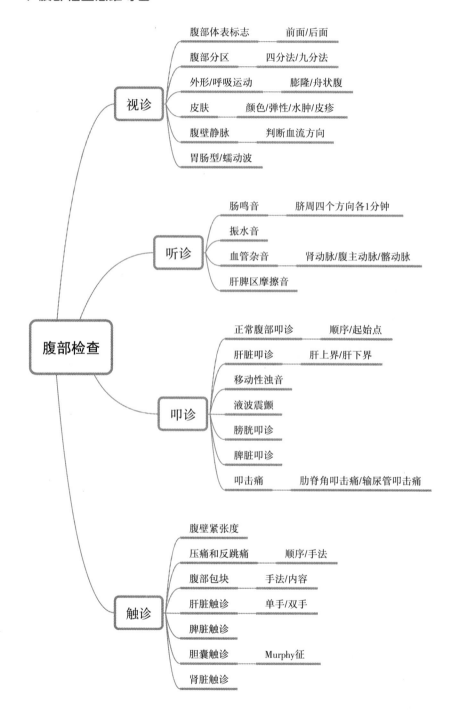

腹部体表标志检查

腹壁视诊检查

二、腹部检查单项考核

（一）腹壁视诊检查

腹部体表标志及分区检查

腹部体表标志	位置或组成		临床意义
肋弓下缘	第8—10肋软骨＋第11、第12浮肋构成		腹部体表的上界
剑突	胸骨下端的软骨		腹部体表的上界，肝测量的标志
腹上角	两侧肋弓至剑突根部的夹角		常用于判断体型及肝的测量
脐	腹部中心		平L3～L4之间
腹中线	胸骨中线的延续		腹部四分法的垂直线
髂前上棘	髂嵴前方突出点		腹部九分法标志，骨髓穿刺部位
腹股沟韧带	腹部体表的下界		寻找股动、静脉的标志
耻骨联合	两耻骨间的纤维软骨连接		腹部体表下界
腹直肌外缘	相当于锁骨中线的延续		常为手术切口和胆囊点的定位标志
肋脊角	背部两侧第12肋骨与脊柱的夹角		检查肾叩痛的位置
腹部分区	四区法	经脐作一条水平线与一条垂直线，将腹部分为四区，即左上腹部、右上腹部、左下腹部、右下腹部	
	九区法	以两侧肋弓下缘连线、两侧髂前上棘连线作两条水平线，以左、右髂前上棘至腹中线连线的中点作两条垂直线。四线相交，将腹部划分为九区，即左季肋部、左腰部、左髂部、右季肋部、右腰部、右髂部、上腹部、中腹部和下腹部	

体格检查评分标准——腹部体表标志及分区检查（100分）

班级＿＿＿＿＿＿ 学号＿＿＿＿＿＿ 姓名＿＿＿＿＿＿

项目	体检内容	分值	得分
职业素养	仪表端庄，服装整洁，指甲修剪。（2分） 与被检者沟通时态度和蔼，体检认真细致。（2分） 动作轻柔，有体现关爱被检者的动作（触诊前搓手保持手温适宜，听诊前捂热听诊器听件等）。（2分） 检查前需要清洁双手（涂抹速干消毒剂或快速手消）。（3分） 向被检者告知检查目的和需要注意的事项。（3分） 检查过程中注意保护被检者隐私。（3分）	15分	
体位	被检者仰卧位，充分暴露腹部。（3分） 检查者站立在被检者右侧。（2分）	5分	

续表

项目	体检内容	分值	得分
检查内容	**腹部主要体表标志**（口述解剖学位置） 　　前面的标志：剑突、肋弓、脐、双侧髂前上棘、耻骨联合、腹股沟韧带等。（14分） 　　后面的标志：肋脊角。（6分）	20分	
	腹部分区 　　1.四区分法：以肚脐为中心分别作一条水平线和一条垂线，将腹部分为右上腹、右下腹、左上腹、左下腹。（15分） 　　2.九区分法：肋弓下缘连线、髂前上棘连线、左右髂前上棘至腹正中线的水平线的中点上所作的垂直线，将腹部分为九区，分别是左右髂部，左右腰部，左右季肋部，上腹部，中腹部，下腹部。（20分）	35分	
检查后整理	体检结束后告知被检者检查结果（是否正常），协助被检者整理衣物，感谢被检者配合。（3分） 　　快速手消。（2分）	5分	
汇报结果	报告，检查完毕。（5分） 这是正常/异常结果。（5分）	10分	
提问	按四分法右下腹主要分布有哪些脏器？（10分） 盲肠、阑尾、部分升结肠、小肠、膨胀的膀胱、增大的子宫、女性的右侧输卵管和卵巢、男性的右侧精索、右输尿管。	10分	
总分		100分	

考官签名：＿＿＿＿＿＿＿＿

附录（检查脚本）：

腹部体表标志及分区检查

腹部体表标志

各位考官好，现光线充足、室温适宜，我已规范着装、戴好口罩帽子，可进行检查。

快速手消，暖手。

您好，由于病情需要，我将对您做个腹部体表标志的检查，请您配合。

拉上床帘，保护被检者隐私。

请您平卧，双手置于身体两侧。充分暴露腹部。

站在被检者右侧。

剑突：胸骨下端的软骨。

肋弓下缘：由第8—10肋软骨连接形成的肋缘和第11、第12浮肋构成。

腹上角：两侧肋弓至剑突根部的夹角。

腹中线：胸骨中线的延续。

腹直肌外缘：相当于锁骨中线的延续。

髂前上棘：髂嵴前方突出点。

腹股沟韧带：腹部体表的下界，是腹股沟疝的通过部位和所在。

耻骨联合：两耻骨间的纤维软骨连接。

脐：位于腹部中心。

请您俯卧。

充分暴露背部。

肋脊角：背部第12肋骨与脊柱的夹角

您的检查结果是正常的。谢谢您的配合。请您休息。（同时整理衣物）

拉开床帘。

快速手消。

报告，该被检者腹部体表标志位置正常。操作完毕。

腹部四区分法及九区分法检查

腹部四区分法及
九区分法检查

各位考官好，现光线充足、室温适宜，我已规范着装、戴好口罩帽子，可进行检查。

快速手消，暖手。

站在被检者右侧。

您好，由于病情需要，我将给您做个腹部分区的检查，请您配合我。

拉上床帘，保护被检者隐私。

请您平卧，双手置于身体两侧，充分暴露腹部。

腹部四分法：通过脐作一水平线与一垂直线，分为四区：左上腹、左下腹、右上腹、右下腹。

腹部九分法：肋弓下缘连线、髂前上棘连线、左右髂前上棘至腹正中线的水平线的中点上所作的垂直线，将腹部分为九区，分别是左右髂部、左右腰部、左右季肋部、上腹部、中腹部、下腹部。

您的检查结果是正常的，谢谢您的配合。请您休息。（同时整理衣物）

拉开床帘，快速手消。

报告，腹部分区检查已完成。操作完毕。

体格检查评分标准——腹部视诊检查（100分）

班级_____ 学号_____ 姓名_____

项目	体检内容	分值	得分
职业素养	仪表端庄，服装整洁，指甲修剪。（2分） 与被检者沟通时态度和蔼，体检认真细致。（2分） 动作轻柔，有体现关爱被检者的动作（触诊前搓手保持手温适宜，听诊前捂热听诊器听件等）。（2分） 检查前需要清洁双手（涂抹速干消毒剂或快速手消）。（3分） 向被检者告知检查目的和需要注意的事项。（3分） 检查过程中注意保护被检者隐私。（3分）	15分	

续表

项目	体检内容	分值	得分
体位	被检者排空膀胱，取仰卧位，双手置于身体两侧，充分暴露腹部（上至剑突，下至耻骨联合）。（3分） 医者站在被检者右侧。（2分）	5分	
检查内容	**腹部外形** 直立斜视腹部或下蹲与腹部平齐观察。（5分） 查看腹部外形是否对称、有无全腹或局部肿胀、隆起或凹陷。（5分）	10分	
	呼吸运动 直立斜视腹部或下蹲与腹部平齐观察（注意：男性以腹式呼吸为主，呼吸运动观察腹部，成年女性以胸式呼吸为主，应观察胸部起伏，至少观察30秒）。（5分） 注意呼吸的频率、节律是否整齐等。（5分）	10分	
	腹壁静脉 正常人不可见，如发现腹壁曲张静脉，需要判断静脉流向。（3分） 示指和中指并拢，压迫一段不分叉的曲张静脉。（2分） 压住血管分开示指中指向两端平移排空血管，然后抬起一指。（2分） 如血管迅速充盈，则血流方向是从抬起指侧流入。如抬起一指后，血管未充盈或缓慢充盈，则抬指方向为流出侧。（3分）	10分	
	腹壁皮肤 有无皮疹、色素沉着、黄染、红肿等。（10分）	10分	
	胃肠型和蠕动波 正常人不可见。（4分） 右上腹隆起的宽底面的包块形状可能为胃型。（2分） 腹壁局部隆起的长条状的包块形状可能为肠型。（2分） 如在腹壁看见规律或不规律起伏的胃肠型则为蠕动波。（2分）	10分	
检查后整理	体检结束后告知被检者检查结果（是否正常），协助被检者整理衣物，感谢被检者配合。（3分） 快速手消。（2分）	5分	
汇报结果	报告，该被检者为男性，呈腹式呼吸，呼吸频率15次/分，节律整齐。（3分） 腹部外形正常，全腹未见皮疹、黄疸或红肿等。（2分） 未见异常隆起的包块，未见曲张的静脉，未见胃肠型或蠕动波。（3分） 这是正常/异常结果。（2分）	10分	
提问	腹壁可见曲张的静脉提示什么？（15分） 可能存在上、下腔静脉或者门静脉的阻塞。	15分	
总分		100分	

考官签名：_____

附录（检查脚本）：

腹部视诊检查

腹壁视诊检查

现光线充足、室温适宜，我已规范着装、戴好口罩帽子，可进行检查。

快速手消，暖手。

站在被检者右侧。

您好，由于病情需要，我将对您做个腹部视诊的检查，请您配合我。

拉上床帘，保护被检者隐私。

请您排空膀胱后低枕平卧，双手置于身体两侧，充分暴露腹部。

腹部皮肤无皮疹、瘢痕，无蜘蛛痣、无静脉曲张，腹部对称，无膨隆、凹陷，无胃肠型及蠕动波，被检者为腹式呼吸。如需测量腹围，以软尺绕脐一周，腹围以实测为准。

您的检查结果是正常的，谢谢您的配合。请您休息。

拉开床帘，快速手消。

报告，该被检者为男性，呈腹式呼吸，腹部外形正常，全腹未见皮疹、黄疸或红肿等，未见异常隆起的包块，未见曲张的静脉，未见胃肠型及蠕动波，这是正常的结果。操作完毕。

腹壁静脉血流方向检查

现光线充足、室温适宜，我已规范着装、戴好口罩帽子，可进行检查。

快速手消，暖手。

站在被检者右侧。

您好，由于病情需要，我将对您做个腹壁静脉血流方向的检查，请您配合我。

拉上床帘，保护被检者隐私。

请您排空膀胱后低枕平卧，双手置于身体两侧，暴露腹部。

选择一段没有分支的曲张静脉。

脐上：右手示指中指并拢压血管，中指滑动 7.5 ～ 10 cm，挤空血液，抬起中指，有血液充盈，再用同方法放松另一手指，观察静脉充盈速度，即可看出血流方向。

脐下：右手示指中指并拢压血管，中指滑动 7.5 ～ 10 cm，挤空血液，抬起中指，无血液充盈，再用同方法放松另一手指，观察静脉充盈速度，即可看出血流方向。

血流方向正常。

您的检查结果是正常的，谢谢您的配合。请您休息。

拉开床帘，快速手消。

报告，该被检者腹壁静脉血流方向正常。操作完毕。

腹壁静脉血流方向检查

（二）腹部触诊

体格检查评分标准——腹壁紧张度、腹部压痛／反跳痛检查（100分）

班级＿＿＿＿＿＿＿＿＿ 学号＿＿＿＿＿＿＿＿ 姓名＿＿＿＿＿＿＿＿

腹部触诊

项目	体检内容	分值	得分
职业素养	仪表端庄，服装整洁，指甲修剪。（2分） 与被检者沟通时态度和蔼，体检认真细致。（2分）	15分	

续表

项目	体检内容	分值	得分
职业素养	动作轻柔，有体现关爱被检者的动作（触诊前搓手保持手温适宜）。（2分） 检查前需要清洁双手（涂抹速干消毒剂或快速手消）。（3分） 向被检者告知检查目的和需要注意的事项。（3分） 检查过程中注意保护被检者隐私。（3分）		
体位	被检者仰卧位，双下肢屈曲并稍分开，充分暴露腹部，放松腹部，张口做缓慢腹式呼吸。（7分） 检查者站在被检者右侧。（3分）	10分	
检查内容	**触诊手法** 右手四指并拢，滑动触诊，由浅入深触诊，一般自疑似病灶的对侧检查起，如右上腹疼痛自左下腹触诊起。（4分） 正常情况下的触诊顺序：左下腹、左侧腹、左上腹、上腹部、右上腹、右侧腹、右下腹、下腹部、中腹部。（3分） 边触诊需要边询问被检者是否疼痛，或观察被检者的面部表情。（3分）	10分	
	腹壁紧张度触诊 顺序轻触（压陷约1 cm）腹部各部位。（5分） 感受腹壁的紧张程度，正常情况下腹壁柔软无抵抗。（5分）	10分	
	腹部疼痛触诊 右手四指并拢，按触诊（压陷2～4 cm）顺序（有疼痛的自疼痛相对位置开始触诊）由浅入深逐一触诊。（5分） 边触诊边询问被检者是否疼痛或观察被检查表情是否痛苦。（5分）	10分	
	反跳痛触诊 当触诊到某一疼痛部位后，手指于原处稍停片刻。（5分） 然后迅速将手抬起，如此时被检者感觉腹痛加重，并有痛苦表情，称为反跳痛。（5分）	10分	
检查后整理	体检结束后告知被检者检查结果（是否正常），协助被检者整理衣物，感谢被检者配合。（3分） 快速手消。（2分）	5分	
汇报结果	报告，该被检者全腹部柔软，未触及压痛或反跳痛。（10分）	10分	
提问	局部腹肌紧张，触及压痛及反跳痛代表什么临床意义？（20分） 提示存在急性腹膜炎。	20分	
总分		100分	

考官签名：＿＿＿＿＿＿＿

附录（检查脚本）：

腹壁紧张度、腹部压痛／反跳痛检查

各位考官好，现光线充足、室温适宜，我已规范着装、戴好口罩帽子，可进行检查。

快速手消，暖手。

站在被检者右侧。

您好，由于病情需要，我现在对您做一个腹壁紧张度、压痛及反跳痛的检查，请您配合我。

拉上床帘，保护被检者隐私。

请您排空膀胱后，低枕平卧，双腿屈膝稍分开。双手置于身体的两侧，充分暴露腹部。放松腹部，张口做缓慢腹式呼吸。

全手掌紧贴腹壁，感受腹壁紧张程度。

从左下腹开始，逆时针 G 字形进行触诊，如有疼痛从疼痛相对位置开始触诊，最后检查病痛部位。检查完一个区域，手应抬离。

腹壁紧张度、压痛、反跳痛检查

压痛及反跳痛的检查

手指指腹压于腹壁。当出现疼痛时，手指在原处停留片刻，然后迅速抬起，观察有无骤然加重。

您的检查结果是正常的，谢谢您的配合。请您休息。（同时整理衣物）

拉开床帘。快速手消。

报告，该被检者腹软，无压痛及反跳痛，这是正常结果。操作完毕。

体格检查评分标准——肝脏触诊（100 分）

班级＿＿＿＿＿＿　　学号＿＿＿＿＿＿　　姓名＿＿＿＿＿＿

项目	体检内容	分值	得分
职业素养	仪表端庄，服装整洁，指甲修剪。（2 分） 与被检者沟通时态度和蔼，体检认真细致。（2 分） 动作轻柔，有体现关爱被检者的动作（触诊前搓手保持手温适宜）。（2 分） 检查前需要清洁双手（涂抹速干消毒剂或快速手消）。（3 分） 向被检者告知检查目的和需要注意的事项。（3 分） 检查过程中注意保护被检者隐私。（3 分）	15 分	
体位	被检者仰卧位，双下肢屈曲稍分开，充分暴露腹部，放松腹部。（6 分） 检查者站在被检者右侧。（4 分）	10 分	
检查内容	方法 1. 单手触诊 检查者右手四指并拢，掌指关节伸直，手掌紧贴腹壁，使手指方向与右肋缘平行。（10 分） 自脐右侧开始触诊。（5 分）	50 分	

续表

项目	体检内容	分值	得分
检查内容	嘱被检查者作均匀而较深的腹式呼吸，呼气时向下加压，吸气时被动抬起向上迎触，手指逐渐向肋缘移动，当触诊质韧的物体随着呼吸刮过示指边缘即为肝下缘。（15分） **方法2.双手触诊**（较多用） 　　检查者将左手掌四指并拢平放于被检查者右腰部后方，大拇指放于被检查者肋弓，右手下压时，左手向前托起肝脏便于右手触诊。右手的触诊手法同单手触诊。（30分） 　　边触诊边询问被检者是否疼痛，或观察被检查者的面部表情。（5分） 　　需在右锁骨中线及前正中线上分别触诊肝缘（5分） 　　并测量其与肋缘、与剑突根部的距离，以厘米表示。（10分）		
检查后整理	体检结束后告知被检者检查结果（是否正常），协助被检者整理衣物，感谢被检者配合。（3分） 快速手消。（2分）	5分	
汇报结果	报告，该被检者右肋缘下未触及肝脏。（10分） 如触及，需报告于右肋缘下几厘米处的位置触及肝下缘。	10分	
提问	正常成人能否触及肝脏？（10分） 不能。	10分	
总分		100分	

考官签名：_____

附录（检查脚本）：

肝脏触诊

各位考官好，现光线充足、室温适宜，我已规范着装、戴好口罩帽子，可进行检查。

快速手消，暖手。

站在被检者右侧。

您好，由于病情需要，我现在对您做一个肝脏触诊的检查，请您配合我。

拉上床帘，保护被检者隐私。

请您排空膀胱后，低枕平卧，双腿屈膝稍分开。双手置于身体的两侧，充分暴露腹部。放松腹部，张口做缓慢腹式呼吸。

沿右锁骨中线和前正中线分别进行触诊。

右手掌指关节伸直，四指并拢与右肋缘平行。从脐水平以下开始，吸气时上抬，呼气时下压，用示指、中指末端桡侧缘进行触诊。朝肋缘向上迎触肝缘，直至肋缘或肝下缘。

双手触诊法：左手掌置于被检者右腰后部，大拇指置于季肋部。向前托。其余同单手触诊法。

您的检查结果是正常的。谢谢您的配合。

拉开床帘，快速手消。

报告，该被检者肝脏肋下未触及，这是正常结果。操作完毕。

体格检查评分标准——脾脏触诊（100分）

班级_____ 学号_____ 姓名_____

项目	体检内容	分值	得分
职业素养	仪表端庄，服装整洁，指甲修剪。（2分） 与被检者沟通时态度和蔼，体检认真细致。（2分） 动作轻柔，有体现关爱被检者的动作（触诊前搓手保持手温适宜）。（2分） 检查前需要清洁双手（涂抹速干消毒剂或快速手消）。（3分） 向被检者告知检查目的和需要注意的事项。（3分） 检查过程中注意保护被检者隐私。（3分）	15分	
体位	被检者仰卧位，双下肢屈曲稍分开，充分暴露腹部，放松腹部。（7分） 检查者站在被检者右侧。（3分）	10分	
检查内容	左手掌并拢平放于被检者左腰部第9—11肋处，将脾脏从后向前托起。（10分） 右手掌平放于左侧腹部与左肋弓成垂直方向，四指并拢，自脐平面，由下而上，由浅入深滑动触诊。（10分） 随被检者的腹式呼吸进行触诊检查（吸迎呼压）。（10分） 如在指尖触及质韧的物体，即为脾脏。（5分） 边触诊需要边询问被检者是否疼痛，或观察被检者的面部表情。（5分）	40分	
检查后整理	体检结束后告知被检者检查结果（是否正常），协助被检者整理衣物，感谢被检者配合。（3分） 快速手消。（2分）	5分	
汇报结果	报告，该被检者左肋缘下未触及脾脏，如触及，需报告肿大的程度。（10分）	10分	
提问	1. 正常成人能否触及脾脏？（10分） 不能。 2. 脾肿大的分度？（10分） 轻度肿大：脾缘不超过肋下2 cm。 中度肿大：脾缘超过肋下2 cm，但在脐水平线以上。 高度肿大：超过脐水平线或前正中线。	20分	
总分		100分	

考官签名：_____

附录（检查脚本）：

脾脏触诊

脾脏触诊

各位考官好，现光线充足、室温适宜，我已规范着装、戴好帽子口罩，可进行检查。

快速手消，暖手。

站在被检者右侧。

您好，由于病情需要，我现在对您做一个脾脏触诊的检查，请您配合我。

拉上床帘，保护被检者隐私。

请您排空膀胱后，低枕平卧，双腿屈膝稍分开。双手置于身体的两侧，充分暴露腹部。放松腹部，张口做缓慢腹式呼吸。

平卧位触诊：左手掌将被检者左腰后部第9—11肋向前托，右手指并拢伸直，与左肋缘垂直。从脐水平开始。吸气时上抬，呼气时下压，用示指、中指末端桡侧缘进行触诊。直至肋缘或脾下缘。

右侧卧位触诊：请您右侧卧位，右下肢伸直，左下肢屈髋屈膝。暴露腹部，放松腹部，腹式呼吸其余同平卧位触诊。

您的检查结果是正常的，谢谢您的配合。请您休息。

拉开床帘，快速手消。

报告，该被检者脾脏肋下未触及，这是正常结果。操作完毕。

体格检查评分标准——胆囊和肾脏触诊（100分）

班级＿＿＿＿＿＿＿＿　　学号＿＿＿＿＿＿＿＿　　姓名＿＿＿＿＿＿＿＿

项目	体检内容	分值	得分
职业素养	仪表端庄，服装整洁，指甲修剪。（2分） 与被检者沟通时态度和蔼，体检认真细致。（2分） 动作轻柔，有体现关爱被检者的动作（触诊前搓手保持手温适宜）。（2分） 检查前需要清洁双手（涂抹速干消毒剂或快速手消）。（3分） 向被检者告知检查目的和需要注意的事项。（3分） 检查过程中注意保护被检者隐私。（3分）	15分	
体位	被检者仰卧位，双下肢屈曲稍分开，充分暴露腹部，放松腹部。（7分） 检查者站在被检者右侧。（3分）	10分	
检查内容	胆囊触诊 　检查者将左手掌四指并拢平放于被检者右腰部后方，大拇指放于被检者肋弓。（5分） 　右手掌指关节伸直，四指并拢与右肋缘平行。（3分） 　从右锁骨中线的延长线上，自脐水平以下开始，逐步向上移动右手。（4分） 　触诊时嘱被检者作均匀而较深的腹式呼吸，呼气时向下加压，吸气时被动抬起，逐渐向上移动。（4分）	20分	

续表

项目	体检内容	分值	得分
检查内容	当在右肋缘与腹直肌右侧外缘交界附近触及椭圆形肿块即为胆囊。（2分） 边触诊边询问被检者是否疼痛，或观察被检者的面部表情。（2分）		
	Murphy 征检查 检查者将左手掌4指并拢平放在被检者的右肋弓，左手拇指放在胆囊体表投影点（右侧肋弓与右腹直肌外侧缘交界处）。（5分） 用中等压力按压腹壁，然后嘱被检者缓慢深吸气。（3分） 如果深吸气时被检者因疼痛而突然屏气，则称胆囊触痛征（Murphy 征）阳性。（2分）	10分	
	肾脏触诊 触诊右肾时，检查者以左手托住被检者的右腰部，右手掌放于同侧肋缘，手指方向与右肋缘平行。（2分） 嘱被检者作腹式呼吸。（1分） 当呼气末，右手逐渐压向腹腔深部，同时用左手将后腹壁推向前方，即可触及肾脏或肾下极。（2分） 触诊左肾时，检查者的左手托住被检者左侧后腰部，右手于呼气末向深部按压，即可触及肾脏或肾下极。（5分）	10分	
检查后整理	体检结束后告知被检者检查结果（是否正常），协助被检者整理衣物，感谢被检者配合。（3分） 快速手消。（2分）	5分	
汇报结果	报告，该被检者未触及胆囊、肾脏，Murphy 征阴性。（10分）	10分	
提问	Murphy 征阳性提示什么？（20分） 急性胆囊炎。	20分	
总分		100分	

Murphy 征检查

考官签名：＿＿＿＿＿＿

附录（检查脚本）：

胆囊和肾脏触诊

胆囊触诊

各位考官好，现光线充足、室温适宜，我已规范着装、戴好口罩帽子，可进行检查。

快速手消，暖手。

站在被检者右侧。

您好，由于病情需要，我现在对您做一个胆囊触诊检查，请您配合我。

拉上床帘，保护被检者隐私。

请您排空膀胱后，低枕平卧，双腿屈膝稍分开。双手置于身体的两侧，充分暴露腹部。放松腹部，张口做缓慢腹式呼吸。

胆囊触诊

左手四指并拢置于被检者右腰后部，大拇指置于季肋部。右手掌指关节伸直，示指、中指、无名指三指并拢，手指桡侧缘与右肋缘平行。从右锁骨中线的延长线自脐水平开始，吸气时上抬，呼气时下压，逐渐向上移动右手。若在右肋缘与腹直肌右侧外缘交界附近触及椭圆形肿块即为胆囊。

您的检查结果是正常的，谢谢您的配合。请您休息。

拉开床帘，快速手消。

报告，该被检者胆囊肋下未触及，这是正常结果，操作完毕。

肾脏触诊

肾脏触诊

各位考官好，现光线充足、室温适宜，我已规范着装、戴好口罩帽子，可进行检查。

快速手消，暖手。

站在被检者右侧。

您好，由于病情需要，我现在对您做一个肾脏触诊的检查，请您配合我。

拉上床帘，保护被检者隐私。

请您排空膀胱后，低枕平卧，双腿屈膝稍分开。双手置于身体的两侧，充分暴露腹部。放松腹部，张口做缓慢腹式呼吸。

触诊右肾，左手托住被检者的右腰部，右手掌放于同侧肋缘，手指方向与右肋缘平行。请做腹式呼吸，呼气末，右手逐渐压向腹腔深部，左手将后腹壁推向前方，即可触及肾脏或肾下极。

触诊左肾，左手托住被检者左腰后部，右手掌放于同侧肋缘，手指方向与左肋缘平行，右手于呼气末向深部按压，即可触及肾脏或肾下极。

您的检查结果是正常的，谢谢您的配合。请您休息。

拉开床帘，快速手消。

报告，该被检者肾脏未触及，这是正常结果。操作完毕。

体格检查评分标准——腹部包块检查（100分）

班级＿＿＿＿＿＿＿＿＿＿　　学号＿＿＿＿＿＿＿＿＿＿　　姓名＿＿＿＿＿＿＿＿＿＿

项目	体检内容	分值	得分
职业素养	仪表端庄，服装整洁，指甲修剪。（2分） 与被检者沟通时态度和蔼，体检认真细致。（2分） 动作轻柔，有体现关爱被检者的动作（触诊前搓手保持手温适宜）。（2分） 检查前需要清洁双手。（涂抹速干消毒剂或快速手消）（3分） 向被检者告知检查目的和需要注意的事项。（3分） 检查过程中注意保护被检者隐私。（3分）	15分	
体位	被检者仰卧位，双下肢屈曲稍分开，充分暴露腹部，放松腹部。（7分） 检查者站在被检者右侧。（3分）	10分	

续表

项目	体检内容	分值	得分
检查内容	右手四指并拢，滑动触诊，由浅入深。（10分） 边触诊需要边询问被检者是否疼痛，或观察被检者的面部表情。（10分） 在疑似包块的周围滑动触诊，以感受包块大小，是否光滑，有无边界，能否移动，有无触痛，有无波动感等，必要时可以双手触诊。（20分）	40分	
检查后整理	体检结束后告知被检者检查结果（是否正常），协助被检者整理衣物，感谢被检者配合。（3分） 快速手消。（2分）	5分	
汇报结果	报告，该被检者可触及下腹部正中质硬包块，大小约5 cm×3 cm，表面光滑，边界清晰，移动性良好，触痛明显，无明显波动感。（10分）	10分	
提问	腹部包块需要检查哪些内容？（20分） 包块所处的位置，大小，形态，光滑度，有无边界，有无触痛，移动性如何等。	20分	
总分		100分	

考官签名：＿＿＿＿＿＿

附录（检查脚本）：

腹部包块检查

各位考官好，现光线充足、室温适宜，我已规范着装、戴好口罩帽子，可进行检查。快速手消，暖手。

站在被检者右侧。

您好，由于病情需要，我要给您做一个腹部包块触诊的检查，请您配合我。

拉上床帘，保护被检者隐私。

请您排空膀胱后平卧，双手置于身体两侧，双腿屈膝稍分开，暴露腹部，放松腹部，张口做缓慢腹式呼吸。

右手四指并拢滑动触诊，先浅触，由浅入深，下压至少2 cm，与包块长轴垂直滑动触诊。请问您疼吗？（观察被检者表情）质硬，大小约5 cm×3 cm，表面光滑，边界清楚，活动度好，触痛明显。无明显波动感。您需要进一步做检查，谢谢您的配合，请您休息。

拉开床帘，快速手消。

报告，该被检者可触及下腹部正中质硬包块。大小约5 cm×3 cm，表面光滑，边界清晰，活动度好。触痛明显，无明显波动感。操作完毕。

腹部包块检查

体格检查评分标准——液波震颤、振水音检查（100分）

班级_____ 学号_____ 姓名_____

项目	体检内容	分值	得分
职业素养	仪表端庄，服装整洁，指甲修剪。（2分） 与被检者沟通时态度和蔼，体检认真细致。（2分） 动作轻柔，有体现关爱被检者的动作（触诊前搓手保持手温适宜）。（2分） 检查前需要清洁双手（涂抹速干消毒剂或快速手消）。（3分） 向被检者告知检查目的和需要注意的事项。（3分） 检查过程中注意保护被检者隐私。（3分）	15分	
体位	被检者仰卧位，充分暴露腹部。（7分） 检查者站在被检者右侧。（3分）	10分	
检查内容	液波震颤检查 检查者用一手的掌面轻贴于被检者的一侧腹壁。（5分） 另一手手指并拢叩击对侧腹壁，感受是否有冲击感。（5分） 让被检者将其手掌尺侧缘轻压于脐部腹正中线上，再次冲击对侧腹壁，感受是否依然存在冲击感。（10分）	20分	
	振水音检查 检查者以一耳凑近上腹部（或将听诊器放于上腹部）。（5分） 右手并拢的示指、中指、无名指三个手指取70°～90°角，放置于胃部腹壁。（5分） 作数次急速且有力的冲击动作。（5分） 若有气液相撞的声音，则振水音阳性。（5分）	20分	
检查后整理	体检结束后告知被检者检查结果（是否正常），协助被检者整理衣物，感谢被检者配合。（3分） 快速手消。（2分）	5分	
汇报结果	报告，该被检者未触及液波震颤，无振水音。（10分） 这是正常/异常结果。	10分	
提问	液波震颤阳性提示什么疾病？（20分） 存在腹腔积液。	20分	
总分		100分	

考官签名:_____

液波震颤检查

振水音检查

附录（检查脚本）：

液波震颤、振水音检查

液波震颤检查

各位考官好，现光线充足、室温适宜，我已规范着装、戴好口罩帽子，可进行检查。

快速手消，暖手。

您好，由于病情需要，我要给您做一个液波震颤的检查，请您配合。

拉上床帘，保护被检者隐私。

请您排空膀胱后平卧，双手置于身体两侧，暴露腹部，放松腹部。

站在被检者右侧。

一手掌贴于一侧腹壁，另一手四指并拢屈曲，叩击对侧腹壁，若有液体波动冲击的感觉，则液波震颤阳性。请您把手掌尺侧缘轻压于腹中线上。再次冲击对侧腹壁，感受是否依然存在冲击感。

您的检查结果是正常的，谢谢您的配合。请您休息。

拉开床帘，快速手消。

报告，该被检者液波震颤阴性，这是正常结果。操作完毕。

振水音检查

各位考官好，现光线充足、温度适宜，我已规范着装、戴好帽子口罩，可进行检查。

快速手消，暖手。

您好，由于病情需要，我给您做个振水音检查。请您配合。

拉上床帘，保护被检者隐私。

站在被检者右侧。

请您平躺，排空膀胱，双手置于身体两侧，暴露腹部，放松腹部。

听诊器放于上腹部。

手指弯曲，连续冲击上腹部。

若有气液相撞的声音，则振水音阳性。

您的检查结果正常，谢谢您的配合，请您休息。（整理衣服）

拉开床帘。快速手消。

报告，该被检者振水音阴性，这是正常结果。操作完毕。

（三）腹部叩诊

体格检查评分标准——腹部叩诊（100分）

班级_____ 学号_____ 姓名_____

项目	体检内容	分值	得分
职业素养	仪表端庄，服装整洁，指甲修剪。（2分） 与被检者沟通时态度和蔼，体检认真细致。（2分） 动作轻柔，有体现关爱被检者的动作（叩诊前搓手保持手温适宜）。（2分） 检查前后需要清洁双手（涂抹速干消毒剂或快速手消）。（3分） 向被检者告知检查目的和需要注意的事项。（3分） 检查过程中注意保护被检者隐私。（3分）	15分	
体位	被检者仰卧位，充分暴露腹部。（7分） 检查者站在被检者右侧。（3分）	10分	

续表

项目	体检内容	分值	得分
检查内容	左手中指接触叩诊部位，其他指分开稍抬起不接触被检者。（5分） 右中指垂直叩击左中指第二指骨的远端，叩击后立即抬离。（10分） 同一部位可连续叩击2～3次。（5分） 叩诊从左下腹开始。（5分） 逆时针方向至右下腹，再至脐部。（15分）	40分	
检查后整理	体检结束后告知被检者检查结果（是否正常），协助被检者整理衣物，感谢被检者配合。（3分） 快速手消。（2分）	5分	
汇报结果	报告，该被检者腹部叩诊正常。	10分	
提问	正常情况下腹部叩诊大部分区域为什么叩诊音？ 鼓音。	20分	
总分		100分	

考官签名：_____

附录（检查脚本）：

腹部叩诊

腹部叩诊

各位考官好，现光线充足、室温适宜，我已规范着装、戴好口罩帽子，可进行检查。

快速手消，暖手。

站在被检者右侧。

您好，由于病情需要，我现在对您做一个腹部叩诊的检查，请您配合我。

拉上床帘，保护被检者隐私。

请您排空膀胱后，低枕平卧，双腿屈膝稍分开。双手置于身体的两侧，充分暴露腹部。放松腹部，张口做缓慢腹式呼吸。

叩诊从左下腹开始，逆时针至右下腹，再至脐部。

您的检查结果是正常的，谢谢您的配合。请您休息。

拉开床帘，快速手消。

报告，该被检者腹部叩诊呈鼓音，这是正常结果。操作完毕。

体格检查评分标准——肝脏叩诊（100分）

班级_____ 学号_____ 姓名_____

项目	体检内容	分值	得分
职业素养	仪表端庄，服装整洁，指甲修剪。（2分） 与被检者沟通时态度和蔼，体检认真细致。（2分）	15分	

续表

项目	体检内容	分值	得分
职业素养	动作轻柔，有体现关爱被检者的动作（叩诊前搓手保持手温适宜）。（2分） 检查前后需要清洁双手（涂抹速干消毒剂或快速手消）。（3分） 向被检者告知检查目的和需要注意的事项。（3分） 检查过程中注意保护被检者隐私。（3分）		
体位	被检者仰卧位，充分暴露腹部。（7分） 检查者站在被检者右侧。（3分）	10分	
检查内容	肝上界／相对浊音界叩诊 　沿右侧锁骨中线自胸部向下叩诊。（5分） 　当由清音转为浊音时，即为肝上界（5分） 　相当于肺遮盖的肝顶部的体表投影点，也称为肝脏相对浊音界。（5分）	15分	
	肝绝对浊音界叩诊 　沿右侧锁骨中线自胸部向下叩诊。（5分） 　当由清音转为浊音后，继续向下叩诊，当浊音变成实音处，即为肝脏绝对浊音界。（5分） 　相当肺下缘的体表投影点。（5分）	15分	
	肝下界叩诊 　沿右锁骨中线自腹部向上叩诊，（5分）由鼓音转为浊音处即是肝下界。（5分） 　或 　沿右侧锁骨中线自胸部向下叩诊。（5分）由清音变为浊音，再由浊音变成实音，再由实音转变为鼓音时，即为肝下界。（5分）	10分	
检查后整理	体检结束后告知被检者检查结果（是否正常），协助被检者整理衣物，感谢被检者配合。（3分） 快速手消。（2分）	5分	
汇报结果	报告，该被检者肝脏叩诊正常。（10分）	10分	
提问	1.正常情况下肝上界位于什么位置？（10分） 右锁骨中线第5肋间。 2.什么是肝浊音区，大概有多长？（10分） 肝上至肝下界之间称肝浊音区，正常成人在右锁骨中线长9～11 cm。	20分	
总分		100分	

考官签名：＿＿＿＿＿

肝脏叩诊

附录（检查脚本）：

肝脏叩诊

各位考官好，现光线充足、室温适宜，我已规范着装、戴好口罩帽子，可进行检查。

快速手消，暖手。

站在被检者右侧。

您好，由于病情需要，我现在对您做一个肝脏叩诊的检查，请您配合我。

拉上床帘，保护被检者隐私。

请您排空膀胱后，低枕平卧，双腿屈膝稍分开。双手置于身体的两侧，充分暴露胸腹部。放松腹部，张口做缓慢腹式呼吸。

叩诊肝上界：胸骨角定位第2肋，沿右锁骨中线向下叩，第2肋间清音，第3肋间清音，第4肋间清音，第5肋间浊音，为肝上界，标记。

叩诊肝下界：从腹部鼓音区开始，沿右锁骨中线的延长线向上叩，鼓音、鼓音…；浊音，为肝下界，标记肝下界。取直尺测量肝上下界之间的距离。

您的检查结果是正常的，谢谢您的配合。请您休息。

拉开床帘，快速手消。

报告，该被检者肝脏上下界之间的距离为10 cm，这是正常结果。操作完毕。

体格检查评分标准——移动性浊音检查（100分）

班级＿＿＿＿＿＿＿　　学号＿＿＿＿＿＿＿　　姓名＿＿＿＿＿＿＿

项目	体检内容	分值	得分
职业素养	仪表端庄，服装整洁，指甲修剪。（2分） 与被检者沟通时态度和蔼，体检认真细致。（2分） 动作轻柔，有体现关爱被检者的动作（叩诊前搓手保持手温适宜）。（2分） 检查前需要清洁双手（涂抹速干消毒剂或快速手消）。（3分） 向被检者告知检查目的和需要注意的事项。（3分） 检查过程中注意保护被检者隐私。（3分）	15分	
体位	被检者仰卧位，充分暴露腹部。（7分） 检查者站在被检者右侧。（3分）	10分	
检查内容	被检者先取仰卧位，自脐部向左侧腰部叩诊。（5分） 当鼓音变为浊音时，让被检者转向右侧卧，而检查者的左手中指不离开腹壁。（5分） 再次叩诊，此时浊音如变为鼓音，则为移动性浊音阳性。（5分） 同法向右侧叩诊，叩及浊音后嘱被检者左侧卧。（15分） 核实浊音是否移动。（10分）	40分	
检查后整理	体检结束后告知被检者检查结果（是否正常），协助被检者整理衣物，感谢被检者配合。（3分） 快速手消。（2分）	5分	
汇报结果	报告，该被检者未叩及移动性浊音。（10分）	10分	

续表

项目	体检内容	分值	得分
提问	移动性浊音在什么情况下出现阳性?（20分） 腹腔内有游离液体超过 1 000 mL 以上时。	20分	
	总分	100分	

考官签名:_____

附录（检查脚本）:

移动性浊音检查

各位考官好，现光线充足、室温适宜，我已规范着装、戴好口罩帽子，可进行检查。

快速手消，暖手。

站在被检者右侧。

您好，由于病情需要，我要给您做一个移动性浊音的检查，请您配合我。

拉上床帘，保护被检者隐私。

请您排空膀胱后低枕平卧，双手置于身体两侧，暴露腹部，放松腹部，张口作缓慢腹式呼吸。

从脐水平开始向外侧叩诊。鼓音、鼓音……浊音。请您面对我侧卧，浊音、鼓音、鼓音……请您平卧，继续向内侧叩诊，鼓音、鼓音……浊音，请您背对我侧卧，浊音、鼓音、鼓音……请您平卧。

您的检查结果是正常的，谢谢您的配合。请您休息。

拉开床帘，快速手消。

报告，该被检者移动性浊音阴性，这是正常结果。操作完毕。

移动性浊音检查

体格检查评分标准——肋脊角叩击痛检查（100分）

班级_____　　　学号_____　　　姓名_____

项目	体检内容	分值	得分
职业素养	仪表端庄，服装整洁，指甲修剪。（2分） 与被检者沟通时态度和蔼，体检认真细致。（2分） 动作轻柔，有体现关爱被检者的动作（叩诊前搓手保持手温适宜）。（2分） 检查前后需要清洁双手（涂抹速干消毒剂或快速手消）。（3分） 向被检者告知检查目的和需要注意的事项。（3分） 检查过程中注意保护被检者隐私。（3分）	15分	
体位	被检者取坐位或侧卧位，充分暴露背部。（7分） 检查者站在被检者右侧。（3分）	10分	

续表

项目	体检内容	分值	得分
检查内容	检查者用左手掌平放在其肋脊角处（肾区）。(15分) 右手握拳用由轻到中等的力量叩击左手背。(15分) 正常时肋脊角处无叩击痛。(10分)	40分	
检查后整理	体检结束后告知被检者检查结果（是否正常），协助被检者整理衣物，感谢被检者配合。(3分) 快速手消。(2分)	5分	
汇报结果	报告，该被检者无双肾区叩击痛。(10分)	10分	
提问	肋脊角叩击痛在什么情况下出现阳性?(20分) 主要用于检查肾脏病变。当有肾小球肾炎、肾盂肾炎、肾结石、肾结核及肾周围炎时，肾区有不同程度的叩击痛。	20分	
总分		100分	

考官签名:_____

附录（检查脚本）:

肋脊角叩击痛检查

肋脊角叩击痛检查

各位考官好，现光线充足、室温适宜，我已规范着装、戴好口罩帽子，可进行检查。

快速手消，暖手。

您好，由于病情需要，我要给您做一个肋脊角叩击痛的检查，请您配合我。

拉上床帘，保护被检者隐私。

您请坐，暴露背部。

站在被检者后侧。定位肋脊角，第12肋与脊柱之间的夹角，左手掌平放在肋脊角。

右手握空心拳，叩击左手背，请问疼吗? 重复一次，双侧对比。

您的检查结果是正常的，谢谢您的配合。请您休息。

拉开床帘，快速手消。

报告，该被检者肋脊角叩击痛阴性。操作完毕。

体格检查评分标准——膀胱叩诊（100分）

班级_____ 学号_____ 姓名_____

项目	体检内容	分值	得分
职业素养	仪表端庄，服装整洁，指甲修剪。(2分) 与被检者沟通时态度和蔼，体检认真细致。(2分) 动作轻柔，有体现关爱被检者的动作（叩诊前搓手保持手温适宜）。(2分) 检查前后需要清洁双手（涂抹速干消毒剂或快速手消）。(3分) 向被检者告知检查目的和需要注意的事项。(3分) 检查过程中注意保护被检者隐私。(3分)	15分	

续表

项目	体检内容	分值	得分
体位	被检者仰卧位，充分暴露腹部。（7分） 检查者站在被检者右侧。（3分）	10分	
检查内容	左手中指接触叩诊部位，其他指分开稍翘起不接触被检者。（8分） 右手中指叩击左中指第二指骨远端，叩击后立即抬离。（8分） 同一部位需要连续叩2～3次。（8分） 自脐部向耻骨上联合方向叩诊。（8分） 如清音变为浊音，即为膀胱上界。（8分）	40分	
检查后整理	体检结束后告知被检者检查结果（是否正常），协助被检者整理衣物，感谢被检者配合。（3分） 快速手消。（2分）	5分	
汇报结果	报告，该被检者不能叩及膀胱上界。（10分）	10分	
提问	1.膀胱叩诊中叩及浊音提示什么？（10分） 提示存在充盈的膀胱。 2.什么情况下也可以叩及下腹部浊音？（10分） 大量腹水时。	20分	
总分		100分	

考官签名：＿＿＿＿＿＿＿

附录（检查脚本）：

膀胱叩诊

各位考官好，现光线充足、室温适宜，我已规范着装、戴好口罩帽子，可进行检查。

快速手消，暖手。

站在被检者右侧。

您好，由于病情需要，我现在给您做一个膀胱检查，请您配合我。

拉上床帘，保护被检者隐私。

请您低枕平卧，双腿屈膝稍分开。双手置于身体的两侧，充分暴露腹部。放松腹部，张口做缓慢腹式呼吸。

自脐部开始，沿腹中线向下，叩到鼓音变浊音。若膀胱空虚，则耻骨联合以上为鼓音。

若膀胱充盈，可叩出凸面向上的半圆形浊音区，经排尿或导尿后复查，若浊音变为鼓音，则证实为尿液充盈所致膀胱胀大。

您的膀胱空虚（根据实际结果汇报），谢谢您的配合。请您休息。

拉开床帘，快速手消。

报告，该被检者膀胱空虚。操作完毕。

膀胱叩诊

（四）腹部听诊

体格检查评分标准——肠鸣音检查（100分）

班级＿＿＿＿＿＿＿＿　　　学号＿＿＿＿＿＿　　　姓名＿＿＿＿＿＿

项目	体检内容	分值	得分
职业素养	仪表端庄，服装整洁，指甲修剪。（2分） 与被检者沟通时态度和蔼，体检认真细致。（2分） 动作轻柔，有体现关爱被检者的动作（听诊前捂热听诊器听件等）。（2分） 检查前后需要清洁双手（涂抹速干消毒剂或快速手消）。（3分） 向被检者告知检查目的和需要注意的事项。（3分） 检查过程中注意保护被检者隐私。（3分）	15分	
体位	被检者仰卧位，充分暴露腹部。（7分） 检查者站在被检者右侧。（3分）	10分	
检查内容	肠鸣音听诊 听诊器听件置于脐的上、下、左、右四个方向。（20分） 各听诊1分钟。（10分） 计数肠鸣音的次数。（10分）	40分	
检查后整理	体检结束后告知被检者检查结果（是否正常），协助被检者整理衣物，感谢被检者配合。（3分） 快速手消。（2分）	5分	
汇报结果	报告，该被检者肠鸣音可闻及，5次/分。（10分） 这是正常/异常结果。	10分	
提问	肠鸣音正常情况下多少次/分？（20分） 一般情况下4～5次/分，如在10次/分以上提示存在肠鸣音亢进。	20分	
总分		100分	

考官签名：＿＿＿＿＿＿

附录（检查脚本）：

肠鸣音检查

各位考官好，现光线充足、室温适宜，我已规范着装、戴好口罩帽子，可进行检查。

快速手消，暖手。

站在被检者右侧。

您好，由于病情需要，我现在对您做一个肠鸣音的检查，请您配合我。

拉上床帘，保护被检者隐私。

请您排空膀胱后，低枕平卧。双手置于身体的两侧，暴露腹部。放松腹部，张口做缓慢腹式呼吸。捂热听诊器。

听诊脐四周各1分钟。若未闻及肠鸣音，需听诊3～5分钟。

肠鸣音检查

您的检查结果是正常的，谢谢您的配合（同时整理衣物）。请您休息。

拉开床帘，快速手消。

报告，该被检者肠鸣音4次/分（以实测为准），肠鸣音无活跃或亢进，无减弱或消失，这是正常结果。操作完毕。

体格检查评分标准——腹部血管杂音听诊（100分）

班级＿＿＿＿＿＿＿＿　　　学号＿＿＿＿＿＿＿＿　　　姓名＿＿＿＿＿＿＿＿

项目	体检内容	分值	得分
职业素养	仪表端庄，服装整洁，指甲修剪。（2分） 与被检者沟通时态度和蔼，体检认真细致。（2分） 动作轻柔，有体现关爱被检者的动作（听诊前捂热听诊器听件等）。（2分） 检查前需要清洁双手（涂抹速干消毒剂或快速手消）。（3分） 被检者的准备 向被检者告知检查目的和需要注意的事项。（3分） 检查过程中注意保护被检者隐私。（3分）	15分	
体位	被检者仰卧位，充分暴露腹部。（7分） 检查者站在被检者右侧。（3分）	10分	
检查内容	将听诊器听件置于两侧上腹部（肾动脉听诊区）（10分）、脐部上部（腹主动脉听诊区）（10分）、两侧下腹部（髂动脉听诊区）（10分）。 听有无血管杂音。（5分） 每部位至少听诊30秒（5分）。	40分	
检查后整理	体检结束后告知被检者检查结果（是否正常），协助被检者整理衣物，感谢被检者配合。（3分） 快速手消。（2分）	5分	
汇报结果	报告，该被检者腹部未闻及血管杂音。（10分）	10分	
提问	腹部可闻及血管杂音有什么临床意义？（20分） 多提示腹腔内血管存在狭窄、异常扩张等病理状态。	20分	
总分		100分	

考官签名：＿＿＿＿＿＿＿＿

附录（检查脚本）：

腹部血管杂音听诊

各位考官好，现光线充足、室温适宜，我已规范着装、戴好口罩帽子，可进行检查。

快速手消，暖手。

站在被检者右侧。

您好，由于病情需要，我现在对您做一个腹部血管杂音的检查，请您配合我。

血管杂音

拉上床帘，保护被检者隐私。

请您排空膀胱后，低枕平卧。双手置于身体的两侧，充分暴露腹部。放松腹部，张口做缓慢腹式呼吸。

上腹两侧听诊肾动脉，未闻及杂音；脐上听诊腹主动脉，未闻及杂音；下腹两侧听诊髂动脉，未闻及杂音。

您的检查结果是正常的，谢谢您的配合。您请休息。

拉开床帘，快速手消。

报告，该被检者腹部血管未闻及杂音，这是正常结果。操作完毕。

三、课后练习

（一）名词解释

1.海蛇头

2.妊娠纹

3.移动性浊音

4.液波震颤

5.振水音

（二）填空题

1.腹部检查一般先从 _____ 开始，循逆时针方向，由 _____ 而 _____，先 _____ 后 _____，由 _____ 入 _____，如考虑有病变部位，应从 _____ 开始，逐渐移向 _____。

2.腹膜刺激征主要包括 _____，_____ 和 _____，是 _____ 的可靠体征。

3.正常肝上界位于 _____。

（三）简答题

1.简述腹部的两种不同分区方法。

2.简述脾脏肿大的测量法。

第六节　脊柱、四肢、肛门检查

【实训目的】

1.培养具有医者仁心的职业素养。

2.掌握脊柱、四肢、肛门检查的内容和注意事项。

3.能够熟练进行脊柱、四肢、肛门检查并对结果进行正确判读。

【实训内容】

一、脊柱、四肢、肛门检查思维导图

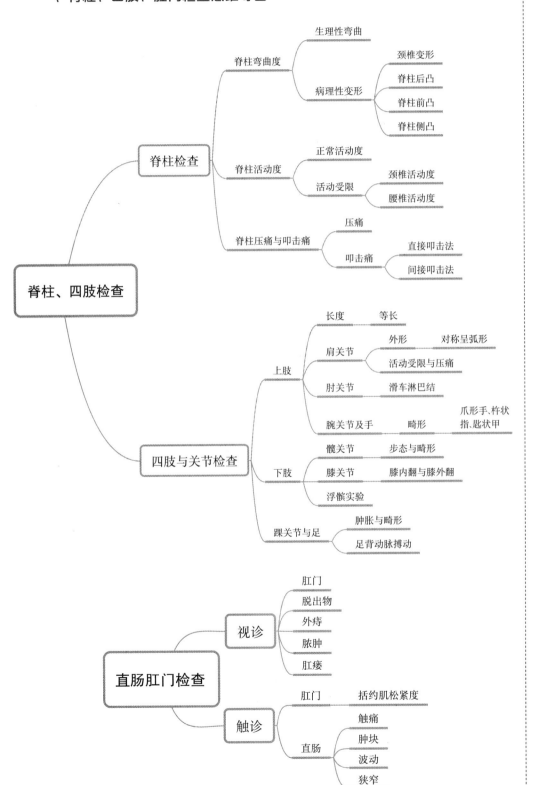

二、脊柱、四肢、肛门检查单项考核

体格检查评分标准——脊柱检查（100分）

班级＿＿＿＿＿＿＿＿＿　　学号＿＿＿＿＿＿＿＿＿　　姓名＿＿＿＿＿＿＿＿＿

脊柱检查

项目	体检内容	分值	得分
职业素养	仪表端庄，服装整洁，指甲修剪。（1分） 光线充足，室温及手温适宜。（1分） 体检前向被检者告知检查目的和需要注意的事项。（1分） 与被检者沟通时态度和蔼，体检认真细致。（1分） 体检中动作轻柔，能体现爱护被检者的意识，有体现关爱被检者的动作。（2分） 检查过程中注意保护患者隐私。（1分） 检查前后快速手消。（2分）	9分	
体位	受检者取坐位或站立位。（2分） 检查者站于被检者后面。（1分）	3分	
检查内容	**脊柱弯曲度** 观察脊柱生理弯曲是否存在。（5分） 有无脊柱侧弯、病理性前凸和后凸畸形。（5分）	10分	
	脊柱活动度 1. 颈椎活动度检查 检查者双手固定被检者双肩。（5分） 嘱被检者作颈部前屈、后伸、左右侧屈、左右旋转运动。（8分） 观察被检者颈椎活动度。（2分） 2. 腰椎活动度检查 检查者双手固定被检者骨盆。（5分） 嘱被检者作腰部前屈、后伸、左右侧屈、左右旋转运动。（8分） 观察被检者腰椎活动度。（2分）	30分	
	脊柱压痛、叩击痛 1. 脊柱压痛检查 用拇指或示指指腹从枕骨粗隆开始自上而下依次按压颈椎棘突。（5分） 用拇指或示指指腹自上而下依次按压胸椎棘突。（5分） 用拇指或示指指腹自上而下依次按压腰骶椎棘突。（5分） 用拇指或示指指腹自上而下依次按压椎旁肌肉。（5分） 发现压痛点时需重复检查确认。（5分） 2. 脊柱叩击痛检查（二选一） 直接叩击法：检查者以叩诊锤或单一指端依次垂直叩击各个脊椎棘突，多用于检查胸椎与腰椎，从C7开始到骶椎结束。（5分）	35分	

续表

项目	体检内容	分值	得分
检查内容	间接叩击法：嘱被检者取坐位，检查者将左手掌面置于被检者头部，右手半握拳以小鱼际肌部位叩击左手背，了解被检者脊柱各部位有无疼痛。（5分）		
检查后整理	体检结束后告知被检者查结果（是否正常），协助患者整理衣物，感谢患者配合。（2分） 快速手消。（2分）	4分	
汇报结果	报告，检查完毕。（1分） 被检者有/无脊柱侧弯、病理性前凸和后凸畸形，颈、腰椎活动度正常/不正常，有/无脊柱压痛叩击痛。（3分）	4分	
提问	脊柱后凸多发生于哪一段脊柱？（5分） 胸段。	5分	
总分		100分	

考官签名：_____

附录（检查脚本）：

脊柱检查

各位考官好，现光线充足、室温适宜，我已规范着装、戴好口罩帽子，可进行检查。

快速手消，暖手。

您好。由于病情需要，我需要给您做脊柱检查，请您配合。

拉上床帘，保护被检者隐私。

您请坐，脱掉上衣。

站在被检者后方。

视诊：大拇指指腹轻压棘突，自上而下（观察划痕），脊柱无侧弯。

该被检者脊柱生理弯曲存在，无病理性前凸、后凸。

触诊：压痛：用大拇指指腹，从枕骨粗隆开始自上至下按压脊柱棘突和椎旁肌肉。

请问疼吗？（重复询问）

若疼痛，需重复检查。

叩诊：

直接叩诊：用中指或叩诊锤依次轻叩脊柱棘突。请问疼吗？（重复询问）

或：

间接叩诊：左手掌面置于被检者头顶部，右手半握拳小鱼际叩击左手背，请问疼吗？

活动度检查：

颈椎活动度：双手固定双肩，请您前屈、后伸，左侧屈、右侧屈，左旋转，右旋转。

腰椎活动度：双手固定骨盆，请您前屈、后伸，左侧屈、右侧屈，左旋转，右旋转。

您好，您的脊柱检查正常，谢谢您的配合。请您休息（同时为被检者整理衣物）。

拉开床帘。快速手消。

报告，该被检者脊柱生理弯曲存在，无病理性前凸、后凸，无侧弯。无压痛，无叩击痛。颈椎和腰椎活动度正常。操作完毕。

体格检查评分标准——四肢、关节检查（100分）

班级_____ 学号_____ 姓名_____

项目	体检内容	分值	得分
职业素养	仪表端庄，服装整洁，指甲修剪。（1分） 光线充足，室温及手温适宜。（1分） 体检前向被检者告知检查目的和需要注意的事项。（1分） 与被检者沟通时态度和蔼，体检认真细致。（1分） 体检中动作轻柔，能体现爱护被检者的意识，有体现关爱被检者的动作。（2分） 检查过程中注意保护被检者隐私。（1分） 检查前后快速手消。（2分）	9分	
体位	受检者取坐位、站立位或仰卧位。（2分） 检查者站于被检者前面或右侧。（1分）	3分	
检查内容	上肢检查 1. 长度 嘱被检者双上肢向前手掌并拢比较其长度。（3分） 2. 肩关节 观察外形有无改变。（3分） 嘱被检者做自主运动，观察有无活动受限，或检查者固定肩胛骨，另一手持前臂进行多个方向的运动。（3分） 检查肩关节是否存在压痛点。（3分） 3. 肘关节 观察关节形态，嘱被检者伸直两上肢，手掌向前，左右对比。（3分） 嘱被检者做屈、伸、旋前及旋后运动。（3分） 触诊皮肤温度，有无肿块，肱动脉搏动及滑车上淋巴结。（3分） 4. 腕关节及手 观察手的功能位及自然休息姿势。（3分） 检查腕关节及手指关节是否有局部肿胀、隆起及畸形。（3分）	27分	
	下肢检查 1. 长度 充分暴露臀、大腿、膝、小腿、踝和足，观察双下肢长度是否一致，外形是否对称，有无静脉曲张和肿胀。（3分） 2. 髋关节 嘱被检者走路，观察步态是否正常。（3分） 被检者仰卧位，双下肢伸直，腰部放松，腰椎放平贴于床面，观察是否有畸形。（3分）	30分	

续表

项目	体检内容	分值	得分
	3. 膝关节 嘱被检者暴露膝关节，观察有无膝外翻、膝内翻及膝反张。（3分） 检查膝关节有无压痛及肿块。（3分）、检查者一手置于膝部前方，另一手握住被检者小腿做膝关节伸屈动作，检查是否有摩擦感。（3分） 4. 浮髌试验 被检者取平卧位，下肢伸直放松，膝伸直。（2分） 检查者左手拇指和其余手指分别固定被检者膝关节上方两侧。（3分） 检查者右手拇指和其余手指分别固定在被检者膝关节下方两侧，以右手示指按压髌骨，了解髌骨有无浮动感。（5分） 若有浮动感，则为浮髌试验阳性。（2分）		
	踝关节与足检查 观察是否有肿胀、局限性隆起及畸形。（5分） 检查是否有局部压痛。（5分） 检查跟腱张力、足底内侧跖筋膜有无挛缩以及足背动脉搏动情况。（5分） 活动度：嘱被检者自主活动或由检查者做被动活动，观察活动范围。（5分）	20分	
检查后整理	体检结束后告知被检者检查结果（是否正常），协助被检者整理衣物，感谢被检者配合。（2分） 快速手消。（2分）	4分	
汇报结果	报告，检查完毕。（1分） 被检者双侧肢体对称、长度一致；关节无红肿畸形，活动度正常。（1分）	2分	
提问	浮髌试验阳性提示什么？（5分） 浮髌试验阳性提示中等量以上关节积液。	5分	
总分		100分	

考官签名：_____

附录（检查脚本）：

四肢、关节检查

手和腕关节视诊检查

各位考官好，现光线充足、室温适宜，我已规范着装、戴好口罩帽子，可进行检查。

快速手消，暖手。

站在被检者前方。

您好，由于病情需要，我需要给您做手和腕关节检查，请您配合。

您请坐，请您伸出双手，自然放松。

手和腕关节
视诊检查

观察双手，无红肿、无皮肤破损、无皮下出血、无肌萎缩。

双手指末端无发绀、苍白、无杵状指、无反甲。

双手指关节及腕关节无肿胀、畸形，无活动受限。

您好，您的手和腕关节视诊检查正常，谢谢您的配合。请您休息。（同时为被检者整理衣物）。

快速手消。

报告，该被检者手和腕关节视诊正常。操作完毕。

小腿和膝关节检查

小腿和膝关节检查

各位考官好，现光线充足、室温适宜，我已规范着装、戴好口罩帽子，可进行检查。

快速手消，暖手。

您好，由于病情需要，我需要给您做小腿和膝关节检查，请您配合。

拉上床帘，保护被检者隐私。

站在被检者右侧。

请您平躺，充分暴露小腿，自然放松。

视诊：双侧小腿对称，无皮损或溃烂，无皮下出血，无肿胀，无静脉曲张。

双膝关节无畸形、肿胀。

触诊：按压胫前皮肤，无凹陷性水肿。（对比检查）

按压膝关节，请问疼吗?（对比检查）

该被检者双侧膝关节无压痛，无包块。

浮髌试验：左手固定在膝关节上方，右手固定在膝关节下方，以一手示指按压髌骨，了解有无髌骨浮动感，若髌骨有浮动感，则为浮髌试验阳性。

该被检者浮髌试验阴性。

膝关节活动度检查：屈曲膝关节，大腿后部与小腿后部相贴，同法检查对侧。

该被检者膝关节活动度正常。

您好，您的小腿和膝关节检查正常，谢谢您的配合。请您休息。（同时为被检者整理衣物）

拉开床帘，快速手消。

报告，该被检者小腿和膝关节检查正常。操作完毕。

体格检查评分标准——直肠肛门检查（100分）

班级_____　　学号_____　　姓名_____

项目	体检内容	分值	得分
职业素养	仪表端庄，服装整洁，指甲修剪。（1分） 光线充足，室温及手温适宜。（1分） 体与被检者沟通时态度和蔼，体检认真细致。（2分） 体检中动作轻柔，能体现爱护被检者的意识，有体现关爱被检者的动作。（2分）	16分	

续表

项目	体检内容	分值	得分
	体检前向被检者告知检查目的，关好门窗，不相干人员请出房间。（4分） 屏风遮挡，保护患者隐私，对女性患者进行直肠肛门检查时，应有女性医务人员伴同。（4分） 检查前后快速手消。（2分）		
体位	被检者取左侧卧位、（胸）膝位或截石位。（3分） 取左侧卧位时或胸膝位时，操作者站在被检者右侧或后面；取截石位时，操作者站在被检者前面。（2分）	5分	
检查内容	操作者戴手套或指套。（5分） 视诊：用两手拇指轻轻分开患者的臀部（3分），观察肛门及周围有无脱出物，外痔、瘘口、脓肿、肛裂等。（8分） 涂以润滑剂。（2分） 以右手示指轻按摩肛门边缘。（3分） 嘱被检者深呼吸，使肛门括约肌松弛（4分），然后用示指轻柔地插入肛门、直肠内触诊。（5分） 先试验肛门括约肌的松紧度。（5分） 然后对肛管直肠四周依次进行检查（5分），应注意肠壁周围有无触痛、肿块、波动、狭窄等。（5分） 在直肠前壁，男性可扪及前列腺，女性可触及子宫颈。（6分） 手指抽出时，观察手套上有无血液、黏液。（5分）	56分	
检查后整理	被检者处理："感谢您的配合，检查已经结束，您好好休息！"（2分） 整理好衣服，盖好被子，告诉患者检查结果（注意保护性医疗制度）。（5分） 物品处理：用过的检查手套按照垃圾分类放入相应容器内，石蜡油放回原处（3分）快速手消。（2分）	12分	
汇报结果	报告，检查完毕。（1分） 肛周和直肠周壁无触痛、肿块和狭窄，手套或指套上无分泌物及血迹等。（5分）	6分	
提问	直肠指诊触痛伴有波动感常见于什么情况？（5分） 见于肛门直肠周围脓肿。	5分	
总分		100分	

考官签名：_____

附录（检查脚本）：

直肠、肛门检查

肛门检查

各位考官好，现光线充足、室温适宜，我已规范着装、戴好口罩帽子，可进行检查。洗手，暖手。

您好，由于病情需要，我对您做个肛门指诊的检查。

拉上床帘。

请您跪在床上，双肘着床。

站在被检者右侧。

视诊：

两手拇指轻轻分开臀部。

肛门及周围皮肤无发红，无溃疡，无脓肿，无分泌物。

指诊：

戴手套，涂润滑剂。

请您深呼吸。

示指轻轻按摩肛门边缘，待肛门括约肌松弛，然后轻柔地插入。肛周和直肠周壁无触痛，无肿块，无狭窄，指套上无分泌物，无血迹。

您的检查结果正常的。谢谢您的配合。

用过的检查手套按照垃圾分类放入相应容器内，石蜡油放回原处。（帮被检者整理衣物）

拉开床帘。快速手消。

报告，该被检者肛门指诊检查未见异常。操作完毕。

三、课后练习

（一）名词解释

1. 匙状甲

2. 膝外翻

3. 爪形手

4. 杵状指（趾）

（二）填空题

1. 脊柱叩击痛的检查方法有 _____ 和 _____。

2. 脊柱病理性变形包括 _____、_____ 和 _____。

3. 根据脊柱侧凸的性状，可将其分为 _____ 和 _____。

4. 梭形关节表现为指间关节 _____ 和 _____，呈梭状畸形。

5. 一侧肢体肌肉萎缩常见于 _____、_____ 和 _____。

6. 直肠肛门检查的体位有 _____、_____、_____、_____ 等。

7. 直肠肛门检查的步骤是 _____、_____、_____。

8. 直肠指诊是 _____ 癌的首选检查。

9. _____ 者忌做直肠指诊。

（三）简答题

1. 简述马蹄足的形态及常见于什么病症。

2. 直肠肛门检查的适应证是什么？

3. 直肠指诊的步骤是什么？

4. 直肠指诊异常见于哪些情况？

第七节 神经系统检查

【实训目的】

1. 培养具有医者仁心的职业素养。

2. 掌握神经系统检查的内容和注意事项。

3. 能够熟练进行神经系统检查并对结果进行正确判读。

【实训内容】

一、神经系统检查思维导图

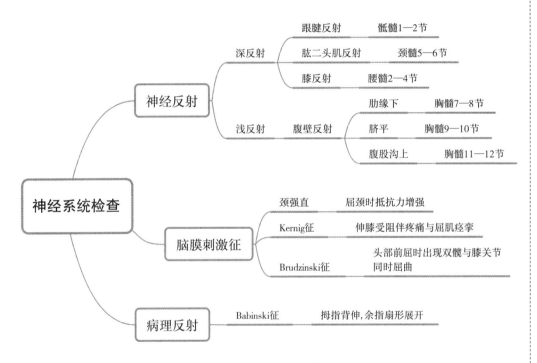

二、神经系统检查单项考核

体格检查评分标准——神经反射检查（100分）

班级_____ 学号_____ 姓名_____

项目	体检内容	分值	得分
职业素养	仪表端庄，服装整洁，指甲修剪。（1分） 光线充足，室温及手温适宜。（1分） 体检前向被检者告知检查目的和需要注意的事项。（1分）	9分	

续表

项目	体检内容	分值	得分
	与被检者沟通时态度和蔼，体检认真细致。（1分） 体检中动作轻柔，能体现爱护被检者的意识，有体现关爱被检者的动作。（2分） 检查过程中注意保护患者隐私。（1分） 检查前快速手消。（2分）		
体位	受检者取坐位、站立位或者仰卧位。（2分） 检查者站于被检者右侧。（1分）	3分	
检查内容	**深反射** 1.肱二头肌反射 被检者站位或坐位，前臂屈曲90°。（2分） 检查者以左拇指置于被检者肘部肱二头肌腱上，然后右手持叩诊锤叩左拇指指甲。（5分） 引出肱二头肌收缩、前臂屈曲动作。（5分） 需检查双侧，若只检查一侧扣5分。 报告检查结果：双侧肱二头肌反射对称引出（3分）。 2.膝反射 坐位检查时，被检者坐于床边，小腿完全松弛下垂不着地，膝关节自然屈曲成90°左右，（仰卧位检查时，检查者以左手托起其膝关节使之屈曲120°～130°）。（8分） 右手持叩诊锤叩膝盖髌骨下方股四头肌腱，可引出股四头肌收缩、小腿伸展（8分）需检查双侧，若只检查一侧扣5分。 报告检查结果：双侧膝反射对称引出（3分）。 3.跟腱反射 被检者取仰卧位，下肢外展，屈髋，屈膝，检查者站在被检者右侧。（5分） 检查者左手推压被检者足部，使其踝关节背屈成直角，右手持叩诊锤叩击跟腱，被检者腓肠肌收缩，足向跖面屈曲。（8分） 需检查双侧，若只检查一侧扣5分。 报告检查结果：双侧跟腱反射对称引出（3分）。	50分	
	浅反射 腹壁反射检查： 被检者取仰卧位，双上肢自然伸直置于躯干两旁，双下肢屈曲，放松腹部，检查者站在被检者右侧。（5分） 检查者用钝头竹签分别沿被检者左右两侧肋缘下、脐水平及腹股沟上方的平行方向。（5分） 由外向内轻划腹壁皮肤，分别称为上、中、下腹壁反射。（5分） 两侧对比进行检查（5分）。 报告检查结果：腹壁反射是否存在。正常反应是局部腹肌收缩。（5分）	25分	

腹壁反射检查

续表

项目	体检内容	分值	得分
检查后整理	体检结束后告知被检者检查结果（是否正常），协助患者整理衣物，感谢被检者配合。（2分） 快速手消。（2分）	4分	
汇报结果	报告，检查完毕。（1分） 被检者浅反射存在，深反射可对称引出，检查结果正常。（3分）	4分	
提问	上、中、下腹壁反射中枢位于什么地方？（5分） 上、中、下腹壁反射中枢分别位于T7-8、T9-10、T11-12。	5分	
总分		100分	

考官签名：＿＿＿＿＿＿＿

附录（检查脚本）：

<h3 style="text-align:center">神经反射检查</h3>

肱二头肌反射

各位考官好，现光线充足、室温适宜，我已规范着装、戴好口罩帽子，可进行检查。

快速手消，暖手。

您好！由于病情需要，我给您做个肱二头肌反射检查。您请坐。

站在被检者前方。

现在需要暴露一下您的上肢，请您前臂屈曲，放在我的手上。来，放松，很好，请您保持。

左手拇指置于被检者肱二头肌腱上，右手持叩诊锤叩击左拇指指甲。

正常反应是肱二头肌收缩，前臂快速屈曲。

同法检查对侧。

您的肱二头肌反射正常，谢谢您的配合。请您休息。（同时为被检者整理衣物）

快速手消。

报告，该被检者双侧肱二头肌反射正常。操作完毕。

肱二头肌反射

膝反射

各位考官好，现光线充足、室温适宜，我已规范着装、戴好口罩帽子，可进行检查。

快速手消，暖手。

您好，由于病情需要，我需要给您做个膝反射检查。请您配合。

您请坐，小腿自然下垂，与大腿形成直角。

站着被检者右侧。

左手置于被检者腘窝处，轻轻托起膝关节，来，放松，很好，请您保持。

右手持叩诊锤叩击膝盖髌骨下方股四头肌肌腱。

正常反应为小腿伸展。

膝反射

同法检查对侧。

您的膝反射正常，谢谢您的配合。请您休息。（同时为被检者整理衣物）

快速手消。

报告，该被检者双侧膝反射正常。操作完毕。

跟腱反射

各位考官好，现光线充足、室温适宜，我已规范着装、戴好口罩帽子，可以操作。

快速手消，暖手。

您好，根据您的病情，我需要给您做一个跟腱反射的检查。

站在被检者右侧。

请您平躺，双手置于身体两侧，髋关节和膝关节屈曲，下肢外展外旋。

左手将被检者足部背屈成直角，右手持叩诊锤叩击跟腱。

正常反应为腓肠肌收缩，足向跖面屈曲。

同法检查对侧。

您的跟腱反射正常，谢谢您的配合。请您休息。

快速手消。

报告，该被检者双侧跟腱反射正常。操作完毕。

腹壁反射

各位考官好，现光线充足、气温适宜，我已规范着装、戴好口罩帽子，可进行检查。

快速手消，暖手。

您好，根据您病情，我需要给您做一个腹壁反射检查，拉上床帘，保护被检者隐私。

站在被检者右侧。

请您平躺，双手置于身体两侧，下肢屈曲，现在需要暴露一下您的腹部，放松，很好，请您保持。

右手持钝头棉签，由外向内轻滑腹壁皮肤，沿肋缘下，平脐，平行腹股沟上方。

两侧均需检查。

正常反应为局部腹肌收缩。您的腹壁反射正常，谢谢您的配合。请您休息。（同时为被检者整理衣物）

拉开床帘，快速手消。

报告，该被检者腹壁反射正常。操作完毕。

体格检查评分标准——脑膜刺激征与病理反射检查（100分）

班级_____ 学号_____ 姓名_____

项目	体检内容	分值	得分
职业素养	仪表端庄，服装整洁，指甲修剪。（1分） 光线充足，室温及手温适宜。（1分）	9分	

项目	体检内容	分值	得分
职业素养	体检前向被检者告知检查目的和需要注意的事项。（1分） 与被检者沟通时态度和蔼，体检认真细致。（1分） 体检中动作轻柔，能体现爱护被检者的意识，有体现关爱被检者的动作。（2分） 检查过程中注意保护患者隐私。（1分） 检查前快速手消。（2分）		
体位	被检者取仰卧位，双上肢自然伸直置于躯干两旁，双下肢自然伸直，嘱被检者放松。（2分） 检查者站于被检者右侧。（1分）	3分	
检查内容	脑膜刺激征 1. 颈强直 检查者左手置于被检查枕部，托扶并轻轻转动被检者头部。（3分） 通过观察或感觉被动运动时的阻力和询问有无疼痛，以了解被检者是否有颈部肌肉或椎体病变。（5分） 右手置于被检者胸前，左手托扶枕部并做屈颈动作，体会被检者颈部有无抵抗感及其程度。（5分） 口述表现：如被动屈颈时感觉抵抗力增强，即为颈部阻力增高或颈强直（4分）。 2. Kernig 征 检查者左手托起并固定被检者一侧膝关节。（2分） 右手托持被检者同侧足跟部，屈曲髋、膝关节使之均呈直角。（3分） 逐渐抬高被检者小腿，正常人膝关节可伸至135°以上。（5分） 同样方法检查对侧反射（5分）。 口述表现：如被检者伸膝受阻伴有疼痛或下肢屈肌牵拉痉挛为阳性。（4分） 3. Brudzinski 征 检查者右手轻按被检者胸前，左手托持被检者枕部并做屈颈动作。（5分） 观察被检者髋膝关节有无屈曲动作。（5分） 口述表现：如颈部前屈时，双髋和膝关节同时屈曲则为阳性。（4分）	50分	
	病理反射 Babinski 征： 检查者左手扶持被检者踝关节。（5分） 右手用钝针或棉签等钝性器具沿足底外侧缘由后向前划至小趾掌关节处转向拇趾侧。（10分） 同样方法检查对侧。（5分） 口述表现：正常表现为足趾向跖面屈曲，阳性表现为拇趾背伸，其余四趾向背部呈扇形展开。（5分）	25分	

续表

项目	体检内容	分值	得分
检查后整理	体检结束后告知被检者检查结果（是否正常），协助患者整理衣物，感谢患者配合。（2分） 快速手消。（2分）	4分	
汇报结果	报告，检查完毕。（1分） 被检者病理反射未引出，脑膜刺激征为阴性，检查结果正常。（3分）	4分	
提问	脑膜刺激征常见于哪些情况？（5分） 常见于脑膜炎、蛛网膜下腔出血和颅内压增高等。	5分	
总分		100分	

考官签名：_____

附录（检查脚本）：

脑膜刺激征与病理反射检查

脑膜刺激征

各位考官好，现光线充足、室温适宜，我已规范着装、戴好口罩帽子，可进行检查。

快速手消，暖手。

您好，根据您的病情，我需要给您做一个脑膜刺激征的检查。

拉上床帘，保护患者隐私。

站在被检者右侧。

请您去枕平卧，双手置于身体两侧。

颈强直：右手轻按被检者胸前，左手置于枕部，然后轻轻转动其头部，观察并感觉被动运动时有无阻力，并询问是否疼痛，请问疼吗？（排除颈椎和颈部肌肉局部病变）

左手置于被检者枕部，并做屈颈动作。体会颈部有无抵抗感及其程度。

若抵抗力增强，在排除颈椎和颈部肌肉局部病变后，则提示颈强直。

Brudzinski 征：右手轻按被检者胸前，左手置于枕部，并做屈颈动作，观察髋关节、膝关节有无屈曲动作，若双侧髋关节和膝关节屈曲则提示布氏征阳性。

Kernig 征：左手托起并固定被检者膝关节，右手托其足跟部，使大腿和床面垂直，小腿和大腿垂直，抬高小腿，大于135°，同法检查对侧，若伸膝受阻并伴有疼痛，则克氏征阳性。

您的检查结果正常，谢谢您的配合。请您休息。（同时为被检者整理衣物）

拉开床帘，快速手消。

报告，该被检者脑膜刺激征阴性，这是正常结果。操作完毕。

巴宾斯基征

各位考官好，现光线充足、室温适宜，我已规范着装，戴好口罩帽子，可进行检查。

巴宾斯基征检查

快速手消，暖手。

您好，由于病情需要，我需要给您做一个巴宾斯基征检查。

拉上床帘，保护患者隐私。

站在被检者右侧。

左手固定被检者脚踝。

右手持钝头棉签沿足底外侧缘，由后向前划至近小趾根部，再转向划至拇趾下方。

同法检查对侧。

若拇趾背伸，其余脚趾呈扇形展开，则为阳性。

您的检查结果正常，谢谢您的配合。请您休息。

拉开床帘。快速手消。

报告，该被检者巴宾斯基征阴性，这是正常结果。操作完毕。

三、课后练习

（一）名词解释

1. 病理反射

2. Hoffmann 征

（二）填空题

1. 浅反射包括 _____、_____、_____、_____、_____。

2. 脑膜刺激征包括 _____、_____、_____。

3. 常见的阵挛包括 _____ 和 _____。

（三）简答题

简述髌阵挛的阳性反应及其临床意义。

第二章 内科常用诊疗操作技能

第一节 胸腔穿刺术

【实训目的】

1. 掌握胸腔穿刺术适应证、禁忌证。
2. 掌握胸腔穿刺术方法。
3. 掌握注意事项。

【实训内容】

一、胸腔穿刺术思维导图

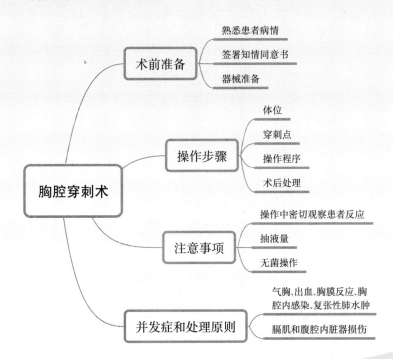

二、胸腔穿刺术单项考核

体格检查评分标准——胸腔穿刺术（100分）

班级＿＿＿＿＿＿＿＿　　　学号＿＿＿＿＿＿　　　姓名＿＿＿＿＿＿＿

临床情境：患者左侧胸腔大量积液，需进行诊断性穿刺。

项目	评价内容	评价要点	分值	得分
术前准备	医患沟通	操作前签署同意书（口述）。（2分） 向患者解释操作情况并取得合作。（2分） 嘱患者穿刺前排便排尿，穿刺中避免咳嗽，以免影响穿刺或造成损伤。（3分）	7分	
	术者准备	戴帽子口罩，检查用物是否齐全。（3分） 7步洗手法（边演示边口述）。（2分） 穿刺前叩诊患者胸部，确定积液部位、范围。（3分）	8分	
	患者准备	根据病情，安排适当的体位，如嘱患者取坐位面向椅背，两前臂置于椅背，额部贴于前臂。（3分） 重症患者可取半坐卧位，患侧前臂上举置于枕部。（口述）。（2分）	5分	
胸腔穿刺术	穿刺点选择	胸腔穿刺抽液：胸部叩诊实音最明显部位，常选择肩胛下角线7~8肋间，穿刺点选择下一肋上缘进针。（4分） 包裹性胸腔积液、气胸抽气减压可选择其他部位进行穿刺。（口述）（2分）	6分	
	打开穿刺包，术者戴无菌手套	检查穿刺包包装是否完整、有效日期情况；戴无菌手套；检查物品是否齐全、检查穿刺针是否通畅、接头是否闭合良好。（4分）	4分	
	消毒	术者左手持镊子，夹持碘伏棉球水平交至右手的镊子中，以穿刺点为中心自内向外顺时针方向消毒局部皮肤3遍（每一圈压上一圈1/3），直径大约15 cm。（6分） 消毒后的棉球、镊子置于消毒碗内。（4分）	10分	
	麻醉	铺无菌洞巾。（2分） 术者与助手核对麻药无误。（3分） 用5 mL注射器抽取2%利多卡因3 mL，在下一肋上缘的穿刺点自皮肤向胸膜壁层逐层进行局部浸润麻醉。（3分） 注药前注意回抽，观察有无气体、血液、胸腔积液，方可推注麻醉药。（3分） 回抽有积液后拔针。（2分）	13分	

续表

项目	评价内容	评价要点	分值	得分
胸腔穿刺术	穿刺	术者检查穿刺针，用密闭器夹闭针尾胶管。（2分） 术者左手示指与中指固定穿刺点皮肤，右手持针在穿刺点缓缓刺入，当针体抵抗感突然消失时，表示已穿入胸腔，接上50 mL注射器，松开密闭器抽液。 指示助手用止血钳协助固定穿刺针。（12分） 将抽取的液体（≥50 mL即可）注入盛液容器中。（2分） 如需化验或培养，用无菌试管接标本；抽液毕如需注药，则将药物经穿刺针注入。（口述）（1分） 抽液毕，拔出穿刺针。（3分） 用无菌纱布覆盖，胶布固定。嘱患者卧床休息30分钟以上。（3分）	23分	
	结束后处理	整理器物。（3分） 术中如有头晕、恶心、心悸、气促、脉快、面色苍白、晕厥、休克等应立即终止放液，并予对症治疗；胸腔放液不宜过快、过多（口述）。（2分） 观察术后反应，测量生命体征，详细记录操作过程，标本及时送检（口述）。（2分） 报告操作完毕（计时结束）。（2分）	9分	
综合评价	规范熟练	程序正确。（2分） 操作规范，动作熟练。（2分） 注意保护被检者。（2分） 用物准备齐全。（2分）	8分	
	医患沟通	操作前充分沟通。（1分） 操作中关爱被检者。（2分） 结束时帮助被检者整理衣物。（2分）	5分	
	操作时间	不超时。（2分）	2分	
总分			100分	

考官签名：_____

胸腔穿刺术实训报告

被检者姓名 _____ 性别 _____ 年龄 _____ 检查日期 _____

1. 穿刺部位：_____。

2. 抽出液体颜色：_____，性质：_____，量：_____。

3. 术中患者一般情况：_____。

4. 术后患者一般情况：_____，生命体征：_____。

签名 _____

附录（检查脚本）：

胸膜腔穿刺术

胸膜腔穿刺术

各位考官好，现光线充足、气温适宜，我已规范着装、戴好口罩帽子，可以进行操作。

已签知情同意书，患者生命体征正常，无麻醉药过敏史。

快速手消。

您好，结合您的病情，我们要给您做胸腔穿刺术，抽出胸液检查。在手术过程中，您需要配合我的是：术前排便排尿，术中需要保持体位、避免咳嗽讲话以及深呼吸，以免影响穿刺或造成损伤；如有心悸、头晕、气促等任何不适，请举手示意我。我们马上开始操作。

戴帽子、口罩，检查物品齐全，穿刺包无破损，无漏气，灭菌合格，在有效期内可以使用，2% 利多卡因无沉淀、无浑浊，在有效期内可以使用。

请展示您的住院手腕带。

拉上床帘，保护患者隐私。

七步洗手法。（边演示边口述）

叩诊再次确定病变部位、评估积液量。（边走到病床前边口述）

我给您检查一下。叩诊右锁骨上窝（清音），沿右锁骨中线，第 1 肋间（清音）、第 2 肋间（清音）、第 3 肋间（清音）、第 4 肋间（清音）、第 5 肋间（浊音）；叩诊左锁骨上窝（清音），沿左锁骨中线第 1 肋间（清音）、第 2 肋间（浊音）、第 3 肋间（浊音）、第 4 肋间（浊音）、第 5 肋间（浊音）【动作】。

（口述）经检查，患者胸腔积液位于左侧，约 1 000 mL。

协助患者取正确体位。

我们即将进行手术，现在请您坐到这边。请面向椅背而坐，两前臂置于椅背上，额部贴在前臂上。像我这样，对，很好，请您保持。（口述 + 动作）

穿刺点选择胸背部叩诊实音最明显部位，常选择肩胛下角线第 7—8 肋间，必要时可选腋中线第 6—7 肋间、腋后线第 7 肋间或腋前线第五肋间。（口述）

叩诊患者左肩胛下角线第 7—9 肋间（浊音），该患者穿刺点位于左肩胛下角线第 7—8 肋上缘。标注穿刺点。（口述 + 动作）

快速手消。（口述）

打开穿刺包，戴手套。（动作）

检查物品齐全，穿刺针通畅无漏气，接头闭合良好，常规消毒皮肤，（现在正在给您消毒，有一点凉）以穿刺点为中心自内向外顺时针方向环形扩展 15 cm 以上，消毒时下一圈压上一圈 1/3，消毒局部皮肤三遍。第二遍消毒范围略小于第一遍。第三遍消毒范围略小于第二遍。

请助手准备胶布协助固定。铺无菌洞巾，中心对准穿刺点，请助手以胶布固定于患者衣服上。

请助手协助核对 2% 利多卡因。无沉淀，无浑浊，在有效期内可以使用，开启。抽取 2% 利多卡因 2 mL，助手留存麻药瓶以备核查。

（左手拿纱布）在穿刺点皮下斜行进针，注射形成一个皮丘，然后针尖垂直于皮肤表面，沿下一肋骨上缘穿刺点自皮肤向胸膜壁层逐层进行浸润麻醉。注药前注意回抽观察，有无气体血液胸腔积液，无上述情况，方可推注麻药，回抽有积液后拔针，注药部位稍按压。

取穿刺针，夹闭胶管（口述、动作），左手示指与中指固定穿刺点皮肤，已夹闭穿刺针（口述）在穿刺点部位缓缓刺入。针体抵抗感消失，已进入胸腔。接 50 mL 注射器，松开夹闭器，抽液。

请助手用止血钳协助固定穿刺针。

抽取胸腔积液 50 mL（术中观察患者情况，如有面色苍白、呼吸急促、晕厥等情况，应立即终止操作，并予以对症支持治疗），注入试管中，注入盛液容器中。根据需要抽液完毕后可注入药物（口述）。

（请助手松开止血钳，放入方盘中）拔出穿刺针，稍按压（请助手取胶布协助固定敷料），局部消毒，无菌敷料覆盖，胶布固定。

您的穿刺手术结束了，感觉怎么样？好，谢谢您的配合，我扶您去床上平卧休息，请平卧休息 30 分钟。给您测下生命体征。您的生命体征正常。

整理、处理用物。

观察患者术后反应，如有头晕恶心、心悸气促、面色苍白、晕厥、血压下降等给予对症支持治疗。拉开床帘。快速手消。

详细记录操作过程，标本及时送检。

报告考官，操作完毕。

三、课后练习

（一）填空题

1. 穿刺部位过低可引起 _____ 以及 _____ 损伤。

2. 术后需患者 _____ 休息半小时，测量生命体征并观察有无病情变化。

3. 胸腔穿刺术禁忌证有 _____、_____、_____、_____、_____、_____。

（二）简答题

1.胸腔穿刺术并发症和处理原则有哪些？

2.胸腔穿刺术注意事项有哪些？

3.胸腔穿刺术适应证有哪些？

4.胸腔穿刺术需准备哪些器物？

第二节　腹腔穿刺术

【实训目的】

1.掌握腹腔穿刺术适应证、禁忌证。

2.掌握腹腔穿刺术方法。

3.掌握腹腔穿刺术注意事项。

【实训内容】

一、腹腔穿刺术思维导图

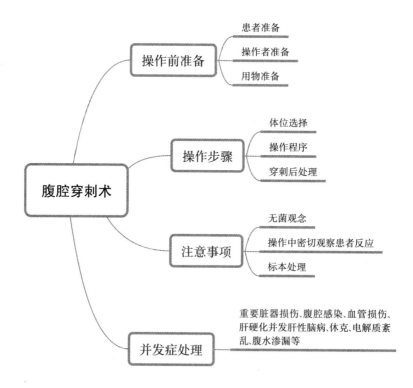

二、腹腔穿刺术单项考核

体格检查评分标准——腹腔穿刺术（100分）

班级_____　　　学号_____　　　姓名_____

项目	评价内容	评价要点	分值	得分
操作前准备（20分）	医患沟通	操作前签署同意书（口述）。（1分） 向患者解释操作情况并取得合作。（2分） 嘱患者穿刺前排便排尿。（2分）	5分	
	术者准备	仪表端庄，服装整洁，指甲修剪。（2分） 戴帽子、口罩，洗手（口述）。（3分）	5分	
	患者准备	患者仰卧位或侧卧位。	5分	
	定位	选择常用的穿刺点之一并在体表定位。 仰卧位：脐与左髂前上棘连线中、外1/3交点或者脐与耻骨联合连线中点上方1cm、偏左或偏右1.5cm处。（5分） 或 侧卧位：脐水平线与腋前或腋中线交点。（5分）	5分	
腹腔穿刺及操作过程（65分）	消毒、铺巾	常规消毒皮肤：以穿刺点为中心消毒2～3遍，消毒范围为直径15cm的区域。（5分） 戴无菌手套。（3分） 铺洞巾。（2分）	10分	
	局部麻醉	自皮肤至壁腹膜以2%利多卡因作局部浸润麻醉。	5分	
	穿刺	穿刺针橡皮管末端用血管钳夹闭，置于消毒盘中。（3分） 操作者左手固定穿刺部位皮肤，右手持穿刺针经麻醉处垂直刺入皮肤后，以45°～60°斜刺入皮下进1～2cm。（8分） 随后针尖垂直缓慢刺入腹膜层，此时针尖抵抗感消失，放开橡皮管末端的血管钳，见腹水流出。（8分） 助手用血管钳固定针头，操作者将橡皮管末端接引流袋或引流瓶，用输液夹调节放液速度。（8分） 术中应该随时询问患者有无头晕、恶心、心慌等症状，并且要密切观察患者呼吸、脉搏、面色等情况，如有异常，应该立即停止操作，并做适当处理。（8分）	35分	
	操作后处理	放液后，拔出穿刺针，按压穿刺点。（4分） 消毒穿刺点，覆盖无菌纱布，用胶布固定。（3分） 用多头腹带加压包扎腹部。（3分） 物品处理：物品按照医疗垃圾分类处理，可重复使用的物品清洗待消毒。（口述）（3分） 穿刺液体立即送检。（2分）	15分	

续表

项目	评价内容	评价要点	分值	得分
综合评价（15分）	规范熟练	程序正确。（2分） 操作规范，动作熟练。（2分） 注意保护患者。（2分） 用物准备齐全。（2分） 按时完成。（2分）	10分	
	医患沟通	操作前充分沟通。（1分） 操作中关爱患者。（2分） 结束时帮助患者整理衣物，告知患者相关注意事项。（2分）	5分	
	操作时间			
总分			100分	

考官签名：_____

附录（检查脚本）：

腹腔穿刺术

物品准备：

1. 腹腔穿刺包。

2. 常规消毒治疗盘 1 套：碘酒、乙醇、胶布、局部麻醉药（2% 利多卡因 10 mL）、无菌手套 2 副。

3. 其他物品：皮尺、多头腹带、盛腹腔积液容器、培养瓶。

各位考官好，现光线充足、室温适宜，我已规范着装、戴好口罩帽子，可进行操作。核对床尾卡。

您好，由于您病情需要，我们要给您做腹腔穿刺术，请签知情同意书。

测量生命体征。您的生命体征正常；测量体重、腹围。叩诊移动性浊音，确认有腹腔积液。

请您术前排便排尿，术中需要保持体位、避免咳嗽讲话以及深呼吸；如有心悸、头晕、气促等任何不适，请立即告诉我。现在您先准备一下，我们马上开始操作。

检查物品齐全，穿刺包无破损，无漏气，灭菌合格，在有效期内可以使用，2% 利多卡因无沉淀，无浑浊，在有效期内可以使用。

拉上床帘，保护患者隐私。

七步洗手法。（边演示边口述）

请半卧位，暴露腹部，背部铺好腹带。

常选于左下腹部脐与左髂前上棘连线中外 1/3 交点处。

穿刺部位常规消毒，消毒 2 次，范围为以穿刺点为中心直径 15 cm，第二次的消毒范围不超越第一次的范围。

铺洞巾。

自皮肤至腹膜壁层用 2% 利多卡因逐层作局部浸润麻醉。

左手固定穿刺处皮肤，右手持针经麻醉处逐步刺入腹壁，穿刺针先垂直，再斜行 45°，再垂直。针尖抵抗感突然消失，针尖已穿过腹膜壁层，抽取腹腔积液 50 mL，置消毒试管中以备检验用。放液 1 000 mL，结束放液。拔出穿刺针，常规消毒，盖上消毒纱布，多头绷带腹部包扎。如遇穿刺孔继续有腹腔积液渗漏时，可用蝶形胶布封闭。

您的操作已经结束，谢谢您的配合，感觉怎么样？帮患者整理衣物，请您平卧休息，如有不适，请按床铃。

我给您测一下生命体征。您的生命体征正常。

术后测量腹围。医疗垃圾分类处理。

拉开床帘。快速手消。

报告考官，该被检查者腹腔穿刺术。操作完毕。

腹腔穿刺术实训报告

被检者姓名 _____　性别 _____　年龄 _____　检查日期 _____

1. 穿刺部位：_____。

2. 抽出液体颜色：_____，性质：_____，量：_____。

3. 术中患者一般情况：_____。

4. 术后患者一般情况：_____，生命体征：_____。

签名 _____

三、课后练习

（一）填空题

1. 腹腔穿刺术前让患者排尿，排空膀胱的目的是避免穿刺时损伤 _____。

2. 肝硬化患者过多放液可诱发 _____、_____。

3. 肝硬化患者腹水一次放液量不超过 _____mL。

4. 患者腹腔穿刺大量放液后需束以 _____，以防腹压骤降引起 _____。

（二）简答题

1. 腹腔穿刺术的适应证和禁忌证分别是什么？

2. 实施腹腔穿刺术时患者的体位和穿刺点有哪些？

3. 实施腹腔穿刺术如何尽量减少腹水渗漏的发生率？

第三章 外科手术基本技能

第一节 手术区消毒、铺巾

【实训目的】

1. 掌握手术区消毒的范围和原则。

2. 掌握手术区铺巾的顺序和方法。

3. 树立无菌观念。

【实训内容】

消毒铺巾

一、手术区消毒、铺巾思维导图

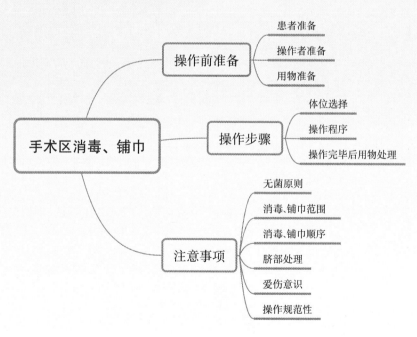

二、手术区消毒、铺巾单项考核

基本操作评分标准——手术区消毒、铺巾（100分）

班级＿＿＿＿＿＿＿＿　　学号＿＿＿＿＿＿　　姓名＿＿＿＿＿＿

临床情境：患者拟行胃大部切除术，请进行手术区消毒、铺巾。

项目	评价内容	评价要点	分值	得分
操作前准备	医患沟通	消毒前能向被检者告知，与被检者沟通时态度和蔼，消毒中动作轻柔，能体现爱护患者的意识。（5分）	5分	
	术者准备	戴帽子，口罩（头发，鼻孔不外露）。（5分） 消毒者手臂消毒（口述）。（5分）	10分	
	患者准备	术前应洗澡或擦澡、更衣。（1分） 剃除手术区及其周围毛发。（2分） 清除肚脐或会阴等处的积垢。（2分）	5分	
手术区消毒、铺巾操作过程	消毒	手术野皮肤暴露范围正确：上至乳头连线水平以上，下至大腿上1/3处，两侧至腋后线。（5分） 消毒者一手端盛有碘伏纱布/棉球的消毒碗，另一只手持卵圆钳，站立于患者右侧。（5分） 碘伏涂擦消毒区域：消毒者手持卵圆钳钳夹浸满碘伏等消毒液的纱布或棉球，将碘伏滴入脐孔内，消毒时绕过脐孔。皮肤消毒完毕，翻过卵圆钳用纱布或棉球的另一端将脐孔内的消毒液蘸干（第2、3遍消毒时同样绕过脐部，不做处理，第3遍结束后再处理脐部）。（5分） 以手术切口为中心，由上到下，由内及外消毒皮肤。（5分） 消毒范围上至乳头水平或剑突水平，下至腹股沟、耻骨联合平面，两侧至腋中线。（5分）	25分	
		消毒过程中，一直保持卵圆钳前端低于持握端。（5分） 共消毒3遍，每遍均不超过前一遍的范围。（5分） 每一次涂擦过程不留空白区域。（5分）	15分	
	铺巾	用四块无菌巾，部分反折，铺盖在拟定切口四周，反折部朝内并靠近切口，铺巾后手术野皮肤暴露不宜过于宽大。（5分） 先铺对侧或患者会阴侧无菌巾，最后铺靠近操作者侧的无菌巾。（5分） 用4把巾钳固定，固定方法规范。（5分） 铺中单（考官协助）：在拟定切口上下方各铺块中单。（5分） 铺大单（考官协助）：铺大单时先将洞口对准拟定切口，然后将大单头端盖过麻醉架，两侧和足端下垂超过手术台30 cm。（5分）	25分	

续表

项目	评价内容	评价要点	分值	得分
综合评价	规范熟练	程序正确。（2分） 操作规范，动作熟练。（2分） 注意保护患者。（2分） 用物准备齐全。（2分） 按时完成。（2分）	10分	
	医患沟通	操作前充分沟通。（1分） 动作轻柔规范，体现爱护患者的意识。（2分） 结束时帮助患者整理衣物，告知患者相关注意事项。（2分）	5分	
时间				
		总分	100分	

考官签名：_____

附录（检查脚本）：

手术区消毒、铺巾

准备物品：卵圆钳、碘伏棉球、消毒碗、无菌巾、布巾钳、中单、大单。

各位考官好，我已规范着装、戴好口罩帽子，完成洗手，可以操作。

暴露消毒区域，上至乳头连线水平以上，下至大腿上 1/3 处，两侧至腋中线。手臂消毒，站在患者右侧。（端碗持钳）手持卵圆钳钳夹碘伏棉球，将碘伏滴入脐孔内，消毒时绕过脐孔。碘伏涂擦消毒区域，从上往下，由内向外，上至两乳头连线，下至大腿中上 1/3，两侧至腋中线。共消毒 3 遍，每遍均不超过前一遍的范围。皮肤消毒完毕，翻过卵圆钳用棉球将脐孔内的消毒液蘸干。铺无菌巾，会阴侧开始，对侧、上方、考生侧，布巾钳固定。切口上下方各铺块中单。铺大单，洞口对准拟定切口，大单头端盖过麻醉架，两侧和足端下垂超过手术台 30 cm。

报告。操作结束。

三、课后练习

（一）填空题

1.无菌巾铺下后，不可随意移动，如需移动，只能 _____ 移动，而不应 _____ 。

2.胃大切手术消毒范围上至 _____、下至 _____、两侧至 _____。

3.肛门区域手术的皮肤消毒，只能从 _____ 消毒，已接触污染部位的消毒纱布不能再涂擦 _____。

4. 手术时无菌大单两侧和足端下垂需要超过手术台 _____cm。

5. 大手术术野的消毒是 _____ 消毒；小手术术野的消毒是 _____ 消毒。

（二）简答题

1. 准备实施腹部手术前患者如何进行皮肤准备？

2. 腹部手术铺四块无菌巾的一般次序和注意事项是什么？

3. 列表说明颈部、上腹部、下腹部、会阴部常见手术的消毒范围。

第二节　手术洗手法

【实训目的】

1. 掌握手术洗手法顺序与步骤。

2. 树立无菌观念。

【实训内容】

一、手术洗手法思维导图

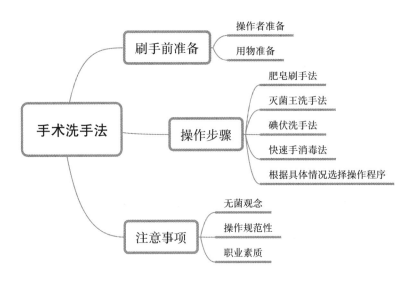

二、手术洗手法单项考核

基本操作评分标准——手术洗手法（100分）

班级_____　　　　学号_____　　　　姓名_____

项目	评价内容	评价要点	分值	得分
操作前准备	术者准备	仪表端庄，服装整洁，指甲修剪	5分	
		将刷手衣衣袖卷至肘上10 cm以上	5分	

续表

项目	评价内容	评价要点	分值	得分
刷手、擦干、浸泡及晾干过程	刷手	操作者用消毒毛刷蘸消毒肥皂水刷手，按指尖、手、腕、前臂和肘上（肘上10 cm处）顺序（10分），左右交替刷洗两上肢（5分），特别要注意甲缘、甲沟和指蹼等处（5分）。 每刷完一遍后用清水将肥皂水冲去，冲洗时保持拱手姿势。（10分） 共刷洗3遍，每遍比上一遍低2 cm，分别为肘上10 cm、8 cm、6 cm共10分钟（可口述）。（10分）	40分	
	擦拭	用无菌小毛巾擦干双手。（5分） 折叠小毛巾成三角形，尖端朝下。（5分） 由手部向上臂至肘上6 cm顺序擦干。（10分）	20分	
	浸泡	将手、前臂到肘上6 cm处浸泡在70%酒精内。（5分） 浸泡时间5分钟（可口述）。（5分） 手臂浸泡后保持拱手姿势，待其自然晾干。（5分）	15分	
综合评价	规范熟练	无菌观念强。（8分） 动作规范。（3分） 用物准备齐全。（2分） 按时完成。（2分）	15分	
时间				
总分			100分	

考官签名：_____

附录（检查脚本）：

肥皂水刷手法

准备物品：消毒毛刷、消毒肥皂水、洗手液、消毒液、无菌小毛巾。

各位考官好，我已规范着装，戴好口罩帽子，可以操作。

刷手衣衣袖挽到肘上10 cm。消毒毛刷，消毒肥皂液，左右交替刷指尖、甲缘、甲沟、指蹼、指腹、指背、掌心、掌背、腕、前臂、肘、上臂10 cm，拱手冲洗；共刷洗3遍，每遍最少3分钟，每遍比上一遍低2 cm，分别为肘上10 cm、8 cm、6 cm共10分钟。无菌小毛巾擦干双手。折叠小毛巾成三角形，尖端朝下，由手部向上臂至肘上6 cm顺序擦干，翻转毛巾，如上法擦干另一只手臂。70%酒精浸泡，至肘上6 cm，计5分钟，拱手晾干。

报告，操作完毕。

三、课后练习

（一）填空题

1.肥皂刷手范围至肘上 _____，酒精浸泡范围至肘上 _____。

2. 肥皂刷手时特别要注意 ＿＿＿＿＿＿＿ 、 ＿＿＿＿＿＿＿ 、 ＿＿＿＿＿＿＿ 等处。

（二）简答题

肥皂刷手时的注意事项有哪些？

第三节　穿脱手术衣、手套

穿脱手术衣

【实训目的】

1. 掌握穿脱手术衣的顺序与方法。

2. 掌握无菌手套的穿戴方法。

3. 树立无菌观念。

【实训内容】

一、穿脱无菌手术衣、手套思维导图

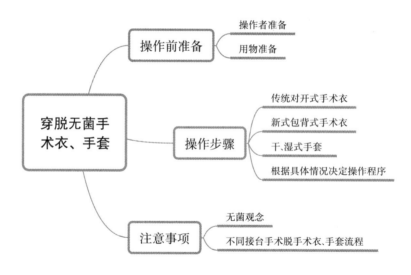

二、穿脱手术衣、戴手套单项考核

基本操作评分标准——穿脱无菌手术衣、手套过程（100分）

班级＿＿＿＿＿＿＿＿　　学号＿＿＿＿＿＿＿＿　　姓名＿＿＿＿＿＿＿＿

项目	评价内容	评价要点	分值	得分
操作前准备	术者准备	仪表端庄，服装整洁，指甲修剪。（5分）	10分	
		将刷手衣衣袖卷至肘上 10 cm 以上。口述已经完成刷手。（5分）		

续表

项目	评价内容	评价要点	分值	得分
穿脱手术衣、戴手套	穿手术衣	拿起叠放着的手术衣，双手不能接触下面的手术衣。（5分） 双手分别提起手术衣的衣领两端，抖开手术衣，有腰带的一面向外。（5分） 将手术衣略向上抛起，双手顺势向前上方，同时插入袖套，手伸向前，不可高举过肩，请助手（考官）在身后协助穿手术衣，使双手伸出袖口。（5分） 身体略向前倾，使腰带悬垂离开手术衣，双手交叉提起左右腰带中段向后递，由助手在身后接住并打结。（5分） 穿包背式手术衣，自己系腰带。（5分） 穿手术衣过程中，手及前臂不能高过双肩，不能低于腰部。（5分）	30分	
	戴无菌手套	左手自手套袋内捏住手套翻折部，取出手套；右手插入右手手套内。（5分） 已戴手套的右手（除拇指外）四指插入左手手套翻折部，左手插入手套内，将左手手套翻折部翻至手术衣袖口上。（10分） 用戴好手套的左手四指插入右手手套的翻折部，将翻折部翻至右手手术衣袖口上。（5分） 穿包背式手术衣时，应该先戴无菌手套，后系腰带于腰前。（5分）	25分	
	脱手术衣、手套	嘱助手在背后解开领结及腰带。（5分） 嘱助手面对操作者，拉住操作者手术衣衣领，向前翻转拉下手术衣，使手套套口翻转于手腕部。（5分） 操作者手插入另一手手套的翻转部，扯下手套；已脱掉手套的手捏住另一手套的接触皮肤侧（内面），扯下第二只手套。（5分） 双手不能接触手套的外侧面。（5分）	20分	
综合评价	规范熟练	无菌观念强。（8分） 动作规范。（3分） 用物准备齐全。（2分） 按时完成。（2分）	15分	
时间				
总分			100分	

考官签名：_____

附录（检查脚本）：

穿脱手术衣、手套

各位考官好，我已规范着装，戴好口罩帽子，完成刷手，可以操作。

穿手术衣

拿（抓）手术衣。双手提起手术衣的衣领两端，抖开手术衣。

向上轻抛手术衣，双手插入袖套，手伸向前。请助手协助穿手术衣。

双手伸出袖口。双手交叉提起左右腰带中段，请助手协助打结。

包被式：先戴手套，再系腰带。

戴手套

打开手套袋。左手捏住翻折部，取出手套，对好大拇指，右手插入手套。右手四指插入左手手套翻折部，左手插入手套内，左手手套翻折部翻至手术衣袖口上。左手四指插入右手手套的翻折部，翻折部翻至右手手术衣袖口上。

脱手术衣、手套：

请助手解开领结及腰带。请助手拉住操作者手术衣衣领，向前翻转拉下手术衣。手套套口翻转于手腕部。右手插入左手手套的翻转部，扯下手套；左手捏住右手手套内面，扯下右手手套。

报告，操作完毕。

三、课后练习

（一）填空题

1. 穿包背式手术衣时，应该先 _____，后 _____。

2. 手术衣和手套穿戴完毕后，如手术尚未开始，在等待过程中，手术者应将双手互握于 _____，不可随意乱放或触摸其他物品。

（二）简答题

穿好手术衣后的无菌区范围是哪些？

第四节　手术基本操作
（切开、缝合、结扎、止血）

【实训目的】

1. 掌握外科手术基本操作方法，为开展不同手术打下基础。

2. 树立无菌观念。

【实训内容】

一、手术基本操作（切开、缝合、结扎、止血）思维导图

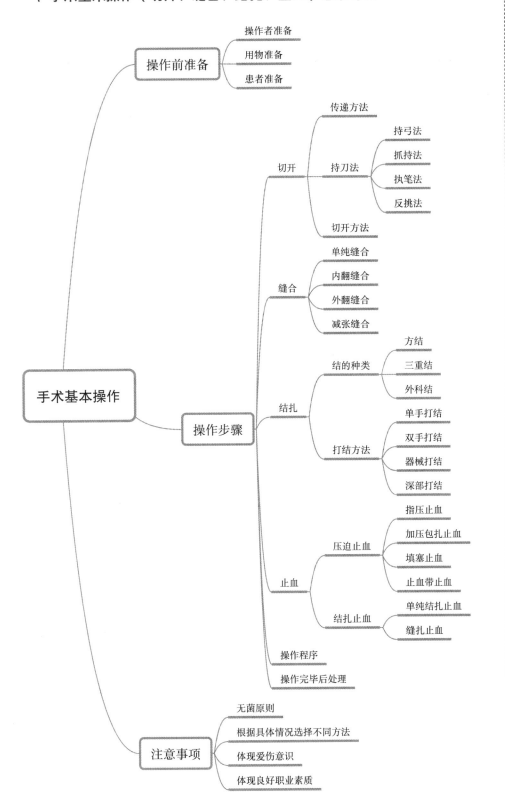

缝合

二、手术基本操作（切开、缝合、结扎、止血）单项考核

基本操作评分标准——手术基本操作（切开、缝合、结扎、止血）（100分）

班级_____ 学号_____ 姓名_____

项目	评价内容	评价要点	分值	得分
操作前准备	术者准备	仪表端庄，服装整洁，指甲修剪。（5分）	10分	
		戴帽子、口罩（头发、鼻孔不外露），洗手和手臂消毒（口述）。（5分）		
切开、缝合操作过程	切开	戴无菌手套（2分）、手术区铺洞巾（3分）、用利多卡因注射液行局部浸润麻醉（5分）、正确安装刀片。（2分）	40分	
		用拇指和示指在切口两侧固定皮肤。（3分）		
		在模具上做皮肤切开，执刀方法正确。（5分）		
		切开的手法正确（垂直下刀，水平走刀，垂直出刀，用力均匀）。（15分）		
		切口长度适中，切口整齐，深度均匀。一次切开皮肤至皮下脂肪。（5分）		
	止血、结扎、缝合	选择三角针，穿好合适的缝线。（5分）	35分	
		持针钳夹针位置正确（于缝针的中后1/4～1/3）（2分），一手持有齿镊，另手持针钳，握持方法正确。（3分）		
		缝合切口：缝合手法正确（垂直进针，沿缝针弧度挽出），不留死腔。（10分）		
		打结手法正确（5分），松紧适度，剪线手法正确，线头长短适中。（5分）		
		针距、边距正确，切缘对合满意（通常针距为1 cm，边距为0.5 cm），皮肤对合整齐。（5分）		
综合评价	规范熟练	无菌观念强。（3分） 动作规范。（3分） 用物准备齐全。（2分） 按时完成。（2分）	10分	
	医患沟通	操作前能以和蔼可亲的态度告知患者手术目的。（1分） 动作轻柔、体现爱护患者的意识。（2分） 操作结束后告知患者相关注意事项。（2分）	5分	
时间				
总分			100分	

考官签名：_____

附录（检查脚本）：

手术基本操作（切开、缝合、结扎、止血）

准备物品：消毒套装（镊子、碗、棉球），缝合套装（持针器、有齿镊、三角针、线、线剪），无菌手套，洞巾，麻醉套装（利多卡因、注射器），手术刀，纱布、胶带。

各位考官好，我已规范着装，戴好口罩帽子，完成刷手，可以操作。

您好，根据您的病情需要，我现在要给您做一个小手术，请您平卧。

消毒铺巾，戴手套，利多卡因麻醉。固定皮肤，垂直进刀，水平走刀，垂直出刀。如有出血，出血点可止血钳钳夹，血管止血钳钳夹后丝线结扎止血。

缝合切口。持针器夹针尾部 1/3，手握持针器穿线。垂直进针，边距 0.5 cm，针距 1 cm，不留死腔，出针。

单手打结（或持针器打结）。

对皮。

您的手术已完成，过程顺利，谢谢您的配合。（帮助患者整理衣物，回病房）

请放心休息，如有不适，请按床铃。

整理物品。

报告，操作完毕。

三、课后练习

（一）填空题

1. 常用的手术止血方法有_____、_____、_____、_____等。

2. 常用的打结方法有_____、_____、_____。

（二）简答题

1. 丝线的优缺点有哪些？

2. 合成纤维缝线的种类和优缺点有哪些？

3. 皮肤缝合时的要点和注意事项有哪些？

第五节 清创术

【实训目的】

1. 掌握手术方法处理污染伤口，为伤口的良好愈合创造条件方法。

2. 树立无菌观念。

【实训内容】

一、清创术思维导图

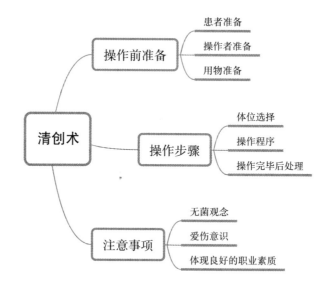

二、清创术单项考核

基本操作评分标准——清创术过程（100分）

班级_____　　　　学号_____　　　　姓名_____

项目	评价内容	评价要点	分值	得分
操作前准备	术者准备	仪表端庄，服装整洁，指甲修剪。（5分） 帽子、口罩（头发、鼻孔不外露），洗手和手臂（口述）。（5分）	10分	
清创操作过程	冲洗伤口	戴手套，用无菌纱布覆盖伤口（3分），用肥皂水刷洗伤口（3分），周围皮肤再用生理盐水冲洗3次（4分）。 移去伤口纱布（3分），先用生理盐水再用3%双氧水及生理盐水反复清洗伤口（5分），初步检查伤口（2分）。	20分	
	脱手套	脱手套，消毒手臂（口述）（5分）。	5分	
	消毒铺巾	伤口周围皮肤消毒2～3遍，操作规范，消毒顺序、范围正确，消毒范围距伤口≥15 cm（8分）。 铺洞巾。（2分）	10分	
	清理创面	戴无菌手套，穿无菌手术衣。（5分） 用利多卡因注射液沿伤口行局部浸润麻醉。（10分） 修剪不健康的创缘皮肤，去除可能存在的异物及失活组织。（6分） 用生理盐水再次冲洗伤口。（4分） 用盐水纱布/纱条填塞创口或缝合伤口。（6分） 用无菌纱布或棉垫覆盖伤口，胶布固定。（4分）	35分	

续表

项目	评价内容	评价要点	分值	得分
综合评价	规范熟练	无菌观念强。（5分） 动作规范。（3分） 用物准备齐全。（4分） 按时完成。（3分）	15分	
	医患沟通	操作前能以和蔼可亲的态度告知患者手术目的。（1分） 动作轻柔、体现爱护患者的意识。（2分） 操作结束后告知患者相关注意事项。（2分）	5分	
时间				
		总分	100分	

考官签名：_____

附录（检查脚本）：

清创术

准备物品：消毒套装（镊子、碗、棉球），深部伤口套装（双氧水、生理盐水、凡士林纱布），刷洗套装（毛刷、肥皂水和生理盐水），无菌手套，洞巾，麻醉套装（利多卡因、注射器），组织剪，镊子，纱布、胶带。

各位考官好，我已规范着装、戴好口罩帽子，完成刷手，可以操作。

您好，根据您的病情需要，我现在给您做清创术。请您平卧。

戴手套，无菌纱布覆盖伤口，肥皂水刷洗伤口，周围皮肤用生理盐水冲洗 3 次。移去伤口纱布，生理盐水和 3% 双氧水反复清洗伤口。

检查伤口。

脱手套，消毒手臂（口述）。伤口周围皮肤消毒 2～3 遍，消毒范围距伤口 ≥ 15 cm。

穿无菌手术衣（口述），戴无菌手套。铺洞巾。利多卡因注射液局部浸润麻醉。

修剪不健康的创缘皮肤。生理盐水再次冲洗伤口。用盐水纱布 / 纱条填塞创口或缝合伤口。用无菌纱布或棉垫覆盖伤口，胶布固定。

您的手术已完成，过程顺利，谢谢您的配合。帮助患者整理衣物，协助回病房。

请放心休息，如有不适，请按床铃。

整理物品。

报告，操作完毕。

三、课后练习

（一）填空题

1. 头面部的伤口，一般在伤后____小时以内经清创后可行一期缝合。

2. 如果开放性损伤的伤口污染较重或处理时间已超过____小时，但尚未发生明显感染，皮肤的缝线暂不结扎，伤口内留置盐水纱布条引流。

（二）简答题

1. 一期缝合的手术适应证有哪些?

2. 清创时什么情况下需要放置引流物?

3. 清创缝合术前准备用物有哪些?

第六节　开放性伤口的止血包扎

开放性伤口的
止血包扎

【实训目的】

1. 熟悉开放性伤口止血包扎的适应证。

2. 掌握开放性伤口的止血包扎方法。

3. 了解伤口止血包扎操作中注意事项。

【实训内容】

一、开放性伤口的止血包扎思维导图

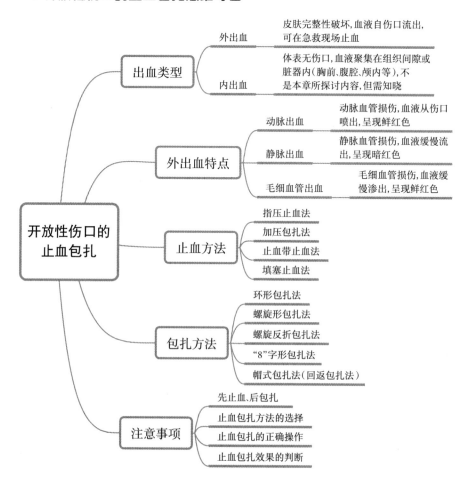

二、开放性伤口的止血包扎单项考核

基本操作评分标准——开放性伤口的止血包扎（100分）

班级_____　　学号_____　　姓名_____

项目	评价内容	评价要点	分值	得分
操作前准备	仪表	仪表端庄，服装整洁。（5分）	5分	
	评估	评估伤口类型，明确止血部位，明确止血包扎的方法。（5分）	10分	
		向伤者解释操作目的、方法、注意事项、取得合作。（5分）		
	个人准备	戴帽子口罩，七步洗手法。（10分）	10分	
	器材准备	生理盐水、皮肤消毒液、纱布、棉垫、绷带、胶布等。（10分）	10分	
开放性伤口的止血包扎操作过程	一般步骤	戴无菌手套。（2分）清洗去污，除去伤口周围污物。（3分）伤口消毒，用生理盐水清洗伤口周围皮肤，消毒伤口，必要时用过氧化氢溶液反复冲洗伤口。（5分）	10分	
	常用开放性伤口的止血方法	指压法：通常是指将中等或较大的动脉压在深面骨骼的表面，此法仅用于短时间内控制动脉血流。应随即采用其他方法止血。（5分）	25分	
		压迫包扎法：常用于一般伤口止血。但应注意包扎要松紧适度。（5分）		
		填塞法：通常用于肌肉、骨端等渗血。先是用1～2层大的无菌纱布覆盖伤口，再以棉纱、绷带等充填，外面加压包扎。（5分）		
		止血带法：用于四肢出血，采用有弹性的材料，绑缚于伤口近端，压迫止血，应详细记录捆扎止血带时间。上止血带后应每45分钟～1小时放松一次，放松1～2分钟后再收紧，最长使用3小时。（10分）		
	常用开放性伤口的包扎方法	绷带卷包扎法：包括环形包扎、螺旋形包扎、螺旋反折包扎法、"8"字形包扎和帽式包扎等。包扎时要掌握"三点一走行"，即绷带的起点、止点、着力点和走行方向顺序。包扎均由远端开始，先环形包扎两周固定，再向近端包扎。指（趾）端尽可能外露，以便观察肢体末梢血液循环情况。包扎时用力均匀，松紧适度，反折部分不可压在伤口或骨隆突处。（10分）	20分	
		三角巾包扎法：操作简捷，能够适应各个部位，但不便于加压，不够牢固。（10分）		

续表

项目	评价内容	评价要点	分值	评分
综合评价	医患沟通	向伤者交代止血操作后的注意事项。(5分)	10分	
	物品处置	重复使用的物品做必要清洗后,放到指定位置。医疗垃圾按分类要求做毁型处理和存放。清洁双手。(5分)		
		总分	100分	

考官签名:_____

开放性伤口的止血包扎实训报告

伤者姓名 _____ 性别 _____ 年龄 _____ 救治日期 _____

1. 受伤部位:_____。

2. 出血类型:_____,出血性质:_____,出血量:_____。

3. 操作前伤者情况:_____。

4. 操作后伤者情况:_____,生命体征:_____。

签名 _____

附录(检查脚本):

开放性伤口的止血包扎

临床情景:伤者左前臂中段掌面有一 2 cm×3 cm 大小软组织缺损创面,有小股鲜红色血液至创面喷出,请立即行止血包扎操作。

各位考官好,我进行的是开放性伤口的止血包扎操作。

我将帮您处理伤口,请不要紧张,请你配合我的治疗,不要移动肢体。

戴无菌手套。

请助手立即行指压止血操作,将拇指或其他 4 指置于左上臂上 1/3 段肱二头肌的内侧缘,触摸到动脉搏动后将动脉向外压向于肱骨面上,同时患肢抬高。(指压止血过程)

伤者考虑动脉性出血,需行止血带止血,首先抬高左上肢,在上臂上 1/3 处放置棉垫,左手拇指、食指、中指夹持橡皮管止血带的头端,用另一手拉紧止血带,缠绕肢体两圈并将止血带末端放入左手示指和中指之间,拉回固定。判断远端动脉的搏动,以远端动脉不能触及,伤口停止出血为宜。放时间标签,上止血带后应每 1 小时放松一次,放松 1～2 分钟后再收紧,最长使用时间不超过 3～4 小时。(上止血带过程)

取无菌纱布覆盖于创口,取绷带或三角巾,进行加压包扎。包扎超过纱布边缘 2 cm,包扎时加有一定的压力,起压迫止血的作用,固定绷带或三角巾。(加压包扎过程)

评估患者生命体征,转运医院接受进一步治疗。

整理急救用物，物品分类放置。

报告考官，操作完毕。

三、课后练习

（一）填空题

1. 常用的伤口包扎材料有 _____ 和 _____。

2. 手掌、手背出血的压迫血管是 _____ 和 _____。

3. 填塞止血法适用于 _____ 和 _____。

（二）简答题

1. 失血情况与休克的对应关系是什么？

2. 止血带使用的注意事项有哪些？

3. 加压包扎止血的禁忌证有哪些？

第七节　脓肿切开术

【实训目的】

1. 掌握脓肿切开术的操作步骤。

2. 树立无菌观念。

【实训内容】

一、脓肿切开术思维导图

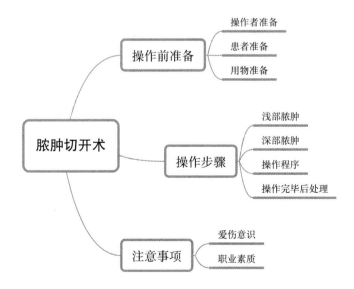

二、脓肿切开术单项考核

基本操作评分标准——脓肿切开术过程（100分）

班级＿＿＿＿＿＿＿＿　　　　学号＿＿＿＿＿＿＿　　　　姓名＿＿＿＿＿＿＿

项目	评价内容	评价要点	分值	得分
操作前准备	术者准备	仪表端庄，服装整洁，指甲修剪。（5分） 戴帽子口罩（头发、发、鼻孔不外露）。（5分） 手臂消毒（口述）。（5分）	15分	
脓肿切开操作过程	消毒铺巾	以预定切口为中心，行手术区域的常规消毒2—3遍，范围正确。脓肿消毒由外向内，囊肿消毒由内向外。（5分） 戴无菌手套。（5分） 手术区铺洞巾。（5分）	15分	
	麻醉	用利多卡因注射液行局部浸润麻醉。（5分）	5分	
	切开引流	正确安装尖头刀片。（5分） 用注射器穿刺脓肿中央，确定脓腔。（5分） 留取脓液做细菌学检查。（5分） 在脓肿中央用尖刀作适当刺入再用反挑式执刀法作皮肤切开。（5分） 排出脓液，用手指伸入脓腔探查其形状及大小。（5分） 根据探查结果用刀延长切口至脓肿边界，以引流通畅为原则。（5分） 脓腔内有纤维隔膜将其分隔为多个小房者，应用手指钝性分离，使之变成单一大脓腔。（5分）	35分	
	冲洗	3％双氧水冲洗脓腔，再用无菌生理盐水冲净双氧水。（5分）	5分	
	填塞、覆盖	脓腔内填塞凡士林纱布，松紧度以不出血为宜。（5分） 无菌纱布覆盖伤口，胶布固定。（5分）	10分	
综合评价	规范熟练	无菌观念强。（4分） 动作规范。（2分） 用物准备齐全。（2分） 按时完成。（2分）	10分	
	医患沟通	操作前能以和蔼可亲的态度告知患者手术目的。（1分） 动作轻柔、体现爱护患者的意识。（2分） 操作结束后告知患者相关注意事项。（2分）	5分	

续表

项目	评价内容	评价要点	分值	得分
时间				
		总分	100 分	

考官签名：＿＿＿＿＿＿＿

附录（检查脚本）：

脓肿切开术

准备物品：消毒套装（镊子、碗、棉球），深部伤口套装（双氧水，生理盐水，凡士林纱布），无菌手套，铺巾，麻醉套装（利多卡因，注射器），注射器，手术刀，纱布、胶带。

各位考官好，我已规范着装，戴好口罩帽子，完成刷手、手臂消毒，可以操作。

您好，根据您的病情需要，我现在给您做脓肿切开术。请您平卧。

以切口为中心，手术区域常规消毒 2～3 遍。消毒由外向内。

戴无菌手套。手术区铺洞巾。

利多卡因局部浸润麻醉。

安装尖头刀片。

注射器穿刺脓肿中央。

留取脓液做细菌学检查。

在脓肿中央用尖刀刺入再用反挑式执刀法作皮肤切开。

排出脓液，手指伸入脓腔探查其形状及大小。

用刀延长切口至脓肿边界，以引流通畅为原则。

脓腔内有纤维隔膜将其分隔为多个小房者，应用手指钝性分离，使之变成单一大脓腔。（口述）

3% 双氧水冲洗脓腔，无菌生理盐水冲净双氧水。

脓腔内填塞凡士林纱布，松紧度以不出血为宜。

无菌纱布覆盖伤口，胶布固定。

您的手术已完成，过程顺利，谢谢您的配合。帮助患者整理衣物，协助回病房。

请放心休息，如有不适，请按床铃。

整理物品。

报告考官，操作完毕。

三、课后练习

（一）填空题

1. 脓肿切开手术应该在脓肿中央用尖刀作适当刺入再用＿＿＿执刀法作皮肤切开。

2. 脓肿穿刺或切开引流，均应取部分脓液做_____和_____。

3. 脓肿切开手术填入的凡士林纱布应在____小时后取出，换置纱布或纱布引流。

4. 脓肿消毒应该由_____囊肿消毒由_____。

（二）简答题

1. 脓肿切开术的手术适应证有哪些？

2. 脓肿切开术的手术禁忌证有哪些？

第八节　换药与拆线

换药

【实训目的】

1. 掌握各种伤口换药的操作步骤，能熟练为各种伤口进行换药。

2. 掌握伤口拆线的操作步骤，能熟练为伤口进行拆线处理。

3. 树立无菌观念。

【实训内容】

一、伤口换药与拆线术思维导图

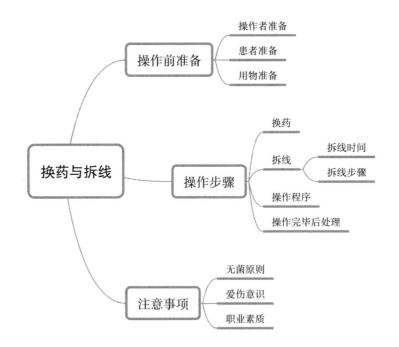

二、伤口换药与拆线术单项考核

基本操作评分标准——伤口换药术过程（100分）

班级＿＿＿＿＿＿＿＿　　　学号＿＿＿＿＿＿＿　　　姓名＿＿＿＿＿＿

临床情境：胸部正中切口手术后第3天，拟行伤口换药术。

项目	评价内容	评价要点	分值	得分
操作前准备	术者准备	仪表端庄，服装整洁，指甲修剪。（2分） 戴帽子、口罩（头发、鼻孔不外露）。（3分） 洗手（口述）。（5分）	20分	
	患者准备	帮助患者取平卧位，充分暴露手术切口部位。（5分）		
	用物准备	两只换药碗（盘）、两把镊子、适量的酒精棉球、盐水棉球、引流物和敷料等。（5分）		
换药操作过程	取下敷料	用手移去外层敷料，将敷料内面向上放置。（5分） 内层敷料用镊子夹起，将更换下来的敷料放置在盛污物的换药碗（盘）内。（5分）	10分	
	消毒伤口	一把镊子接触伤口，另一把镊子传递换药碗中的清洁物品。（10分） 操作过程中，镊子前端应该低于手持端以避免污染。（10分） 用酒精棉球由内向外消毒切口周围皮肤2～3遍，距切口3～5 cm。（10分）	30分	
	观察处理伤口	观察切口肉芽及分泌物情况。（5分） 用盐水棉球蘸去切口内分泌物。（5分） 生理盐水纱条填塞敞开的创面。（5分）	15分	
	覆盖敷料	再敷以无菌纱布，粘贴胶布的方向应该与肢体长轴方向垂直，长短适宜。（5分）	5分	
综合评价	规范熟练	无菌观念强。（5分） 动作规范。（3分） 用物准备齐全。（4分） 按时完成。（3分）	15分	
	医患沟通	操作前能以和蔼可亲的态度告知患者手术目的，取得患者配合。（1分） 动作轻柔规范，体现爱护患者的意识。（2分） 操作结束后告知患者相关注意事项。（2分）	5分	
时间				
总分			100分	

考官签名：＿＿＿＿＿＿

附录（检查脚本）：

伤口换药术

各位考官好，我已规范着装，戴好口罩帽子，可以操作。

您好，根据您的病情需要，我现在需要给您伤口换药，请您平卧。

洗手，手移去外层敷料，敷料内面向上放置。

内层敷料用镊子夹起，更换下来的敷料放置在盛污物的换药碗（盘）内。

用酒精棉球由内向外消毒切口周围皮肤2～3遍，距切口3～5 cm。

观察切口肉芽及分泌物情况。

盐水棉球蘸去切口内分泌物。

生理盐水纱条填塞敞开的创面。

敷以无菌纱布，粘贴胶布的方向应该与肢体长轴方向垂直，长短适宜。

您的手术已完成，过程顺利，谢谢您的配合，帮助患者整理衣物。

请放心休息，如有不适，请按床铃。

整理物品。

报告考官，操作完毕。

基本操作评分标准——伤口拆线术过程（100分）

班级_____ 学号_____ 姓名_____

临床情境：胸部正中切口术后8天，拟行伤口拆线术。

项目	评价内容	评价要点	分值	得分
操作前准备	术者准备	仪表端庄，服装整洁，指甲修剪。戴帽子、口罩（头发、鼻孔不外露）。（5分） 洗手（口述）。（5分）	20分	
	患者准备	帮助患者取仰卧位，充分暴露手术切口部位。（5分）		
	用物准备	物品准备：两只换药碗（盘）、两把镊子、线剪、适量的酒精棉球和敷料等。（5分）		
拆线操作过程	消毒切口	撕开胶布，用手移去切口敷料，将敷料放置入盛污物的换药碗（盘）内。（5分）	25分	
		一把镊子接触切口，另一把镊子传递换药碗中的清洁物品：操作过程中镊子前端应低于手持端以避免污染。（10分）		
		观察切口的情况（口述）。（5分）		
		用酒精棉球消毒切口周围皮肤2～3遍，距切口3～5 cm。（5分）		

续表

项目	评价内容	评价要点	分值	得分
拆线操作过程	拆线	用镊子轻轻提起线结，使原来在皮下的一小段缝线露出，另一手持线剪，贴着皮肤剪断新露出的缝线段。（15分）	25分	
		持镊子将缝线抽出，抽线的方向朝向切口侧。（10分）		
	再消毒覆盖	拆线后检查切口愈合情况，用酒精棉球重新消毒切口一次。（5分）	10分	
		无菌敷料覆盖切口并用胶布固定，粘贴胶布的方向应与躯干长轴垂直，长短适宜。（5分）		
综合评价	规范熟练	无菌观念强。（5分） 动作规范。（3分） 用物准备齐全。（4分） 按时完成。（3分）	15分	
	医患沟通	操作前能以和蔼可亲的态度告知患者手术目的，取得患者配合。（1分） 动作轻柔规范，体现爱护患者的意识。（2分） 操作结束后告知患者相关注意事项。（2分）	5分	
时间				
总分			100分	

考官签名：_____

附录（检查脚本）：

伤口拆线术

各位考官好，我已规范着装，戴好口罩帽子，可以操作。

您好！根据您的恢复情况，我现在要给您伤口拆线，请您平卧。

洗手。

撕开胶布，用手移去切口敷料，敷料放置入盛污物的换药盘内。

观察切口的情况（口述）：您的手术切口已经愈合良好，无红肿，无渗液，甲级愈合。

酒精棉球消毒切口周围皮肤 2～3 遍，距切口 3～5 cm。

镊子轻轻提起线结，暴露皮下的一小段缝线，另一手持线剪，贴皮肤剪断露出的缝线段。

持镊子将缝线抽出，抽线的方向朝向切口侧。

拆线后检查切口愈合情况，酒精棉球重新消毒切口一次。

伤口拆线术

无菌敷料覆盖切口并用胶布固定，粘贴胶布的方向应与躯干长轴垂直，长短适宜。

您的手术已完成，过程顺利，谢谢您的配合。帮助患者整理衣物，协助回病房。

请放心休息，如有不适，请按床铃。

整理物品。

报告考官，操作完毕。

三、课后练习

（一）填空题

1. 伤口拆线时间：头面颈部____天，胸部、上腹部____天，骨科四肢____天，减张缝线____天。

2. 肥胖患者手术切口出现渗液，可能原因是_____。

3. 水肿肉芽组织色淡红或发白，表面水肿发亮，不易出血可用_____湿敷。

4. 过度生长肉芽组织表现为肉芽组织高出创缘，处理方法为剪平高出的肉芽，压迫止血，或用_____烧灼，生理盐水冲洗后湿敷。

（二）简答题

1. 伤口换药的目的有哪些？

2. 伤口换药的顺序和原则是什么？

3. 换药物品准备的原则是什么？

4. 凡士林纱条的使用范围和优缺点是什么？

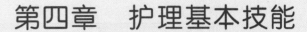

第四章　护理基本技能

第一节　吸氧术

【实训目的】

1. 掌握吸氧术适应证、禁忌证。
2. 掌握吸氧术方法。
3. 掌握注意事项。

【实训内容】

吸氧术

一、吸氧术内容思维导图

吸氧术常见方法有鼻导管法（单侧、双侧）、鼻塞法、面罩法、漏斗法、头罩式、氧气枕法、氧气帐法、高压氧疗法、中心供氧法。执业助理医师考试中常见鼻塞法吸氧、面罩吸氧、双侧鼻导管吸氧。本次内容以面罩吸氧为例进行学习。

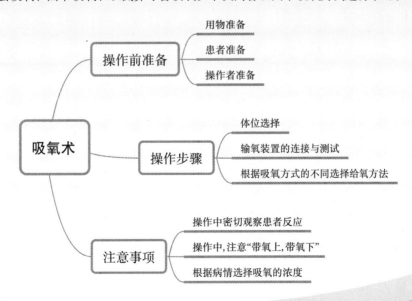

二、吸氧术单项考核

基本操作评分标准——吸氧术（100分）

班级＿＿＿＿＿＿＿＿　　　学号＿＿＿＿＿＿＿＿　　　姓名＿＿＿＿＿＿＿＿

项目	评价要点	分值	评分
操作前准备	将治疗台（盘）置于床旁，向患者及家属解释吸氧目的并取得配合。（5分） 戴帽子、口罩（头发、鼻孔不外露），洗手（口述）。（5分） 用手电筒检查患者鼻腔，用湿棉签清洁两侧鼻孔。（5分）	15分	
检查输氧装置	查看氧气表，确定氧气瓶内的氧气量，安装流量表湿化瓶于氧气瓶或中心供氧装置上。（5分） 氧气管与湿化瓶的氧气输出开口连接。（5分） 打开氧气瓶及流量表开关（如中心供氧装置只需打开流量表开关）。（5分） 将氧流量调节至低流量状态。（5分） 将氧气管置于水杯中，检查是否通畅。（5分）	20分	
面罩吸氧	将氧气管连接于面罩的进气孔上。（10分） 置面罩于患者口鼻部。（10分） 调整好面罩位置，松紧带固定，松紧适度。（10分）	30分	
观察吸氧情况	观察吸氧情况，视病情调节氧流量。（10分） 记录开始给氧时间及氧流量。（5分） 操作结束后告知患者相关注意事项。（10分）	25分	
综合评价	程序正确。（2分） 操作规范，动作熟练。（2分） 注意保护患者。（2分） 操作前充分沟通。（2分） 操作中关爱患者。（2分）	10分	
总分		100分	

考官签名：＿＿＿＿＿＿＿＿

附录（操作脚本）：

吸氧术

各位考官好，现光线充足，我已规范着装，用物已备齐，戴好口罩帽子，可进行操作。快速手消。将治疗台（盘）置于床旁，向患者及家属解释吸氧目的并取得配合。用手电筒检查患者鼻腔，用湿棉签清洁两侧鼻孔。

查看氧气表，确定氧气瓶内的氧气量，安装流量表及湿化瓶于氧气瓶或中心供氧装置上。氧气管与湿化瓶的氧气输出开口连接。打开氧气瓶及流量表开关（如中心供氧装置只需打开流量表开关）。将氧流量调节至低流量状态。

将氧气管置于水杯中，检查是否通畅。

将氧气管连接于面罩的进气孔上。置面罩于患者口鼻部。调整好面罩位置，松紧带固定，松紧适度。观察吸氧情况，视病情调节氧流量。记录开始给氧时间及氧流量。

操作结束后告知患者相关注意事项。

报告考官，操作完毕。

三、课后练习

（一）填空题

1. 在给患者吸氧时，应先 _____，而后 _____；停氧时应先 _____，而后关闭 _____，以避免一旦开（关）错开关，大量氧气突然冲入呼吸道造成损伤。

2. 用氧安全中的四防是指_____、_____、_____、_____。

（二）简答题

1. 常用的氧气吸入方法有哪些？

2. 氧浓度和氧流量的换算方法是什么？

第二节　吸痰术

吸痰术

【实训目的】

1. 掌握吸痰术适应证、禁忌证。

2. 掌握吸痰术方法。

3. 掌握注意事项。

【实训内容】

一、吸痰术思维导图

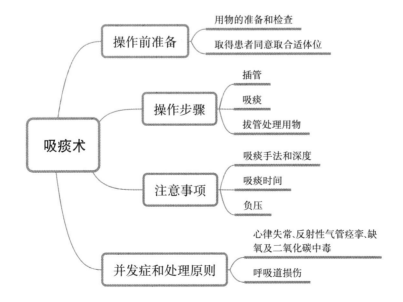

二、吸痰术单项考核

基本操作评分标准——吸痰术（100分）

班级＿＿＿＿＿＿＿＿＿　　学号＿＿＿＿＿＿＿＿　　姓名＿＿＿＿＿＿＿＿

项目	评价要点	分值	得分
操作前准备	操作前告知患者及家属操作的目的并取得配合。（5分） 将治疗（盘）放置床边，患者取半卧位或仰卧位。（5分） 吸痰器接通电源，检查吸引器性能是否良好，吸引管是否通畅。（5分） 戴帽子、口罩（头发、鼻孔不外露）和手套，铺治疗巾。（5分）	20分	
检查吸痰管	连接吸痰管，试吸少量生理盐水确定其通畅并湿润导管。（10分）	10分	
口腔和咽喉部吸痰	一手反折吸痰管末端（使用控制侧孔装置的，打开侧孔），另一手持其前端，向口腔插入吸痰管至咽喉部。（5分） 松开吸痰管末端反折（使用控制侧孔装置的，按压侧孔），吸尽口腔和咽喉部的分泌物。（10分） 更换吸痰管，进行气管深部吸痰。（5分）	20分	
气管深部吸痰	一手反折吸痰管末端（使用控制侧孔装置的，打开侧孔），另一手持其前端，在无负压的状态下经一侧鼻孔在患者吸气时插入至气管深部。（10分） 吸痰时以轻巧的动作左右旋转、上下提插以便吸尽气管内痰液，拔出吸痰管。（10分）	20分	
操作后处理	抽吸生理盐水冲洗管道，关闭吸引器开关。（5分） 处理吸痰管、脱手套，整理操作器械。（5分） 操作结束后告知患者相关注意事项。（10分）	20分	
综合评价	程序正确。（2分） 操作规范，动作熟练。（2分） 注意保护患者。（2分） 操作前充分沟通。（2分） 操作中关爱患者。（2分）	10分	
总分		100分	

考官签名：＿＿＿＿＿＿＿＿

附录（操作脚本）：

吸痰术

各位考官好，现光线充足，我已规范着装，用物已备齐，戴好口罩帽子，可进行操作。

快速手消。操作前告知患者及家属操作的目的并取得配合。将治疗（盘）放置床边，患者取半卧位或仰卧位。吸痰器接通电源，检查吸引管是否通畅，性能是否良好。戴手套，铺治疗巾。

连接吸痰管，试吸少量生理盐水确定其通畅并湿润导管。

一手反折吸痰管末端（使用控制侧孔装置的，打开侧孔），另一手持其前端，向口腔插入吸痰管至咽喉部。松开吸痰管末端反折（使用控制侧孔装置的，按压侧孔），吸尽口腔和咽喉部的分泌物。更换吸痰管，进行气管深部吸痰。

一手反折吸痰管末端（使用控制侧孔装置的，打开侧孔），另一手持其前端，在无负压的状态下经一侧鼻孔在患者吸气时插入至气管深部。吸痰时以轻巧的动作左右旋转、上下提插以便吸尽气管内痰液，拔出吸痰管。

抽吸生理盐水冲洗管道，关闭吸引器开关。处理吸痰管、脱手套，整理操作器械。操作结束后告知患者相关注意事项。

报告考官，操作完毕。

三、课后练习

（一）填空题

1. 电动吸引器吸痰是利用了 _____ 原理。

2. 每次吸痰时间不宜超过 _____ 秒，原因是 _____。

（二）简答题

1. 吸痰的目的有哪些？

2. 经口、鼻吸痰法的注意事项是什么？

第三节　胃管置入术

【实训目的】

1. 掌握胃管置入术适应证、禁忌证。

2. 掌握插胃管（不包括洗胃操作）方法。

3. 掌握注意事项。

胃管置入术

【实训内容】

一、胃管置入术思维导图

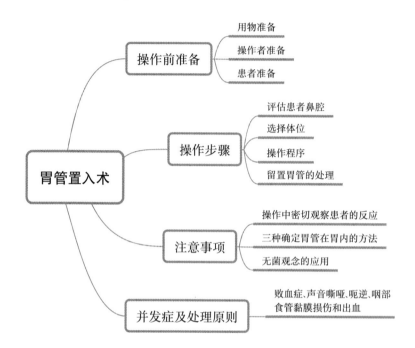

操作前准备 —— 用物准备
操作者准备
患者准备

操作步骤 —— 评估患者鼻腔
选择体位
操作程序
留置胃管的处理

胃管置入术

注意事项 —— 操作中密切观察患者的反应
三种确定胃管在胃内的方法
无菌观念的应用

并发症及处理原则 —— 败血症、声音嘶哑、呃逆、咽部食管黏膜损伤和出血

二、胃管转入术单项考核

基本操作评分标准——胃管置入术（100分）

班级＿＿＿＿＿＿＿＿　　　学号＿＿＿＿＿＿　　　姓名＿＿＿＿＿＿

项目	评价要点	分值	得分
操作前准备	操作前告知患者或家属操作的目的并取得配合。（2分） 戴帽子、口罩（头发、鼻孔不外露），洗手（口述）。（5分） 物品准备：盛水的治疗碗、胃管、手套、棉签、纱布、治疗巾、注射器、石蜡油、弯盘、别针、听诊器、胶布等。（8分） 协助患者取半卧位，戴手套，铺治疗巾，置弯盘于患者口角旁。（3分） 检查患者鼻腔，用湿棉签清洁鼻孔。（2分）	20分	
插胃管操作过程	取出胃管，测量需要插入的长度（或看清刻度），一般成人为45～55 cm。（8分） 用石蜡油涂抹需要插入的胃管部分，鼻尖至耳垂再到剑突或前额发际线至剑突。（7分） 沿选定的鼻孔插入胃管，插入14～16 cm（咽喉部）时，嘱患者做吞咽动作，并在吞咽时顺势将胃管向前推进，直至预定长度（45～55 cm）。为止。（8分）	15分	

续表

项目	评价要点	分值	得分
插胃管操作过程	检查胃管是否盘曲在口中，如昏迷患者去枕头后仰，当插入 10～15 cm 时，左手托起下颌靠近胸骨柄。（7 分）	15 分	
	确定胃管是否在胃内（三选一）。 1. 抽取胃液法：经胃管抽出胃液。 2. 气过水声法：将听诊器放在患者上腹部，快速经胃管向胃内注入 10 mL 左右的空气，听到气过水声。 3. 气泡溢出法：胃管末端置于盛水的治疗碗内，如无气泡溢出，可排除误插入气管。	25 分	
	确定胃管在胃内后，擦去口鼻处分泌物，脱手套。（2 分） 用胶布将胃管固定于鼻翼及面颊部。（3 分） 将胃管末端接负压引流器。（5 分） 撤治疗巾，清洁患者面部。（3 分） 操作结束后告知患者相关注意事项。（2 分）	15 分	
提问	肠梗阻患者为什么要放置胃管？ 可以利用胃管进行胃肠减压，减轻肠梗阻程度。	10 分	
总分		100 分	

考官签名：_____

三、课后练习

（一）填空题

1. 一般成人插管长度为 _____。

2. 为昏迷患者留置胃管应采用的最佳体位是 _____。

3. 为昏迷患者插胃管时为提高成功率，正确的做法是 _____，目的是 _____。

（二）简答题

1. 判断胃管是否在胃内的方法有哪几种？

2. 昏迷患者插胃管如何调整患者头位配合操作？

附录（操作脚本）：

胃管置入术

各位考官好，现光线充足，我已规范着装，用物已备齐，戴好口罩帽子，可进行操作。

快速手消。

操作前告知患者或家属操作的目的并取得配合。

协助患者取半卧位，戴手套，铺治疗巾，置弯盘于患者口角旁。

检查患者鼻腔，用湿棉签清洁鼻孔。

取出胃管，测量需要插入的长度（或看清刻度），鼻尖至耳垂再到剑突或前额发际线至剑突，一般成人为 45～55 cm。

用石蜡油涂抹需要插入的胃管部分。

沿选定的鼻孔插入胃管，插入 14～16 cm（咽喉部）时，嘱患者做吞咽动作，并在吞咽时顺势将胃管向前推进，直至预定长度（45～55 cm）。

嘱患者张口，检查胃管是否盘曲在口中。

确定胃管是否在胃内（选用以下 3 种方法之一即可）。

抽取胃液法：经胃管抽出胃液，测定 pH 值为酸性。

气过水声法：将听诊器放在患者上腹部，快速经胃管向胃内注入 10 mL 左右的空气，听到气过水声。

气泡溢出法：胃管末端置于盛水的治疗碗内，如误入气管，则有气泡溢出。

确定胃管在胃内后，擦去口鼻处分泌物，脱手套。

用胶布将胃管固定于鼻翼及面颊部。

如需要负压引流的，则连接胃管至负压引流盒，压缩引流盒并密闭；不需要负压引流的，则密闭胃管；

撤治疗巾，清洁患者面部。

操作结束后告知患者相关注意事项。

报告考官，操作完毕。

第四节　导尿术

【实训目的】

1. 掌握导尿术适应证、禁忌证。

2. 掌握导尿术方法。

3. 掌握注意事项。

【实训内容】

一、导尿术思维导图

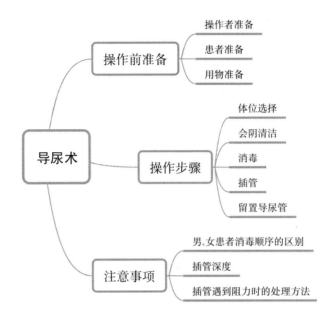

二、导尿术单项考核

基本操作评分标准——男患者留置导尿术（100分）

班级＿＿＿＿＿＿＿＿　　　学号＿＿＿＿＿＿＿＿　　　姓名＿＿＿＿＿＿＿＿

项目	评价要点	分值	得分
操作前准备	操作前告知患者及家属留置导尿的目的并取得配合。（5分） 嘱患者仰卧位。（5分） 戴帽子、口罩（头发、鼻孔不外露），洗手（口述），戴手套。（5分） 清洁患者阴茎及阴囊，需翻开包皮清洗。（5分）	20分	
初次消毒	用消毒棉球自尿道口向外旋转擦拭，消毒至阴茎根部及其周围，消毒2～3遍。（10分） 更换无菌手套。（5分） 铺洞巾，仅暴露阴茎。（5分）	20分	
二次消毒	用注射器检查导尿管球囊是否漏气并用无菌润滑油涂抹导尿管前端。（5分） 导尿管末端用血管钳夹闭，置于消毒碗盘中。（10分） 无菌纱布包裹阴茎并提起，使之与腹壁成60°，用消毒棉球再次擦拭尿道口。（10分）	25分	

续表

步骤	评价要点	分值	得分
置入尿管	右手用镊子将导尿管慢慢插入尿道 20～22 cm，见尿后将导尿管再插入 7～10 cm，保证球囊完整进入膀胱。（10 分） 连接注射器，根据导尿管上注明的气囊容积向气囊内注入等量无菌溶液。缓慢向外牵引导尿管至遇到阻力时为止，导尿管末端接引流袋。（10 分） 操作结束后告知患者及家属相关注意事项。（5 分）	25 分	
综合评价	程序正确。（2 分） 操作规范，动作熟练。（2 分） 注意保护患者。（2 分） 操作前充分沟通。（2 分） 操作中关爱患者。（2 分）	10 分	
总分		100 分	

考官签名：_____

附录（检查脚本）：

男患者留置导尿术

各位考官好，现光线充足、已规范着装，用物已备齐，戴好口罩帽子，可进行操作。

快速手消。操作前告知患者留置导尿的目的并取得配合。嘱患者仰卧位。初次消毒：清洁患者阴茎及阴囊，需翻开包皮清洗（注意清洁顺序是从外侧向内侧消毒）。更换无菌手套。

铺洞巾，仅暴露阴茎。用注射器检查导尿管球囊是否漏气。用消毒棉球自尿道口向外旋转擦拭，消毒至阴茎根部及其周围，消毒 2～3 遍。用无菌润滑油涂抹导尿管前端。左手用无菌纱布包裹阴茎并竖直向上提起，再向腹侧略后仰，使之与腹壁成 60°。右手用镊子将导尿管慢慢插入尿道 20～22 cm，见有尿液溢出后，再插入 7～10 cm。连接注射器，根据导尿管上注明的气囊容积向气囊内注入等量无菌溶液。缓慢向外牵引导尿管至遇到阻力时为止，导尿管末端接引流袋。清洁操作区域，固定引流袋于床旁，协助患者还原体位，告知患者相关注意事项。

报告考官，操作完毕。

男患者留置导尿术

基本操作评分标准——女患者留置导尿术（100分）

班级_____　　学号_____　　姓名_____

项目	评价要点	分值	得分
操作前准备	操作前告知患者及家属留置导尿的目的并取得配合。（5分） 嘱患者仰卧位。（5分） 戴帽子、口罩（头发、鼻孔不外露），洗手（口述），戴手套。（5分） 协助患者清洁外阴。（5分）	20分	
初次消毒	用消毒棉球自尿道口由外向内，自上而下依次消毒阴阜、大阴唇；左手分开大阴唇，消毒小阴唇和尿道口。（10分） 更换无菌手套。（5分） 铺洞巾，露出尿道口。（5分）	20分	
二次消毒	检查导管是否漏气，并用无菌润滑油涂抹导尿管。（5分） 导尿管末端用血管钳夹闭，置于消毒碗盘中。（10分） 以左手拇指、示指分开并固定小阴唇，由内向外，自上而下先对侧后近侧，消毒尿道口、两侧小阴唇、尿道口。（10分）	25分	
置入尿管	右手用镊子将导尿管慢慢插入尿道4～6 cm，见尿后，再插入7～10 cm。（10分） 连接注射器，根据导尿管上注明的气囊容积向气囊内注入等量无菌溶液。缓慢向外牵引导尿管至遇到阻力时为止，导尿管末端接引流袋。（10分） 操作结束后告知患者及家属相关注意事项。（5分）	25分	
综合评价	程序正确。（2分） 操作规范，动作熟练。（2分） 注意保护患者。（2分） 操作前充分沟通。（2分） 操作中关爱患者。（2分）	10分	
总分		100分	

考官签名：_____

附录（检查脚本）：

女患者留置导尿术

各位考官好，现光线充足、已规范着装，用物已备齐，戴好口罩帽子，可进行操作。快速手消。操作前告知患者及家属留置导尿的目的并取得配合。

嘱患者仰卧位，两腿屈膝外展，臀下垫无纺布或中单。

初次消毒：一手戴手套，一手持镊子夹消毒棉球，由外向内，自上而下依次消毒阴阜、大阴唇；左手分开大阴唇，消毒小阴唇和尿道口。

更换无菌手套。铺洞巾，露出尿道口。

注射器向导尿管侧管内注入空气或生理盐水检验水囊有无破损并用无菌润滑油涂抹导尿管前端。

分开小阴唇，另一手持镊子顺序消毒尿道口，小阴唇。右手用镊子将导尿管慢慢插入尿道 4～6 cm，见有尿液流出后，继续插入 7～10 cm。连接注射器，根据导尿管上注明的气囊容积向气囊内注入等量无菌溶液，缓慢向外牵引导尿管至遇到阻力时为止，导尿管末端接引流袋。

清洁操作区域，固定引流袋于床旁，协助患者还原体位，告知患者相关注意事项。

报告考官，操作完毕。

三、课后练习

（一）填空题

1. 为膀胱高度膨胀患者导尿，第一次放尿超过 _____ 时会出现 _____、_____。

2. 男性尿道两个生理性弯曲 _____、_____。

3. 留置尿管期间，为预防尿路感染应保证充足的饮水量，饮水每日维持在 _____。

（二）简答题

膀胱冲洗的目的是什么？

第五节 静脉穿刺术

【实训目的】

1. 了解静脉穿刺的内容。

2. 掌握静脉穿刺技术。

3. 掌握静脉穿刺注意事项。

【实训内容】

一、静脉穿刺术思维导图

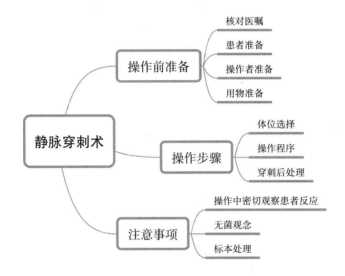

二、动静脉穿刺术（静脉）单项考核

基本操作评分标准——静脉穿刺术（100分）

班级_____　　　学号_____　　　姓名_____

项目	评价要点	分值	得分
操作前准备	操作前告知患者静脉穿刺的目的并取得患者的配合。（5分） 戴帽子、口罩（头发、鼻孔不外露），洗手（口述）。（5分） 局部肢体放置妥当，暴露采血部位。（5分）	15分	
消毒	在穿刺点上方6～8 cm处扎止血带，常规消毒2～3遍。（10分）	10分	
静脉穿刺	用左手固定好肢体及穿刺部位，右手持注射器，在预定穿刺点穿刺，穿刺针向静脉近心端与皮肤呈30°～45°缓慢刺入。（20分） 见回血后，抽动活塞取所需血量。（10分） 采血完毕，松止血带，嘱患者松拳，迅速拔出针头，用无菌干棉签按压具部3～5分钟。（10分）	40分	
标本采集	按要求将静脉血注入标本容器。（15分） 操作结束后告知患者相关注意事项。（10分）	25分	
综合评价	程序正确。（2分） 操作规范，动作熟练。（2分） 注意保护患者。（2分） 操作前充分沟通。（2分） 操作中关爱患者。（2分）	10分	

续表

项目	评价要点	分值	得分
	总分	100 分	

考官签名：＿＿＿＿＿＿

附录（操作脚本）：

动静脉穿刺术（静脉）

各位考官好，现光线充足，我已规范着装，用物已备齐，戴好口罩帽子，可进行操作。

快速手消。操作前告知患者静脉穿刺的目的并取得患者的配合。

局部肢体放置妥当，暴露采血部位。

在穿刺点上方 6～8 cm 处扎止血带，常规消毒 2～3 遍。

用左手固定好肢体及穿刺部位，右手持注射器，在预定穿刺点穿刺，穿刺针向静脉近心端与皮肤呈 30°～45° 缓慢刺入。

见回血后，抽动活塞取所需血量。采血完毕，松止血带，嘱患者松拳，迅速拔出针头，用无菌干棉签按压具部 3～5 分钟。

按要求将静脉血注入标本容器。操作结束后告知患者相关注意事项。

报告考官，操作完毕。

三、课后练习

（一）填空题

1. 针头的构造分 ＿＿＿＿＿、＿＿＿＿＿、＿＿＿＿＿。

2. 穿刺针与皮肤呈 ＿＿＿＿＿ 缓慢刺入。

3. 用消毒棉球在静脉穿刺区域由内向外 ＿＿＿＿＿cm，消毒 ＿＿＿＿＿ 遍。

（二）简答题

静脉穿刺术有哪些注意事项？

第六节　穿脱隔离衣技术

【实训目的】

1. 了解穿脱隔离衣的内容。

2. 掌握穿脱隔离衣方法。

3. 掌握穿脱隔离衣的注意事项。

穿脱隔离衣

【实训内容】

一、穿脱隔离衣思维导图

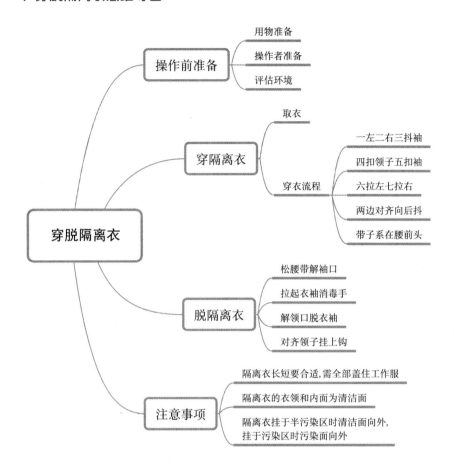

- 穿脱隔离衣
  - 操作前准备
    - 用物准备
    - 操作者准备
    - 评估环境
  - 穿隔离衣
    - 取衣
    - 穿衣流程
      - 一左二右三抖袖
      - 四扣领子五扣袖
      - 六拉左七拉右
      - 两边对齐向后抖
      - 带子系在腰前头
  - 脱隔离衣
    - 松腰带解袖口
    - 拉起衣袖消毒手
    - 解领口脱衣袖
    - 对齐领子挂上钩
  - 注意事项
    - 隔离衣长短要合适,需全部盖住工作服
    - 隔离衣的衣领和内面为清洁面
    - 隔离衣挂于半污染区时清洁面向外,挂于污染区时污染面向外

二、穿脱隔离衣检查单项考核

基本操作评分标准——穿脱隔离衣技术（100分）

班级_____　　　学号_____　　　姓名_____

项目	评价要点	分值	得分
操作前准备	门外设立隔离衣悬挂架（柜或壁橱），备流水洗手设备、干手设备。（2分）	10分	
	消毒液、避污纸、隔离衣、一次性医用橡胶手套、挂衣架、医疗垃圾袋。（4分）		
	修剪指甲、洗手、戴口罩。（1分） 工作服、帽子穿戴整齐。（1分） 取下手表等首饰。（1分） 卷袖过肘。（1分）		

续表

项目	评价要点	分值	得分
取衣	手持衣领取下隔离衣。（1分） 将衣领两端向外反折，露出肩袖内口。（2分）	3分	
套袖	右手持衣领，左手伸入袖内。（2分） 右手将衣领向上拉，使左手露出。（2分） 换手持衣领，依上法穿好另一袖。（2分） 举起双手将衣袖向上抖。（2分）	8分	
系扣	两手持衣领，由前向后理顺领边，扣上领扣。（4分） 依次系好肩扣、袖扣。（4分）	8分	
卷边	两手分别从腰部自一侧衣缝向下约5 cm处渐向前拉。（3分） 见到衣边后自衣外2 cm捏住边缘。（3分） 两手在背后对齐边缘向后下方拉直，多余部分向一边卷好。（2分）	8分	
系带	以一手按住卷折处，一手解松腰带活结。（4分） 将带拉至背后交叉，绕至前侧打一活结。（4分）	8分	
戴手套	戴一次性手套，手套包裹隔离衣袖口。（5分）	5分	
脱手套	治疗结束，脱一次性手套。离手套边缘2 cm捏起手套污染面，翻转脱下第一只手套。（4分） 清洁手插入第二只手套内面翻转脱下第二只手套，放入医疗垃圾袋内。（4分）	8分	
解带扣	解开腰带，腰前系活结。（4分） 解开肩扣、袖扣，在肘部将部分衣袖塞入工作服衣袖下。（4分）	8分	
洗手	七步洗手，干手。（8分）	8分	
脱衣袖	解开领扣。（3分） 右手示指、中指伸入左袖内拉下衣袖过手，用遮盖着的左手在外面拉下右侧衣袖。（3分） 两手在衣袖内使衣袖对齐，双臂逐渐退出。（2分）	8分	
挂衣钩	两手持领，将隔离衣两边对齐，挂在衣钩上。（4分） 需更换的隔离衣，脱下后清洁面向外，卷好投入污物袋中。（4分）	8分	
综合评价	操作过程熟练规范。（5分） 逻辑清晰，体现隔离观念。（5分）	10分	
总分		100分	

考官签名：_____

附录（操作脚本）：

穿脱隔离衣

各位考官好，现光线充足、已规范着装，用物已备齐，戴好口罩帽子，可进行操作。快速手消。

穿隔离衣

手持衣领从衣钩上取下隔离衣，清洁面朝向自己将衣服展开，露出肩袖内口。右手持衣领，左手伸入袖内并向上抖，拉衣领使手露出，同法穿好另一袖管。两手沿衣领边缘由前向后，在颈后系好领口，然后扣好袖扣或系上袖带。

从腰下 5 cm 侧衣缝处将隔离衣后身部分向前拉，触及并捏住衣边。同法将另一侧衣边捏住。两手在背后将两侧衣边对齐，向内卷，以一手按住，另一手将腰带拉至背后压住折叠处，在背后交叉，回到前面打一个活结，系好腰带。

脱隔离衣

解开腰带，将腰带牵至身前，并打一个活结。解开袖口，在肘部将部分袖管塞入袖内，暴露前臂。卫生手消毒（七步法洗手）。解开衣领。一手伸入另一侧袖口内清洁面，拉下衣袖过肘，再用衣袖遮盖着的手在外面拉下另一衣袖；两手在袖内使袖子对齐，双臂逐渐退出。双手持衣领。将隔离衣清洁面向外对齐，挂在钩上。不再穿的隔离衣，脱下后清洁面向外，卷好投入污物袋中。

报告考官，操作完毕。

三、课后练习

（一）填空题

使用隔离衣的目的有以下几点：

（1）保护 _____ 和 _____ 人身安全。

（2）防止 _____ 传播。

（3）避免 _____。

（二）简答题

1. 穿脱隔离衣的注意事项有哪些？

2. 隔离衣的适用范围是什么？

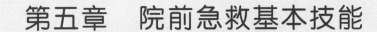

第五章　院前急救基本技能

第一节　脊柱损伤的搬运

【实训目的】
1. 熟悉脊柱损伤判断标准。
2. 掌握脊柱损伤患者的正确搬运方法。
3. 了解搬运过程中的注意事项。
【实训内容】

脊柱损伤搬运

一、脊柱损伤的搬运思维导图

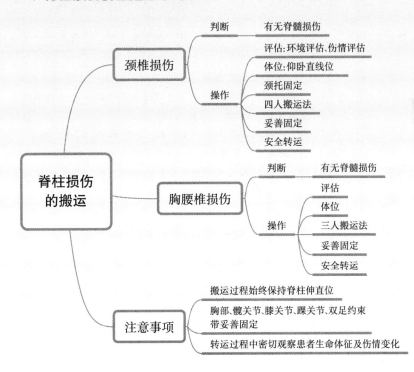

二、脊柱损伤的搬运

基本操作评分标准——脊柱损伤的搬运（100分）

班级_____   学号_____   姓名_____

项目	评价内容	评价要点	分值	得分
操作前准备	评估	评估环境安全。（5分） 检测患者生命体征。（5分）	20分	
	物品准备	担架或木板、门板等、颈托、固定带。（5分）		
	伤情沟通	告知患者搬运目的，取得患者配合，缓解焦虑紧张情绪。（5分）		
操作过程	搬运	将患者两下肢伸直，两手相握于身前，以保持脊柱伸直位，不能屈曲或扭转。（8分） 现场选择搬运工具，准备硬质担架、木板或门板等。（5分） 三人或四人站在患者同一侧（8分）。对颈椎损伤的伤员，还要另有一人专门拖扶头部，并沿纵轴向上略加牵引（8分）。 搬运时数人同时用力。（5分） 用手平托患者的头颈、躯干及下肢，使伤员成一整体平直拖至担架上，注意不要使躯干扭曲。（8分）	42分	
	固定	固定伤员：在伤处垫一薄枕，使此处脊柱稍向上突，然后用固定带把伤员固定在硬质担架上，使伤员不能左右转动、移动。（5分） 一般用4条带子固定：胸、上臂水平，前臂、腰水平，大腿水平，小腿水平各一条带子将伤员绑在担架上。（8分） 用颈托固定头颈部，如果无颈托可用沙袋或衣物等置于颈部两侧以固定头颈部。（5分）	18分	
终合评价	操作细节	操作熟练，动作轻柔、敏捷，爱伤意识明显。（10分）	20分	
	医患沟通	固定结束后告知患者相关注意事项。（10分）		
时间				
总分			100分	

考官签名：_____

脊柱损伤的搬运实训报告

患者姓名_____ 性别_____ 年龄_____ 操作日期_____

1. 损伤部位：_____。

2. 搬运前神经系统情况：_____。

3. 搬运后神经系统情况：_____。

4. 生命体征：_____。

签名 _____

附录（检查脚本）：

脊柱损伤的搬运

各位考官好，下面进行的是脊柱损伤的搬运。

前方发现患者，现场环境安全。您好，我是急救人员，经过检查，考虑您脊柱损伤，需要把您搬运到担架上，请不要乱动，以免加重病情。

整理患者体位，将患者两下肢伸直，两手相握于身前，以保持脊柱伸直位，不能屈曲或扭转。将脊柱搬运板放于患者侧面。

胸腰椎骨折：三人位于患者同一侧，三人双手分别置于上臂、胸水平，前臂、上腹水平，下腹、大腿上段水平和大腿下段、小腿水平，三人用力平拖患者，动作协调一致，保持患者脊柱无扭转。

颈椎骨折：一人负责固定颈椎，保持颈椎伸直无移位，一般采用头胸锁固定，另外三人负责搬运躯干。

固定伤员：用至少4条约束带在胸、上臂水平，前臂、腰水平，大腿水平，小腿水平将伤员固定在担架上。颈椎骨折时，可上颈托或者使用头部固定器，如无颈托，可用沙袋或衣物等于颈部两侧固定。

您还好吗，评估患者生命体征，转运医院接受进一步治疗。

整理急救用物，物品分类放置。

报告考官，操作完毕。

三、课后练习

（一）填空题

1. 脊柱损伤患者的搬运方法是 _____ 和 _____。

2. 脊柱损伤患者在搬运过程中，最正确的体位是 _____。

3. 判断脊柱骨折脱位是否并发脊髓损伤，最重要的检查是 _____。

（二）简答题

1. 搬运脊柱损伤患者时为什么要三人平托并同时用力？

2. 颈椎损伤患者搬运时，为什么要专人托头部并向外牵引？

第二节　四肢骨折现场急救外固定技术

四肢骨折现场
急救外固定

【实训目的】

1. 熟悉四肢骨折现场急救外固定的适应证。

2.掌握四肢骨折现场急救外固定的方法。

3.了解骨折急救外固定的注意事项。

【实训内容】

一、四肢骨折现场急救外固定术思维导图

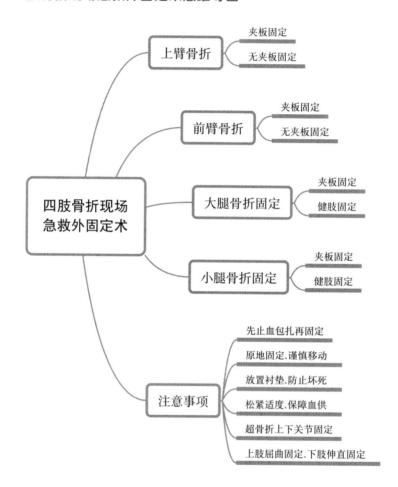

二、四肢骨折现场急救外固定技术

基本操作评分标准——四肢骨折现场急救外固定技术（100分）

班级＿＿＿＿＿＿＿＿＿　　学号＿＿＿＿＿＿＿＿＿　　姓名＿＿＿＿＿＿＿＿＿

项目	评价内容	评价要点	分值	得分
操作前准备	评估	测量生命体征，评估肢体远端血运、运动及感觉状况。（5分）	5分	
	用具准备	选择正确的夹板、三角巾、绷带等用具。（3分）	3分	
	伤情沟通	与患者家属交代病情，做好解释工作，争取患者配合。（2分）	2分	

续表

项目	评价内容	评价要点	分值	得分
操作过程	肱骨（上臂）骨折固定法	夹板固定法：用两块夹板分别放在上臂内外两侧（如果只有一块夹板，则放在上臂外侧），用绷带或三角巾等将上下两端固定。肘关节屈曲90°，前臂用小悬臂带悬吊。（10分）	10分	
		无夹板固定法：将三角巾折叠成10～15 cm宽的条带，其中央正对骨折处，将上臂固定在躯干上，于对侧腋下打结。屈肘90°，再用小悬臂带将前臂悬吊于胸前。（10分）	10分	
	尺、桡骨（前臂）骨折固定法	夹板固定法：用两块长度超过肘关节至手心的夹板分别放在前臂的内外侧（只有一块夹板，则放在前臂外侧）并在手心放好衬垫，让伤员握好，以使腕关节稍向背屈，再固定夹板上下两端。屈肘90°，用大悬臂带悬吊，手略高于肘。（10分）	10分	
		无夹板固定法：采用大悬臂带、三角巾固定法。用大悬臂将骨折的前臂悬吊于胸前，手略高于肘。再用一条三角巾将上臂一起固定于胸部，在健侧腋下打结。（10分）	10分	
	股骨（大腿）骨折固定法	夹板固定法：伤员仰卧，伤腿伸直。用两块夹板（内侧夹板长度为上至大腿根部，下过足跟；外侧夹板长度为上至腋下，下达足跟）分别放在伤腿内外两侧（若只有一块夹板则放在伤腿内侧），并将健肢靠近伤肢，使双下肢并列，两足对齐。关节处及空隙部位均放置衬垫，用5～7条三角巾或布带将骨折部位的上下两端固定，分别固定腋下、腰部、膝、踝等处。足部用三角巾"8"字固定，使足部与小腿呈直角。（10分）	10分	
		无夹板固定法：伤员仰卧，伤腿伸直，健肢靠近伤肢，双下肢并列，两足对齐。在关节处与空隙部位之间放置衬垫，用5～7条三角巾或布条将两腿固定在一起（固定原则正确）。足部用三角巾"8"字固定，使足部与小腿呈直角。（10分）	10分	
	胫腓骨（小腿）骨折固定法	夹板固定法：伤员仰卧，伤腿伸直。夹板长度超过膝关节，上端固定至大腿，下端固定至踝关节及足底。并将健肢靠近伤肢，使双下肢并列，两足对齐。关节处及空隙部位均放置衬垫，用4～6条三角巾或布带将骨折部位的上、下两端固定，分别固定大腿、膝、踝等处。足部用三角巾"8"字固定，使足部与小腿呈直角。（10分）	10分	
		无夹板固定法：伤员仰卧，伤腿伸直，健肢靠近伤肢，双下肢并列，两足对齐。在关节处与空隙部位之间放置衬垫，用4～6条三角巾或布带将两腿固定在一起（固定原则正确）。足部用三角巾"8"字固定，使足部与小腿呈直角。（10分）	10分	

续表

项目	评价内容	评价要点	分值	得分
综合评价	操作熟练	操作熟练，动作轻柔、敏捷，爱伤意识明显。（5分）	10分	
	物品归置	操作物品复原整理有序。（3分）		
	医患沟通	固定操作后合理交代注意事项。（2分）		
总分			100分	

考官签名：_____

四肢骨折现场急救外固定技术实训报告

伤者姓名 _____ 性别 _____ 年龄 _____ 操作日期 _____

1. 骨折部位：_____。

2. 外伤类型：_____，神经损伤情况：_____，末梢血运情况：_____。

3. 操作前伤者情况：_____。

4. 操作后伤者情况：_____，生命体征：_____。

签名 _____

附录（检查脚本）：

四肢骨折现场急救外固定技术

临床情景：伤者右小腿中段肿胀、压痛明显，成角畸形，活动受限，请立即行骨折固定操作。

各位考官好，我进行的是骨折的夹板固定操作。

我将帮你进行骨折固定，请不要紧张，请您配合我的治疗，不要移动肢体。

戴无菌手套。

伤员仰卧，伤腿伸直，助手妥善牵引固定右下肢，防止肢体移动。

取合适夹板两块，夹板长度超过膝关节，上端固定至大腿，下端固定至踝关节及足底，肢体与夹板间均放置衬垫。

用5～7条三角巾或布带进行绑扎固定，先将骨折部位的上、下两端固定，然后分别固定大腿、膝、踝等处。

足部用三角巾"8"字固定，使足部与小腿呈直角。

评估患者生命体征，检查肢体末梢血运，防止肢体坏死。转运医院接受进一步治疗。

整理急救用物，物品分类放置。

报告考官，操作完毕。

三、课后练习

（一）填空题

1. 骨折三联征是 _____、_____、_____。

2.依据骨折是否和外界相通可分为 ＿＿＿＿＿＿ 和 ＿＿＿＿＿＿。

3.骨折治疗的原则是 ＿＿＿＿＿＿、＿＿＿＿＿＿、＿＿＿＿＿＿。

（二）简答题

1.四肢骨折固定的目的是什么？

2.骨折临时固定的注意事项有哪些？

第三节　心肺复苏

【实训目的】

1.熟悉心搏呼吸骤停的判断标准。

2.能够正确实施高质量的徒手心肺复苏术。

3.了解心肺复苏中的注意事项。

【实训内容】

一、心肺复苏思维导图

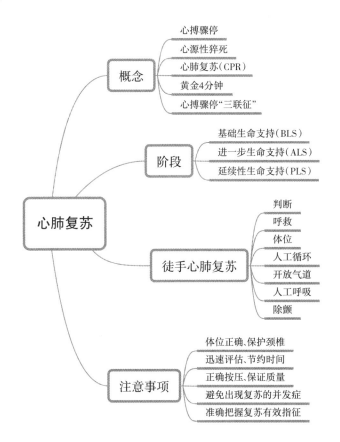

心肺复苏
（院内版）

心肺复苏术
（院外版）

除颤术

二、心肺复苏单项考核

基本操作评分标准——心肺复苏术（100分）

班级_____ 学号_____ 姓名_____

临床情境：就诊患者在门诊大厅突然倒地晕厥。

项目	评价内容	评价要点	分值	得分
操作前准备	报告评委	操作小组："报告考官，心肺复苏操作准备完毕，请指示"。（2分）	2分	
	评估与呼救	评估意识，5秒内完成，报告结果。（2分） 评估呼吸、大动脉搏动，5～10秒完成，报告结果。（2分） 确认患者意识丧失，立即呼叫。（2分）	6分	
	安置体位	将患者安置于硬板床，取仰卧位。（2分） 去枕，头、颈、躯干在同一轴线上。（2分） 双手放于两侧，身体无扭曲。（2分）	6分	
操作过程	心脏按压	抢救者位于患者右侧。（1分） 解开衣领、腰带，暴露患者胸腹部。（2分） 按压部位：胸骨中下1/3交界处。（5分） 按压方法：两手掌根部重叠，手指翘起不接触胸壁，上半身前倾，两臂伸直，垂直向下用力，按压和放松时间相等，放松时手掌不能离开胸壁。（10分） 按压幅度：胸骨下陷5～6 cm。（5分） 按压频率：100～120次/分。（5分）	28分	
	开放气道	检查口腔，清除口腔异物。（2分） 取出活动义齿（口述）。（1分） 判断颈部有无损伤，开放气道（下颌和耳垂连线与床板或地面垂直）。（2分）	5分	
	人工呼吸	捏住患者鼻孔。（5分） 深吸一口气，用力吹气，直至患者胸廓抬起（潮气量为400～600 mL）。（5分） 吹气时注意观察胸廓情况。（2分） 连续2次。（5分） 按压与人工呼吸之比：30∶2，连续5个循环。（5分）	22分	
	判断复苏效果	操作5个循环后，判断并报告复苏效果。（1分） 颈动脉恢复搏动。（2分） 自主呼吸恢复。（2分） 散大的瞳孔缩小，对光反射存在。（2分） 平均动脉血压大于60 mmHg（规范测量血压，边说边做）。（2分） 面色、口唇、甲床和皮肤色泽转红。（2分）	11分	

续表

项目	评价内容	评价要点	分值	得分
操作过程	复苏评价	正确完成5个循环复苏，人工呼吸与心脏按压质量高。（5分）	5分	
操作后	整理记录	整理用物，分类放置。（2分） 记录抢救情况（口述）。（1分） 报告操作完毕（计时结束）。（1分）	4分	
综合评价	规范熟练	抢救及时，程序正确，操作规范，动作迅速。（2分） 注意保护患者安全和职业防护。（2分） 用物准备齐全。（2分） 按时完成。（2分）	8分	
	人文与沟通	态度和蔼，自然真切，没有表演痕迹。（1分） 操作中关爱体恤。（1分） 充分体现人文关怀。（1分）	3分	
总分			100分	

考官签名：_____

心肺复苏术实训报告

患者姓名 _____　性别 _____　年龄 _____　操作日期 _____

操作阶段	日期	时间	颈动脉搏动		自主呼吸		瞳孔对光反射		面色、口唇和皮肤颜色			签名
			恢复	消失	恢复	消失	存在	消失	红润	苍白	发绀	
操作前												
操作后												

附录（检查脚本）：

心肺复苏术

报告考官，心肺复苏操作准备完毕，请指示。

前方发现患者，（环顾现场）现场环境安全，喂喂，你怎么了。喂喂，你怎么了。患者无反应。

1001、1002、…、1005，患者无颈动脉搏动，无自主呼吸。快来人啊，患者晕倒了，请帮忙通知医生护士推抢救车、除颤仪协助抢救。

将患者置于地面，取仰卧位，保持头、颈、躯干在同一轴线上，双手放于身体两侧，身体无扭曲。

立即开始胸外心脏按压，01、02、03、04、05、06…25、26、27、28、29、30。

检查患者口腔，清理口腔异物。开放气道。（口对口吹气两次）

01、02、03、04、05、06…25、26、27、28、29、30。（按压与吹气循环5次）

1001、1002…1005，患者颈动脉搏动恢复，自主呼吸恢复，散大的瞳孔缩小，对光反射存在，面色、口唇、甲床和皮肤色泽转为红润，平均动脉血压大于60 mmHg（规范测血压）。患者意识恢复，呼吸、循环恢复，心肺复苏成功。

您好，您刚刚晕倒了，我对您进行了心肺复苏，为了您的安全将您的头偏向一侧，下面将您送入重症病房进一步治疗。

整理用物，分类放置。

报告考官，徒手心肺复苏操作完毕，请指示。

三、课后练习

（一）填空题

1. 导致心搏骤停的原因可分为 ＿＿＿＿＿＿＿ 和 ＿＿＿＿＿＿＿ 两类。

2. "生存链"包括 ＿＿＿＿＿＿、＿＿＿＿＿＿、＿＿＿＿＿＿、＿＿＿＿＿＿、＿＿＿＿＿＿＿五个环节。

3. 胸外心脏按压 ＿＿＿＿＿ 个循环为一周期，如条件允许每 ＿＿＿＿＿ 分钟应换人按压，中断按压时间不得超过 ＿＿＿＿＿ 秒。

（二）简答题

1. 心搏呼吸骤停的临床表现有哪些？

2. 心肺复苏的有效指标有哪些？

3. 终止心肺复苏的指征有哪些？

第四节　简易呼吸器的使用

【实训目的】

1. 熟悉简易呼吸器使用的适应证。

2. 掌握简易呼吸器的使用方法。

3. 了解简易呼吸器使用的注意事项。

【实训内容】

一、简易呼吸器的使用思维导图

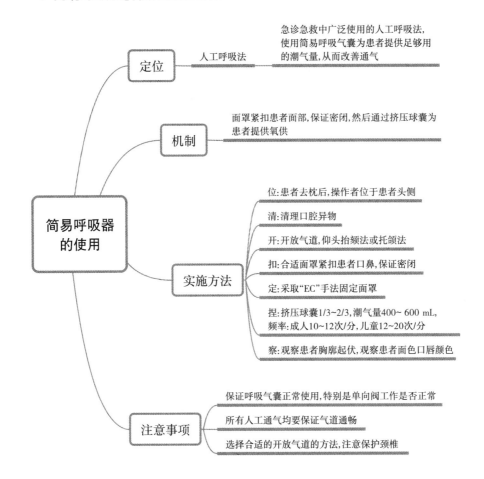

二、简易呼吸器的使用单项考核

基本操作评分标准——简易呼吸器的使用（100分）

班级_____ 学号_____ 姓名_____

项目	评价内容	评价要点	分值	得分
操作前准备	判断	判断患者呼吸（看：胸廓无起伏、听：无呼吸音、感觉：无气流逸出）（5分），患者无自主呼吸，去枕平卧，立即呼救，看抢救时间（5分）。	10分	
	物品准备	简易呼吸器1套、弯盘1个、纱布2块、手套1副。（5分）	5分	
	物品检查	检查简易呼吸器各配件性能并连接（面罩完好无漏气，压力适合，简易呼吸器各部件连接完好，氧气连接管无破损，储氧袋无漏气，各阀门工作良好）。（5分）	5分	

续表

项目	评价内容	评价要点	分值	得分
操作过程	开放气道	暴露胸廓，松开裤腰带，检查口鼻腔有无分泌物、有无义齿，有义齿要取出。有分泌物，头偏一侧，清除口鼻腔分泌物（5分）。仰头抬颏法开放气道（5分）。	10分	
	接通供氧	检查用氧装置性能良好。（5分）将简易呼吸器接上氧气，调节氧流量为 8～10 L/min，确定给氧管道通畅。（5分）	10分	
	操作手法	一手以EC手法固定面罩，另一手挤压呼吸囊。（15分）施救时应观察：患者胸廓是否随着呼吸囊的挤压而起伏；在呼气时观察面罩内是否呈雾气状态；每次送气量400～600 mL；频率成人为 10～12次/分，儿童12～20次/分；呼吸囊单向阀工作正常。（10分）	25分	
	效果评估	在挤压的过程中观察患者病情变化。患者面色转红、移开面罩。口唇红润，保持气道开放。（5分）看：胸廓有起伏，听：有呼吸音，感觉：有气流逸出；自主呼吸恢复，抢救成功，改鼻导管给氧 4～6 L/min。（5分）	10分	
操作后	病情观察	完整正确记录抢救全过程，密切观察患者的病情变化。（5分）	5分	
	医患沟通	帮助患者取合适体位，与患者合理沟通病情。（5分）	5分	
	物品处置	简易呼吸器各配件依次分离，浸泡消毒处理。（5分）消毒后将各部件依次序组装作好测试，放回指定位置。（5分）	10分	
	操作质量	动作敏捷，迅速准确；关心患者，操作细致。（5分）	5分	
总分			100分	

考官签名：_____

简易呼吸器的使用实训报告

患者姓名 _____ 性别 _____ 年龄 _____ 操作日期 _____

1. 患者情况：_____。

2. 口咽通畅情况：_____，开放气道情况：_____。

3. 氧流量：_____，潮气量：_____，通气频率：_____。

4. 操作后患者情况：_____，生命体征：_____。

签名 _____

附录（检查脚本）：

简易呼吸器的使用

各位考官好，我操作的是简易呼吸器使用。

（看、听、感觉判断呼吸）患者无自主呼吸，去枕平卧。戴帽子、口罩、七步洗手法。操作及用氧环境安全。

物品已备齐，面罩完好无漏气，压力适合，简易呼吸器各部件连接完好，氧气连接管无破损，储氧袋无漏气，各阀门工作良好。

检查口腔异物，清理口腔异物，开放气道。将简易呼吸器接上氧气，调节氧流量为 8～10 L/min，确定给氧管道通畅。

使用 EC 手法固定面罩，球囊给氧，施救时应观察，患者胸廓是否随着呼气囊的挤压而起伏，在呼气时应观察面罩内是否成雾气状态，潮气量为 400～600 mL。频率：成人为 10～12 次 / 分，儿童为 12～20 次 / 分。呼气囊单向阀工作正常。

注意观察患者病情变化，如面色转红，移开面罩。

口唇红润，保持气道开放。（判断呼吸）看胸廓有起伏，呼吸音正常，自主呼吸恢复，抢救成功，改鼻导管给氧 4～6 L/min。

整理用物，关闭供氧设备，分类放置，快速手消。

报告考官，操作完毕。

三、课后练习

（一）填空题

1. 简易呼吸器由 ＿＿＿＿＿、＿＿＿＿＿、＿＿＿＿＿ 和 ＿＿＿＿＿ 组成。

2. 怀疑患者头部或颈部受伤，应该采取 ＿＿＿＿＿ 开放气道。

3. 使用简易呼吸器，按压气囊时间与放松气囊时间之比约为 ＿＿＿＿＿。

（二）简答题

1. 使用简易呼吸器的目的是什么？

2. 使用简易呼吸器的注意事项有哪些？

参考文献 CANKAO WENXIAN

［1］王卫平，孙锟，常立文.儿科学［M］.9 版.北京：人民卫生出版社，2018.

［2］万学红，卢雪峰.诊断学［M］.9 版.北京：人民卫生出版社，2018.

［3］陈灏珠，钟南山，陆再英.内科学［M］.9 版.北京：人民卫生出版社，2018.

［4］龙明，张松峰.外科学［M］.8 版.北京：人民卫生出版社，2018.

［5］王泽华，王艳丽.妇产科学［M］.8 版.北京：人民卫生出版社，2019.

［课后习题］
参考答案

＋高等职业教育医学卫生类专业系列教材

供临床医学、护理、助产、康复等专业用

新形态一体化教材

临床医学综合实训
·思维实训分册

主　编　朱秀华　黄　波　杜志勇　钱　雪
副主编　冯　丽　夏　岚　李古月　孙晓丽

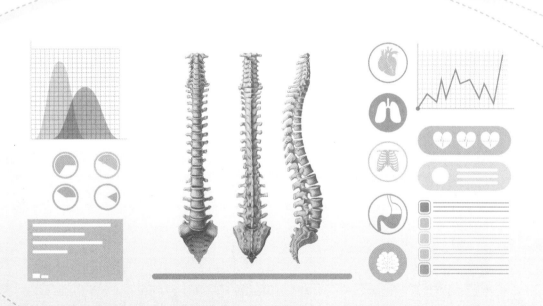

重庆大学出版社

国家一级出版社
全国百佳图书出版单位

内容提要

　　"临床医学综合实训"是高等职业教育医学卫生类专业的素质拓展课程，目的是培养医学生掌握执业医师大纲所要求的基本技能操作和临床思维，是临床医学专业要求学习掌握的重要课程。本书在编写过程中，将思政教育、职业素养、工匠精神、劳模精神的培养与课程内容融为一体，在培养医师医学专业技术能力的同时，也培养医师"仁心仁术仁爱"的职业精神，做好人民健康守门人。

　　《临床医学综合实训》分为两册：《技能实训分册》和《思维实训分册》。《技能实训分册》主要内容包括体格检查、内科常用诊疗操作技能、外科手术基本技能、护理基本技能、院前急救基本技能；《思维实训分册》主要内容包括临床病案分析、实验室检查结果判读、辅助检查结果判读。本书通过临床思维和临床技能训练，培养医学生临床诊疗能力。

　　本书可供高等职业教育临床医学、护理、助产、康复等专业师生使用，也可供相关医务工作者参考。

图书在版编目（CIP）数据

临床医学综合实训 . 思维实训分册 / 朱秀华等主编
. -- 重庆：重庆大学出版社，2024.1
高等职业教育医学卫生类专业系列教材
ISBN 978-7-5689-4365-9

Ⅰ.①临… Ⅱ.①朱… Ⅲ.①临床医学—高等职业教育—教材 Ⅳ.①R4

中国国家版本馆 CIP 数据核字 (2024) 第017598号

临床医学综合实训 • 思维实训分册
LINCHUANG YIXUE ZONGHE SHIXUN • SIWEI SHIXUN FENCE
主　编　朱秀华　黄　波　杜志勇　钱　雪
策划编辑：袁文华
责任编辑：杨育彪　　　版式设计：袁文华
责任校对：谢　芳　　　责任印制：赵　晟
＊
重庆大学出版社出版发行
出版人：陈晓阳
社址：重庆市沙坪坝区大学城西路 21 号
邮编：401331
电话：（023）88617190　88617185（中小学）
传真：（023）88617186　88617166
网址：http://www.cqup.com.cn
邮箱：fxk@cqup.com.cn（营销中心）
全国新华书店经销
重庆新华印刷厂有限公司印刷
＊
开本：787mm×1092mm　1/16　印张：13.25　字数：308 千
2024 年 1 月第 1 版　　2024 年 1 月第 1 次印刷
印数：1—3 000
ISBN 978-7-5689-4365-9　定价：69.00 元（全 2 册）

前言 QIANYAN

"临床医学综合实训"是我国高等职业教育医学卫生类专业的素质拓展课程，是由基础医学过渡到临床医学的桥梁课程，是学习临床基本技能最重要的一门课程。为适应我国高等职业教育医学卫生类专业教育教学改革与发展，本书在《临床思维实训》教材的基本框架上，编写了《临床医学综合实训》。

随着社会和医疗卫生事业的发展以及信息化教学的普及，高等职业教育对教材建设提出了更高的期望和能力要求。本书紧紧围绕培养从事临床医疗工作的医师这一目标，整合现有同类教学纸质教材和数字教材内容，打造新形态融合教材，并拓展出操作评分标准，创新教学评价，促使教学从"以知识传授为主"转变为"促进学生知识、能力、素质的全面发展"。

本书在内容的组织编写方面参考了新版《国家助理医师资格考试大纲》《专科医学教育标准——临床医学专业（试行）》等资料，采纳了院校师生和临床医师的意见，考虑到了学生在校学习与毕业后教育相衔接的教育教学体系。本次融合现代数字网络教学技术的新型教材编写模式，能够更方便地为读者提供生动、及时、丰富、实用的相关信息。

本次编写得到了编写组全体成员及兄弟院校同仁们的热情关心与大力支持。本书全体编委与参加新形态融合教材制作的技术人员，秉承认真负责的写作精神，使本书的编写工作能如期完成，在此表示诚挚的感谢。

因为编者水平有限，特别是配套数字化资源的内容还是一种探索，如有不当之处，敬请广大读者不吝赐教，惠予指正。

编　者
2023 年 12 月

第一章 病史采集

第一节 发 热

一、发热的诱因

　　发热的原因主要包括感染因素和非感染因素两大类。感染因素主要是指各种病原微生物如细菌、病毒、真菌、支原体、衣原体、立克次体、寄生虫等引起的全身性或局限性感染。感染因素均可引起发热，是发热的主要原因。一般情况下，感染引起的发热在发热前存在劳累、受凉、酗酒、精神刺激等可能致身体免疫力下降的诱因。而非感染因素是指由非病原微生物的其他物质引起的发热，主要包括以下几个方面。

　　1.无菌性的组织损伤和坏死　如：大面积烧伤、严重创伤、手术、内出血或心肌梗死、肢体坏死、恶性肿瘤、白血病、溶血反应等。

　　2.变态反应　风湿热及其他结缔组织疾病、血清病、药物热等。

　　3.内分泌代谢性疾病　甲亢时的产热过多，大量失血、严重脱水等。

　　4.体温调节中枢功能障碍　中暑、脑出血、脑外伤、脑肿瘤、安眠药中毒等。

　　5.自主神经功能紊乱　为功能性发热，多表现为低热，如感染后低热。

　　6.皮肤散热减少的疾病　如：广泛性皮炎、鱼鳞病等皮肤病，慢性心功能不全时，皮肤散热也可减少。

二、发热的时间

体温上升可有以下表现及特点，采集病史时应注意：

（1）体温在短时间内迅速上升至40℃或以上，多伴有寒战表现，常见疾病有肺炎球菌性肺炎、疟疾、败血症、流行性感冒等。

（2）体温逐渐上升，于数日内达高峰，多无寒战表现，常见疾病有肺结核、伤寒等。

（3）体温上升达到高峰后可持续一段时间。此持续时间长短因病因不同而有差异，如疟疾持续数小时，肺炎球菌性肺炎、流行性感冒可持续数天，而伤寒则可持续1周以上。

（4）体温下降也可表现为两种情况：一是体温在数小时内迅速下降至正常，常伴有大汗，常见于输液反应、疟疾、肺炎球菌性肺炎等。二是体温在数天内逐渐下降至正常，常见于伤寒、风湿热、结核病等。

三、发热的热度及热型

1. 发热热度　常以口腔温度为标准，可将体温升高的程度分为：低热（37.3～38℃），中热（38.1～39℃），高热（39.1～41℃），超高热（41℃以上）。

同时应根据热度及变化特点判断可能的热型。

2. 发热热型　临床常见的热型有以下几种：

（1）稽留热型　数天至数周持续高热状态，24小时体温波动范围一般不超过1℃。常见于肺炎球菌性肺炎、伤寒等疾病。

（2）弛张热型　体温在39℃或以上，24小时内波动范围超过2℃，但最低时不能降至正常。常见于重症结核、败血症、感染性心内膜炎等疾病。

（3）间歇热型　体温骤然升高至39℃或以上，持续数小时后又迅速降至正常，持续1至数天后体温又突然升高，如此反复交替出现。常见于疟疾、急性肾盂肾炎等疾病。

（4）波状热型　体温逐渐上升至39℃或以上，经数天逐渐降至正常，数天后又开始发热，如此反复数次。常见于布鲁氏菌病。

（5）回归热型　体温急剧上升至39℃或以上，持续数天后又骤然下降至正常，高热期与无热期各持续数天后规律性交替出现。主要见于回归热、霍奇金（Hodgkin）病等。

（6）不规则热型　发热的体温曲线无一定规律。多种疾病均可出现此类热型，如风湿热、支气管肺炎、癌性发热等。

热型的观察有助于疾病的诊断与鉴别诊断，在判断疾病时应注意辩证地看待热型，并注意结合临床其他资料综合分析。

四、发热的伴随症状

了解发热时的伴随症状有助于发热原因的分析与判断。

1. 咳嗽咳痰　发热伴咳嗽咳痰多见于呼吸道感染性疾病，如：上呼吸道感染、急性咽炎、肺部感染等。

2.腹痛腹泻　发热伴腹痛腹泻则多为消化道感染性疾病，如：急性肠炎、肠结核等。

3.寒战　发热伴寒战常见于肺炎球菌性肺炎、疟疾、败血症、钩体病、急性溶血、输液反应等。

4.结膜充血　发热伴结膜出血常见于麻疹、咽结合膜热、流行性出血热、钩体病等。

5.皮疹　发热伴皮疹多为出疹性疾病如麻疹、风疹、水痘、幼儿急疹或药物热、风湿病等。

6.昏迷　发热伴昏迷常见于各种感染性脑炎、脑膜炎或中毒性脑病、中暑等，也可见于脑出血、巴比妥类药物中毒等。

7.淋巴结肿大　发热伴淋巴结肿大主要见于传染性单核细胞增多症、淋巴结结核、淋巴瘤等。

另外，还需对发热患者了解发热后的诊疗经过如服药情况、有无采取降温措施；发热后的一般情况如精神状态、睡眠情况及大小便情况及有无传染病接触史、手术史、服药史及职业特点等。

第二节　疼　痛

一、头痛

1.病因

（1）颅内疾病　如：各种病原微生物引起的脑炎、脑膜炎、脑脓肿；脑出血、蛛网膜下腔出血、脑血栓形成、脑梗死、脑供血不足、高血压脑病、风湿性脑脉管炎和血栓闭塞性脑脉管炎等脑血管疾病；脑肿瘤、颅内转移瘤、颅内囊虫病或包虫病等占位性疾病；脑挫伤、脑震荡、颅内血肿、硬膜下血肿、脑外伤后遗症等颅脑外伤及偏头痛、头痛型癫痫、腰椎穿刺后及腰椎麻醉后头痛等。

（2）颅外病变　如：颅骨肿瘤；颈椎病及颈部其他疾病；三叉神经、舌神经及枕大神经痛等；青光眼、中耳炎、鼻窦炎及牙髓炎等引起的头痛。

（3）全身性疾病　如：流感、肺炎、伤寒等发热性疾病；高血压病、心力衰竭；有机磷、酒精、一氧化碳、铅、某些药物如水杨酸类等中毒；肺性脑病、肝性脑病、尿毒症、贫血、低血糖、系统性红斑狼疮、月经期及绝经期头痛、中暑等。

（4）神经症　如：神经衰弱及癔症。

2.问诊要点

（1）病史　包括感染、高血压病、颅脑外伤、肿瘤、神经精神疾病及眼、耳、鼻、牙齿等病史；职业特点及毒物接触史。

（2）起病情况　头痛的起病情况是疾病的主要特点之一。如：突然发生的剧烈头痛并持续不减轻者，提示颅内血管性病变（如蛛网膜下腔出血）；慢性进行性头痛伴颅内高压表现者，多为颅内占位性病变所致；长期反复发作的头痛或搏动性头痛，提示血管性头痛或神经衰弱引起；中青年人慢性头痛而无颅内高压表现者，则多为焦虑、紧张引起。

（3）头痛的部位　疾病类型不同，头痛的部位亦有差别。如：高血压引起的头痛多为额部或整个头部；偏头痛及丛集性头痛多位于头部一侧；颅外病变引起的头痛一般较局限及表浅，常位于刺激点近处或神经分布区内；颅内疾病所致头痛较深而弥散；眼源性头痛为浅在性局限于眼眶、前额或颞部；鼻源性和牙源性头痛也多为表浅性。

（4）头痛的时间　包括发生的时间和持续的时间。如：丛集性头痛常在晚间发生；鼻窦炎引起的头痛常发生于清晨、上午；神经性头痛持续时间一般较短；颅内占位性病变引起的头痛多呈持续性，且早晨加重。

（5）头痛的性质和程度　高血压性、血管性头痛往往有搏动性；神经痛可为电击样痛或刺痛；肌肉收缩性头痛多有重压感、紧箍感。头痛的程度一般与病情轻重无平行关系。三叉神经痛、偏头痛及脑膜刺激的疼痛较为剧烈；脑肿瘤的疼痛多为轻到中度；有时神经功能性头痛也颇剧烈。

（6）头痛的减轻或加重　血管性、颅内高压性及脑肿瘤性头痛可因咳嗽、转头、用力等而加剧；颈部运动可使颈肌急性炎症引起的头痛加重；慢性或职业性颈肌痉挛所致的头痛，可因按摩颈肌而减轻；偏头痛者于应用麦角胺后头痛可缓解。

（7）伴随症状　头痛伴喷射性呕吐为颅内高压的特征，头痛于呕吐后减轻者见于偏头痛；头痛突然加剧并伴有意识障碍者提示脑疝的可能；慢性进行性头痛出现精神症状者多见于颅内肿瘤；头痛伴癫痫发作者一般见于脑血管畸形、脑内寄生虫病或脑肿瘤；头痛伴视力障碍者可见于青光眼或脑肿瘤；头痛伴发热一般常见于各种感染性疾病，包括颅内感染和全身性感染。

二、胸痛

胸痛一般主要由胸部疾病引起，少数情况下也可由其他疾病引起。

1. 病史　发病年龄、既往病史、生活习惯、外伤史、家族史等。胸痛可见于以下疾病：

（1）急性皮炎、皮下蜂窝织炎、带状疱疹、肋间神经炎、肋软骨炎、肋骨骨折、创伤、多发性骨髓瘤、急性白血病等胸廓及胸壁疾病。

（2）胸膜疾病、自发性气胸、肺炎、肺梗死、肺癌等呼吸系统疾病。

（3）心绞痛、心肌梗死、心肌病、心包炎、胸主动脉瘤、二尖瓣或主动脉病变、肺动脉高压及心脏神经症等心血管疾病。

（4）纵隔炎、纵隔气肿、纵隔肿瘤等纵隔疾病。

（5）其他如食管炎、食管癌、食管裂孔疝、肝脓肿、膈下脓肿、脾梗死、过度通气综合征、痛风等。

2. 问诊要点　包括胸痛的诱因、起病急缓、部位、性质、程度、持续时间及加重与缓解因素、有无放射痛等。

（1）胸痛部位　胸壁疾病引起的胸痛一般固定在病变部位，局部有压痛，如为胸壁炎症病变，局部可表现为红、肿等。如：带状疱疹引起的胸痛，胸壁可见成簇的水疱沿一侧肋间神经分布伴剧痛，疱疹范围不超过体表中线；肋软骨炎引起的胸痛，常在第一、二肋软骨处见单个或多个隆起，局部有压痛，但无红、肿表现；心绞痛与心肌梗死的胸痛多位于胸骨后及心前区或剑突下，可向左肩和左臂内侧放射；夹层动脉瘤引起的胸痛多在胸背部，向下放射至下腹、腰部与两侧腹股沟及下肢；胸膜炎疼痛部位多在胸侧部；食管及纵隔病变所致胸痛部位多位于胸骨后；肺尖部肺癌引起的疼痛多在肩部和腋下，可向上肢内侧放射；肝胆疾病和膈下脓肿引起的胸痛一般在右下胸部，侵犯膈肌中心部时可放射至右肩部。

（2）胸痛性质和程度　带状疱疹疼痛呈刀割样或灼热样，程度较重；肋间神经痛多为阵发性灼痛或刺痛；心绞痛呈压榨样伴有窒息感，心肌梗死则表现为更为剧烈、持久的压榨样疼痛并有恐惧、濒死感；食管炎疼痛多呈烧灼样；夹层动脉瘤多呈突然发生的撕裂样剧痛或锥痛；胸膜炎多呈隐痛、钝痛或刺痛，干性胸膜炎则呈尖锐刺痛或撕裂痛；肺梗死多表现为突发剧痛或绞痛，常伴有呼吸困难和发绀。

（3）胸痛持续时间　平滑肌痉挛或血管缺血所致的疼痛一般为阵发性，持续时间较短，炎症、肿瘤、栓塞及梗死引起的胸痛多呈持续性。如心绞痛疼痛时间较短（一般持续 1～5 分钟，不超过 15 分钟），而心肌梗死疼痛时间长（数小时或更长）。

（4）疼痛的发生、加重和缓解　心绞痛可在劳累、情绪紧张激动时发生，休息或舌下含服硝酸甘油可很快缓解；心肌梗死的疼痛发生一般无明显诱因，服用上述药物不能缓解；食管疾病引起的疼痛多在进食时发生或加重，服用制酸剂及促动力药物可减轻或缓解；咳嗽、深呼吸可使胸膜炎、心包炎、自发性气胸的胸痛加剧。

（5）发病年龄　青壮年胸痛应主要考虑胸膜炎、气胸、风湿性心脏病、心肌病等；中老年人胸痛应注意排除心绞痛、心肌梗死及原发性肺癌等疾病。

3. 伴随症状　根据其伴随症状特点确定胸痛原因为呼吸系统、循环系统或其他病变所致。常见的伴随症状有：

（1）咳嗽、咳痰及发热　胸痛伴有以上症状时多为气管、支气管及肺部疾病所致，如肺炎、肺结核、支气管肺癌等。

（2）咯血　胸痛伴咯血常见于肺结核、肺栓塞、支气管肺癌等。

（3）呼吸困难　胸痛伴呼吸困难一般见于重症肺炎、自发性气胸、渗出性胸膜炎和肺栓塞等肺部大面积病变。

（4）吞咽困难　胸痛伴吞咽困难多见于食管疾病。

（5）胸痛　伴有面色苍白、大汗或血压下降等症状时应注意心肌梗死、夹层动脉瘤、主动脉窦瘤破裂及大块肺栓塞等。

三、腹痛

1.病史　重点了解患者的年龄、性别、职业特点及既往病史等。如：肠套叠、蛔虫病常见于婴幼儿，青壮年以消化性溃疡、急性阑尾炎、胰腺炎等疾病多见，而中老年人腹痛的常见原因是胆囊炎、胆结石、恶性肿瘤、心血管疾病等；育龄期妇女腹痛时除消化系统疾病外还应考虑卵巢囊肿扭转、卵泡破裂、异位妊娠破裂等原因；有长期铅接触史者应考虑铅中毒。既往有消化性溃疡病史者应注意疾病复发或并发穿孔；有心血管病史者则可考虑血管栓塞或心肌梗死等。

2.问诊要点　包括腹痛的起病与诱因、部位、性质与程度、时间、加重或缓解方式等。应注意仔细询问，了解腹痛的这些特点对腹痛的原因及疾病性质有重要意义，尤其是急性腹痛者因涉及内、外科处理的方向，应特别注意。如下列表中内容对腹痛的定位诊断和疾病性质分析有一定帮助（表1-1和表1-2）

表1-1　神经分布与内脏的关系

内脏名称	传入神经	体表相应部位
胃	内脏大神经	上腹部
小肠	内脏大神经	脐部
升结肠	腰交感神经链与主动脉谤神经丛	下腹部及耻骨上区
乙状结肠、直肠	骨盆神经及其神经丛	会阴部及肛门区
肝、胆	内脏大神经	右上腹及右肩胛
肾与输尿管	内脏最下神经及肾神经丛	腰部及腹股沟部
膀胱底	上腹下神经丛	耻骨上区及下背部
膀胱颈	骨盆神经及其神经丛	会阴部及阴茎
子宫底	上腹下神经丛	耻骨上区及下背部
子宫颈	骨盆神经及其神经丛	会阴部

表1-2　三种绞痛的鉴别

疼痛类别	疼痛的部位	伴随症状
肠绞痛	脐周围、下腹部	常伴有恶心、呕吐、腹泻、便秘、肠鸣音亢进等
胆绞痛	右上腹，可放射至右侧肩部或背部	常伴有黄疸、发热、肝大或Murphy征阳性等
肾绞痛	腰部并向下放射到达腹股沟、外生殖器及大腿内侧	常伴有尿频、尿急及血尿等

（1）起病与诱因　胆囊炎和胆结石的腹痛多因进食油腻食物而诱发；急性胰腺炎在发病前常有暴饮暴食、酗酒等诱因；进食可为胃溃疡疼痛的诱因；起病前有腹部外伤史

常见于肝、脾破裂所致的腹痛；部分肠梗阻引起的腹痛与腹部手术有关。

（2）腹痛部位　腹痛部位多为病变部位，故确定腹痛部位很重要。胃、十二指肠疾病疼痛部位一般位于上腹部正中偏左或偏右；肝胆疾病疼痛多在右上腹部；小肠疾病疼痛部位一般在脐部或脐周；急性阑尾炎疼痛多在右下腹麦氏点（Mc Burney 点）；结肠病变疼痛多在下腹或左下腹部；回盲部疾病疼痛一般位于右下腹部；膀胱炎、盆腔炎疼痛多在下腹部。弥漫性腹膜炎引起的疼痛一般部位弥漫或部位不确定；机械性肠梗阻、急性出血坏死性肠炎、铅中毒、腹型过敏性紫癜等引起的腹痛部位也可呈弥漫性或部位不确定等特点。

（3）腹痛的性质与程度　突然发生的中上腹剧烈刀割样、持续性疼痛并迅速蔓延至全腹者多为胃、十二指肠溃疡穿孔引起的急性弥漫性腹膜炎；胆结石或泌尿系结石多为阵发性剧烈绞痛，患者常伴有辗转不安；阵发性剑突下钻顶样疼痛是胆道蛔虫病的典型特征；急性胰腺炎患者腹痛多为突发性中上腹部持续性剧烈刀割样、钻痛或绞痛；慢性周期性、节律性上腹部钝痛或烧灼样痛常见于消化性溃疡；慢性阑尾炎、肠结核、Crohn 病等多表现为慢性右下腹隐痛；小肠、结肠病变常为痉挛性、间歇性疼痛。

（4）疼痛出现的时间　胃溃疡疼痛多于餐后半小时至 1 小时内发生，而十二指肠溃疡一般于餐后 3～4 小时或夜间、清晨发生；卵泡破裂引起的疼痛一般发生在月经期间。

（5）疼痛的加重或缓解　急性胰腺炎腹痛于进食、饮水后加重，弯腰抱膝位可减轻疼痛；进食也可加重胃溃疡的疼痛，而十二指肠溃疡疼痛可于进食后减轻或缓解；反流性食管炎疼痛在躯体前屈时明显，直立位时减轻；左侧卧位可使胃黏膜脱垂者的腹痛减轻；胰体癌一般于仰卧位时加重，而前倾位或俯卧位时疼痛减轻。

3.伴随症状

（1）寒战、发热　急性腹痛伴寒战、高热一般见于急性胆道感染、肝脓肿、腹腔脓肿等；慢性腹痛伴发热者多为腹腔内慢性炎症、恶性肿瘤等。

（2）黄疸　腹痛伴黄疸一般为胆道疾病和肝脏、胰腺疾病等。

（3）呕吐　腹痛伴呕吐的常见疾病有幽门梗阻、急性阑尾炎等疾病。

（4）腹泻　腹痛伴腹泻者多为肠道疾病、胰腺疾病及慢性肝脏疾病等。

（5）出血　腹痛伴上消化道出血见于消化性溃疡、胃癌等；而伴有便血者多见于溃疡性结肠炎、肠结核或结肠癌等。

（6）里急后重　腹痛伴里急后重提示乙状结肠或直肠病变。

（7）血尿　主要见于泌尿系结石。

（8）休克　腹痛伴休克如同时有贫血者可能为肝、脾破裂所致，如无贫血则多为胃肠穿孔、绞窄性肠梗阻、肠扭转、急性出血坏死性胰腺炎等。另外，某些其他系统疾病如急性心肌梗死、肺炎也可出现腹痛与休克，应注意鉴别。

四、腰痛

1.病因

（1）损伤　因各种直接或间接暴力、肌肉拉力所致的腰椎骨折、脱位或腰肌软组织急性损伤；工作时的不良体位、劳动姿势、搬运重物等引起的慢性累积性损伤及在遇到潮湿寒冷等物理性刺激后极易发生腰背痛。

（2）炎症性　引起腰骶部疼痛的炎症性疾病包括：结核菌、化脓菌或伤寒菌对腰部及软组织的侵犯形成感染性炎症和寒冷、潮湿、变态反应、重手法推拿可引起的骨及软组织炎症。

（3）退行性变　如过度活动，经常处于负重状态则髓核易于脱出，前后纵韧带、小关节随椎体松动移位等。

（4）先天性疾病　常见的有隐性脊柱裂、腰椎骶化或骶椎腰化、漂浮棘突、发育性椎管狭窄和椎体畸形等。

（5）肿瘤　原发性或转移性肿瘤对胸腰椎及软组织的侵犯。

此外腰背部的邻近器官病变也可引起腰背痛。如：脊椎骨折、椎间盘突出、增生性脊柱炎、感染性脊柱炎、脊椎肿瘤、先天性畸形；腰肌劳损、腰肌纤维组织炎、风湿性多肌炎；脊髓压迫症、急性脊髓炎、腰骶神经炎、颈椎炎；泌尿系统疾病如肾及输尿管结石、炎症，盆腔、直肠、前列腺及子宫附件炎症可引起放射性腰背部疼痛。

2.问诊要点

（1）起病时间　外伤或感染患者可准确指出疼痛时间，慢性累积性腰部损伤仅能述说大概时间。

（2）起病缓急　疼痛出现的缓急因不同疾病而异，腰背部外伤，脏器急性病变，如肾结石、胆道胰腺疾病起病急骤；腰椎结核、腰肌劳损等起病缓慢。

（3）疼痛部位　脊椎及其软组织病变引起的腰背痛多在病变部位；此外脏器放射所致腰背痛具有一定特点，如颈胸背部疼痛应考虑是否因胸膜肺部病变所致；中腰背部疼痛应考虑胃肠、胰腺及泌尿系统疾病；腰骶疼痛则应注意前列腺炎、子宫、附件等病变。

（4）疼痛的性质　腰椎骨折和腰肌急性扭伤多为锐痛，化脓性炎症呈跳痛，腰肌陈旧性损伤为胀痛，肾结石则感腰部绞痛。

（5）疼痛的程度　急性外伤、炎症、泌尿系统结石、脊椎肿瘤压迫神经根等的疼痛剧烈；腰肌慢性劳损、肌纤维组织炎和盆腔脏器炎症引起的疼痛一般轻微模糊。

（6）疼痛的诱因及缓解因素　腰肌劳损多因劳累和活动过多时加重，休息时缓解；风湿性腰背痛常在天气变冷或潮湿阴冷的环境工作时诱发；盆腔妇科疾病常在月经期因充血而下腰部疼痛加重；腰椎间盘突出在咳嗽喷嚏和用力大小便时加重。

（7）伴随症状　除腰背痛外，是否有相应脏器病变的症状：腰背痛伴脊柱畸形，外伤后畸形则多因脊柱骨折、错位所致；自幼有畸形多为先天性脊柱疾病所致；缓慢起病者见于脊柱结核和强直性脊柱炎。腰背痛伴有活动受限，见于脊柱外伤，强直性脊柱炎，腰背部软组织急性扭挫伤。腰背痛伴长期低热，见于脊柱结核，类风湿性关节炎；伴高热者见于化脓性脊柱炎和椎旁脓肿。腰痛伴尿频，尿急排尿不尽，见于尿路感染、前列腺炎或前列腺肥大；腰背剧痛伴血尿，见于肾或输尿管结石。腰痛伴嗳气，反酸上腹胀痛，见于胃、十二指肠溃疡或胰腺病变；腰痛伴腹泻或便秘见于溃疡性结肠炎或克罗恩病。腰痛伴月经异常、痛经、白带过多，见于宫颈炎、盆腔炎、卵巢及附件炎症或肿瘤。

（8）职业特点　翻砂工、搬运工、井下工作的掘矿工人，因搬运负重、弯腰工作及潮湿环境工作易产生腰背部疼痛；从事某些体育项目，如排球、体操、举重、柔道、摔跤易造成腰背损伤而引起腰背痛。

五、关节痛

关节痛是关节疾病最常见的症状，可分急性和慢性。急性关节痛以关节及其周围组织的炎性反应为主，慢性关节痛则以关节囊肥厚及骨质增生为主。

1.病因

（1）外伤　因外力碰撞关节或使关节过度伸展扭曲，关节骨质、肌肉、韧带等结构损伤，造成关节脱位或骨折，血管破裂出血，组织液渗出，关节肿胀疼痛；或持续的慢性机械损伤，或急性外伤后关节面破损留下粗糙瘢痕，使关节润滑作用消失，长期摩擦关节面，产生慢性损伤。关节活动过度，可造成关节软骨的累积性损伤。关节扭伤处理不当或骨折愈合不良，造成关节慢性损伤等。

（2）关节腔内感染　如：外伤后细菌侵入关节；败血症时细菌经血液到达关节内；关节邻近骨髓炎、软组织炎症、脓肿蔓延至关节内；关节穿刺时消毒不严或将关节外细菌带入关节内。常见的病原菌有葡萄球菌、肺炎链球菌、脑膜炎球菌、结核杆菌和梅毒螺旋体等。

（3）变态反应和自身免疫　因病原微生物及其产物、药物、异种血清与血液中的抗体形成免疫复合物，沉积在关节腔引起组织损伤和关节病变。如：类风湿关节炎、细菌性痢疾、过敏性紫癜和结核菌感染后反应性关节炎；外来抗原或理化因素使宿主组织成分改变，形成自身抗原刺激机体产生自身抗体，引起器官和非器官特异性自身免疫病。关节病变是全身性损害之一，表现为滑膜充血水肿，软骨进行性破坏，形成畸形如类风湿关节炎，系统性红斑狼疮引起的关节病变。

（4）退行性关节病　又称增生性关节炎或肥大性关节炎，分原发和继发两种。原发性无明显局部病因，多见于肥胖老人，女性多见，有家族史，常有多关节受累。继发性骨关节病变多有创伤、感染或先天性畸形等基础病变，并与吸烟、肥胖和重体力劳动有关。病理变化为关节软骨退化变薄，软骨细胞萎缩，碎裂坏死，软骨下组织硬化，骨小梁稀疏囊性变，骨关节边缘有骨赘形成，滑膜充血水肿。

（5）代谢性骨病　维生素D代谢障碍所致的骨质软化性骨关节病，如阳光照射不足、消化不良、维生素D缺乏和磷摄入不足等。各种病因如：老年性、失用性骨质疏松；嘌呤代谢障碍所致的痛风；某些代谢内分泌疾病如糖尿病性骨病；皮质醇增多症性骨病；甲状腺或甲状旁腺疾病引起的骨关节病均可出现关节疼痛。

（6）骨关节肿瘤　良性肿瘤，如骨样骨瘤、骨软骨瘤、骨巨细胞瘤和骨纤维异常增殖症。恶性骨肿瘤，如骨肉瘤、软骨肉瘤、骨纤维肉瘤、滑膜肉瘤和转移性骨肿瘤。

2.问诊要点

（1）关节疼痛出现的时间　反复发作的慢性关节疼痛，疼痛不剧烈，而以其他器官受累症状为主，如系统性红斑狼疮，代谢性骨病等常难以陈述确切的起病时间。外伤性、化脓性关节炎常可问出起病的具体时间。

（2）关节疼痛的诱因　风湿性关节炎常因气候变冷、潮湿而发病；痛风常在饮酒或高嘌呤饮食后诱发；增生性关节炎常在关节过度负重，活动过多时诱发疼痛。

（3）疼痛部位　化脓性关节炎多为大关节和单关节发病；结核性关节炎多见于髋关节和脊椎；指趾关节痛多见于类风湿性关节炎；增生性关节炎常以膝关节多见；足拇指趾和第一跖趾关节红肿热痛多为痛风。

（4）疼痛出现的缓急程度及性质　急性外伤、化脓性关节炎及痛风起病急剧，疼痛剧烈，呈烧灼切割样疼痛或跳痛；骨折和韧带拉挫伤则呈锐痛；骨关节肿瘤呈钝痛；系统性红斑狼疮、类风湿关节炎、增生性骨关节病等起病缓慢，疼痛程度较轻，呈酸痛胀痛。

（5）加重与缓解因素　化脓性关节炎局部冷敷可缓解疼痛；痛风多因饮酒而加重，解热镇痛药效果不佳而秋水仙碱效果显著；关节肌肉劳损休息时疼痛减轻，活动则疼痛加重；增生性关节炎夜间卧床休息时，静脉回流不畅骨内压力增高，疼痛加重，起床活动后静脉回流改善，疼痛缓解，但活动过多疼痛又会加重。

（6）伴随症状　关节痛伴高热畏寒，局部红肿灼热见于化脓性关节炎；关节痛伴低热，乏力盗汗，消瘦、纳差，见于结核性关节炎；全身小关节对称性疼痛，伴有晨僵和关节畸形，见于类风湿性关节炎；关节疼痛呈游走性，伴有心肌炎、舞蹈病见于风湿热；关节痛伴有血尿酸升高，同时有局部红肿灼热见于痛风；关节痛伴有皮肤红斑，光过敏、低热和多器官损害见于系统性红斑狼疮；关节痛伴有皮肤紫癜，腹痛腹泻见于关节受累型过敏性紫癜。

（7）职业及居住环境　长期负重的职业易患关节病，如搬运工、翻砂工、体操、举重、摔跤运动员等。工作和居住在潮湿、寒冷环境中的人员，关节病的患病率明显升高。

（8）慢性病史及用药史　注意询问有无慢性病，特别是引起关节痛的疾病，并了解用药情况，如是否长期服用镇痛药和糖皮质激素等。

第三节　咳嗽与咳痰

一、病因

1. 呼吸道疾病　急、慢性咽喉炎，支气管炎，肺炎等疾病由于受到炎症刺激均可引起咳嗽。刺激性气体的吸入、异物、出血、肿瘤等的刺激也可引起咳嗽。

2. 胸膜疾病　各种胸膜炎症或胸膜受到刺激如气胸、胸腔穿刺时可出现咳嗽。

3. 心血管疾病　左心功能不全由于肺瘀血、肺水肿而出现咳嗽，肺栓塞时，在肺泡及支气管内的漏出或渗出物刺激作用下引起咳嗽。

4. 中枢神经因素　从大脑皮层向咳嗽中枢传出冲动，可随意引发咳嗽或在某种程度上抑制咳嗽。

二、问诊要点

1. 发病的年龄与性别　疾病的发生与年龄、性别有一定关系，了解这种关系有助于诊断和鉴别诊断。如气管异物多见于婴幼儿；青壮年人长期咳嗽多为肺结核、支气管扩张症等；40 岁以上男性患者尤其是吸烟者长期咳嗽则应考虑慢性支气管炎或支气管肺癌；支气管哮喘患者的发病时间大多为儿童及青少年时期。

2. 家族史　某些疾病的发生与遗传有一定关系，应注意询问，如支气管哮喘、支气管扩张症、慢性支气管炎等。

3. 咳嗽的性质　咳嗽的性质主要包括不伴有痰液或痰量很少的干咳和伴有痰液的湿性咳嗽。干咳主要见于急性咽喉炎及急性支气管炎早期；支气管异物、支气管肿瘤；胸膜受到刺激引起的咳嗽及肺结核初期等。伴有咳痰的湿性咳嗽多见于慢性支气管炎、支气管扩张症、肺脓肿、肺炎球菌性肺炎、慢性纤维空洞型肺结核等。

4. 咳嗽的发作特点　刺激性气体导致的急性上呼吸道炎症或气管、支气管异物时常表现为突发性的咳嗽。支气管哮喘、百日咳和支气管内膜结核等疾病表现为发作性咳嗽。慢性支气管炎、支气管扩张症、慢性肺脓肿等慢性呼吸道疾病则多表现为长期、慢性、反复发作的特点。

5. 咳嗽的时间　慢性支气管炎、支气管扩张症及慢性肺脓肿等患者的咳嗽一般清晨起床或夜间睡下时因体位的改变而加剧。左心功能不全的患者夜间咳嗽明显，主要与夜间肺瘀血加重和迷走神经兴奋性增高有关。

6. 咳嗽的音色

（1）金属音　常见于支气管肺癌、纵隔肿瘤、主动脉瘤压迫气管时。

（2）犬吠样咳嗽　常见于喉部疾病或气管受压。

（3）咳嗽时声音嘶哑　常见于声带炎症、喉炎、喉癌及喉返神经麻痹等。

（4）咳嗽声音低微无力　见于极度衰弱患者及声带麻痹者。

7. 痰液的颜色　不同疾病痰液的颜色有不同特点。慢性支气管炎主要表现为白色黏液痰；黄色脓痰表示呼吸道化脓性感染；铜绿假单胞菌感染表现为草绿色痰液；大叶性肺炎的典型痰液颜色则为铁锈色；粉红色泡沫样痰是急性肺水肿的特征；棕褐色痰液见于阿米巴肺脓肿；肺吸虫病表现为烂桃样痰。另外，痰液有恶臭时提示合并厌氧菌感染。

8. 痰液的性质和量　痰液的性质主要包括浆液性、黏液性、脓性及血性等。浆液性痰主要见于肺水肿；黏液性常见于急慢性支气管炎、支气管哮喘、肺结核等；脓性痰液常见于支气管扩张症、肺脓肿、支气管胸膜瘘时，且痰量多，痰液静置后可出现分层现象：上层为泡沫，中间为黏液或浆液脓性，下层为坏死组织；血性痰液常由黏膜上的毛细血管破裂或通透性增加所致。

9. 伴随症状

（1）呼吸困难　咳嗽伴呼吸困难是喉水肿、喉肿瘤、慢性阻塞性肺疾病、重型肺炎肺结核、大量胸腔积液积气、肺水肿等的常见表现。

（2）胸痛　咳嗽伴胸痛常见于胸膜炎、肺炎、支气管肺癌等。

（3）咯血　咳嗽伴咯血可见于支气管扩张症、肺结核、支气管肺癌及风湿性二尖瓣狭窄等。

（4）呕吐　咳嗽伴呕吐常见于百日咳。

（5）杵状指（趾）　长期反复咳嗽伴有杵状指（趾），一般见于支气管扩张症、肺脓肿、支气管肺癌等。

第四节　咯　血

一、病因

1. 支气管疾病　支气管的炎症或肿瘤破坏支气管黏膜的毛细血管，使其通透性增高，血液渗出或黏膜下血管破裂造成出血。最常见的疾病为支气管扩张症、支气管肺癌等，慢性支气管炎、支气管内膜结核、支气管良性瘤、支气管内结石等也可引起咯血。

2. 肺部疾病　肺部疾病中肺结核是最常见的咯血原因。肺结核时，肺毛细血管通透性增高，血液渗出，可出现痰中带血或咯小血块，病变累及小血管时，管壁如果破溃，则可引起中等量咯血，如果结核空洞壁肺动脉分支形成的动脉瘤破裂，可引起大量咯血。此外，肺瘀血、肺吸虫病、肺囊肿、肺血管畸形等疾病也可出现咯血表现，但较少见。

3. 心血管疾病　心血管疾病中较常见的疾病是风湿性二尖瓣狭窄。但有些先天性心脏病如房间隔缺损、室间隔缺损及动脉导管未闭也可有咯血表现，主要表现为小量咯血或痰中带血，而如支气管黏膜下层支气管静脉曲张破裂时，即可表现大量咯血。

4. 其他　如再生障碍性贫血、白血病、原发性血小板减少性紫癜等血液系统疾病；结节性多动脉炎、系统性红斑狼疮等风湿性疾病；肾综合征出血热、钩端螺旋体病中期等传染病；气管、支气管子宫内膜异位症、肺出血—肾炎综合征等也可引起咯血。

二、问诊要点

1. 咯血量表现特点　24 小时咯血量在 100 mL 以内为小量咯血，一般无其他明显失血症状；100 ～ 500 mL 为中等量咯血，此时可有咳嗽、胸闷、焦虑等表现；咯血量达 500 mL 以上或一次咯血量达 300 mL 以上或出现窒息先兆症状时均为大咯血，可同时出现呛咳、呼吸脉率增快、面色苍白、皮肤湿冷、窒息及恐惧感等表现。

2. 全身情况　长期咯血者全身情况差、消瘦，主要见于肺结核、原发性支气管肺癌等。而反复咯血时全身状况尚好，则可能是支气管扩张症或肺囊肿患者。

3. 伴随症状

（1）发热　咯血伴发热者常见于肺结核、钩端螺旋体病、肾综合征出血热等。

（2）胸痛　咯血伴胸痛常见于肺炎球菌性肺炎、肺结核、支气管肺癌、肺梗死等。

（3）脓痰　咯血伴脓性痰液常见于支气管扩张症、肺脓肿、慢性纤维空洞型肺结核合并感染等。

（4）黄疸　咯血伴黄疸者常见于钩端螺旋体病、肺梗死等。

（5）杵状指（趾）　咯血伴杵状指（趾）常见于支气管扩张症、肺脓肿等。

4. 注意事项

（1）正确判断是否咯血　注意与口腔出血、鼻出血、咽部出血及呕血相鉴别，并注意询问前驱症状及血液颜色等。咯血与呕血鉴别见表1-3。

表1-3　咯血与呕血的鉴别

鉴别要点	咯血	呕血
常见病因	肺结核、支气管扩张症、肺癌、心血管疾病等	消化性溃疡、肝硬化、急性胃黏膜病变等
前驱症状	喉痒、咳嗽、胸闷等	上腹不适、恶心等
出血方式	咯出	呕出
血液颜色	鲜红色	暗红色、咖啡色（量多时可呈鲜红色）
血中混合物	痰液、泡沫	食物残渣、胃液
酸碱性	碱性	酸性
黑粪	一般无（咽下时可有）	有，可持续数天

（2）估计咯血量　正确估计出血量，有助于及时制定诊疗方案。值得注意的是咯血量多少与疾病的严重程度不一定成正比，小量咯血可能不至于造成严重后果，但可能是某些疾病的早期信号；而大量咯血可导致患者休克、窒息而危及生命。

（3）发病年龄　青壮年者咯血的常见疾病为肺结核、支气管扩张症、风湿性二尖瓣狭窄等。40岁以上咯血者应警惕支气管肺癌的可能性。

（4）既往史及个人史　注意询问既往病史，如支气管扩张症者年幼时可有百日咳病史或反复呼吸道感染病史。注意了解其生活环境，有无吸烟等不良生活习惯，有无肺结核患者接触史等。

第五节　呼吸困难

呼吸困难是指患者主观上感觉空气不足，呼吸费力；客观上表现用力呼吸，同时伴有呼吸频率加快及节律的异常。

一、病因

1. 呼吸系统疾病

（1）气管、支气管疾病　支气管哮喘、慢性阻塞性肺疾病、喉炎、气管炎、支气管炎症及以上部位的水肿、异物、肿瘤等。

（2）肺疾病　肺炎、肺瘀血、肺不张、肺水肿、间质性肺病、肺梗死、支气管肺癌等。

（3）胸廓及胸膜疾病　常见的疾病为严重胸廓畸形、外伤，大量胸腔积液、积气及严重胸膜肥厚粘连等。

（4）呼吸肌功能障碍性疾病　如：脊髓灰质炎、重症肌无力、急性多发性神经根炎、膈肌麻痹、大量腹水、腹腔巨大肿瘤、妊娠晚期等。

2. 循环系统疾病　主要为各种原因所致心功能不全，如：冠心病、风湿性心脏病、心肌病、先天性心脏病、原发性肺动脉高压、肺动脉栓塞等。

3. 其他因素

（1）中毒　如：吗啡及巴比妥类药物中毒、有机磷农药中毒、一氧化碳中毒、糖尿病酮症酸中毒等。

（2）神经系统疾病　如：脑外伤、脑出血、脑肿瘤、脑膜脑炎等导致呼吸中枢功能衰竭时。

（3）血液系统疾病　重度贫血、硫化血红蛋白血症、高铁血红蛋白血症等均可致呼吸困难。

二、问诊要点

1. 起病情况　一般急性起病多为急性呼吸道感染、气管异物、急性中毒及急性心力衰竭等疾病；发病缓慢者多见于肺结核、慢性阻塞性肺疾病、支气管扩张等。

2. 呼吸困难的发生诱因　如：肺源性呼吸困难的常见诱因为呼吸道感染；心源性呼吸困难的主要诱因为劳累和感染。

3. 呼吸困难的表现特点

（1）肺源性呼吸困难　①吸气性呼吸困难：主要表现为吸气费力，吸气时间明显延长，严重者呼吸肌极度紧张，胸腔负压增大，吸气时胸骨上窝、锁骨上窝和肋间隙明显下陷，称为"三凹征"。②呼气性呼吸困难：主要表现是呼气费力，呼气时间延长，常伴有哮鸣音。③混合性呼吸困难：表现特点为吸气和呼气均费力，呼吸浅快，肺部听诊可有呼吸音减弱或病理性呼吸音等。

（2）心源性呼吸困难　左心衰竭引起的呼吸困难的主要临床特点有：①劳力性呼吸困难：患者活动时出现或加重，休息时可缓解或减轻。②端坐呼吸：患者平卧时呼吸困难可加重而被迫采取端坐位或半卧位以减轻呼吸困难的状态称为端坐呼吸。③夜间阵发性呼吸困难：患者常于睡眠中突然感胸闷气急而憋醒，被迫坐起，用力呼吸，常伴有惊恐不安，约经数分钟或数十分钟后逐渐缓解。严重者，出现气喘伴哮鸣音、面色灰白、发绀、咳粉红色泡沫样痰、肺部湿性啰音和哮鸣音、心率加快，称为心源性哮喘。

（3）其他 ①中毒性呼吸困难：代谢性酸中毒，表现为深而规则的呼吸，常伴有鼾声。因急性感染而发热时表现为呼吸加快。药物及化学物质中毒者则表现为呼吸变慢且伴有呼吸节律的改变。②神经精神性呼吸困难：严重颅脑疾病一般表现为呼吸变深变慢，伴节律的异常。癔症患者出现的呼吸困难，一般为呼吸变浅、变快，可达 6～100 次/分，并可伴有口周、肢体麻木和手足抽搐。而神经官能症者表现的叹息样呼吸者一般可表现为正常呼吸中偶尔出现一次深大呼吸，似叹气样，其后自觉症状减轻或消失，自述呼吸困难，但无呼吸困难的客观表现。③血源性呼吸困难：主要表现是呼吸频率加快，常伴的心率加快。

4. 病史 注意询问药物及化学物质中毒史及颅脑外伤及其他相关病史。

5. 伴随症状 呼吸困难常伴有以下症状：

（1）发热 呼吸困难伴发热者主要见于肺炎、肺脓肿、胸膜炎等急性呼吸道及胸膜感染性疾病。

（2）胸痛 呼吸困难伴一侧胸痛常见于肺炎、急性渗出性胸膜炎、肺梗死、气胸、急性心肌梗死、支气管肺癌等。

（3）昏迷 呼吸困难伴昏迷者见于颅脑疾病、中毒性脑病、肺性脑病、糖尿病酮症酸中毒、药物及化学物质中毒等。

第六节 心 悸

心悸是一种自觉心跳或心慌，常伴有心前区不适的主观感觉。

一、病因

主要包括生理性和病理性两大类。

1. 生理性 ①剧烈运动、情绪波动、紧张等；②大量饮酒、喝浓茶等；③应用肾上腺素、麻黄碱、阿托品等药物。

2. 病理性 ①各种器质性心脏病；②心律失常：期前收缩、心动过速、心动过缓、心房颤动等；③全身性疾病；如发热、甲亢、贫血等；④功能性神经症等。

二、问诊要点

1. 病史 饮食习惯，重点了解有无喝咖啡、浓茶及烟酒嗜好；了解有无精神刺激等；了解疾病病史。

2. 伴随症状

（1）心前区疼痛 见于冠心病、心肌炎、心包炎、心脏神经症等。

（2）发热 见于风湿热、心肌炎、心包炎、感染性心内膜炎及其他发热性疾病。

（3）晕厥或抽搐　见于三度房室传导阻滞、阵发性室性心动过速、心室颤动、病态窦房结综合征等。

（4）贫血　见于各种原因的急性失血。

（5）呼吸困难　见于急性心肌梗死、心肌炎、心包炎、心力衰竭等。

（6）消瘦及出汗　主要见于甲亢。

第七节　水　肿

水肿是指组织间隙中有过多的水分潴留而出现肿胀的表现。

一、病因

1. 全身性水肿

（1）心源性水肿　常见于各种原因所致的右心功能不全。

（2）肾性水肿　常见于各种类型的肾炎和肾病。

（3）肝源性水肿　常见于肝硬化失代偿期。

（4）营养不良性水肿　由于长期营养缺乏、胃肠吸收功能不良、重度烧伤等原因导致蛋白质缺乏，出现低蛋白血症而形成水肿。

（5）其他　主要有：①肾上腺皮质激素、雄激素、雌激素及甘草制剂等药物性水肿；②甲状腺功能减退症的黏液性水肿；③经前期紧张综合征及特发性水肿等。

2. 局部性水肿　主要包括：①局部静脉回流受阻如上腔静脉由于受到纵隔肿瘤、肿大的淋巴结等的压迫；下腔静脉由于腹腔内肿块压迫；肢体静脉血栓形成、下肢静脉曲张等引起的局部水肿等。②淋巴回流受阻如丝虫病。③血管神经性水肿如变态反应性疾病。

二、问诊及检查要点

1. 询问起病特点　急性起病者大多为急性肾炎、血管神经性水肿等；而右心衰竭、慢性肾炎、肝硬化等引起的水肿多起病较慢。

2. 了解患者既往病史　如：心源性水肿既往有心血管病史；肾源性水肿可有急、慢性肾炎或感染、结石等病史；肝硬化者可有病毒性肝炎尤其是乙型肝炎病史；而血管神经性水肿患者可有药物或食物过敏史等。

3. 注意正确鉴别不同原因的水肿特点

（1）心源性水肿　心源性水肿的特点是水肿首先出现的部位是身体下垂部分，如非卧床患者首先出现于下肢；长期卧床患者则首先出现于腰骶部。随病情加重而逐渐向全身蔓延，严重者可出现胸腔积液或腹水。

（2）肾性水肿　肾性水肿的特点为水肿在疾病早期首先出现于组织疏松部位，如眼睑及颜面，以后向全身发展。

（3）肝源性水肿 肝源性水肿的特征是水肿发展缓慢，常先出现于踝部，以后逐渐向上蔓延，而头面部、上肢常无水肿；肝硬化失代偿期水肿的突出表现是腹水。

（4）营养不良性水肿 主要临床特点是水肿从下肢开始逐渐向全身蔓延。

（5）其他 如：黏液性水肿常出现于眼睑、颜面及下肢，为非凹陷性水肿；经前期紧张综合征引起的水肿特点则为月经前 1～2 周出现眼睑、踝部和手背部轻度水肿，月经后水肿渐退；特发性水肿一般出现在身体下垂部位，站立过久或行走过多后出现，多见于女性。

（6）局部静脉回流受阻引起的水肿 上腔静脉受阻时表现为头面部、颈部、双上肢及上胸部水肿，如伴有颈静脉怒张、胸壁浅静脉曲张及纵隔刺激症状，称为上腔静脉阻塞综合征。下腔静脉受阻一般表现为下肢、会阴部水肿，如伴有腹壁及下肢静脉曲张或腹水，也可有肝、脾肿大等，称为下腔静脉阻塞综合征。

（7）淋巴回流受阻 如丝虫病，表现为双下肢象皮肿，患部皮肤粗糙、增厚，皮下组织增厚等。

（8）血管神经性水肿 常为急性起病，多发生于面、口唇或舌部，水肿部位皮肤呈苍白色或蜡样光泽，硬而有弹性，无疼痛，若累及声门，可危及生命。

心源性水肿与肾源性水肿的鉴别见表 1-4。

表 1-4 心源性水肿与肾源性水肿的鉴别

鉴别要点	心源性水肿	肾源性水肿
开始部位	从下肢开始，向上蔓延至全身	从眼睑、颜面开始，延至全身
发展速度	较缓慢	迅速
水肿性质	比较坚实，移动性小	软而移动性大
伴随病征	常伴有心脏扩大、心脏杂音、肝肿大、颈静脉怒张等心力衰竭症状	常伴有高血压、蛋白尿、血尿及管型尿和眼底改变等肾功能改变症状

4.注意检查水肿的性质及程度 水肿可有凹陷性水肿和非凹陷性水肿两种性质。水肿的程度可分为三度：轻度水肿、中度水肿和重度水肿。

5.结合伴随症状综合分析判断

（1）心源性水肿 右心衰竭引起的水肿可伴有其他心力衰竭表现，如颈静脉怒张、肝肿大、肝-静脉回流征等。

（2）肾性水肿 肾性水肿患者则常伴有高血压、蛋白尿、尿量减少及肾功能损害等表现。

（3）肝源性水肿 肝硬化失偿期除水肿外，尚有肝功能减退如消化道症状、出血倾向、代谢异常等，其他门脉高压症状如脾肿大、侧支循环的建立与开放等表现。

（4）其他 如：营养不良性水肿发生前一般均有消瘦、体重减轻等表现；经前期紧张综合征引起水肿常伴有乳房胀痛及盆腔沉重感；而血管神经性水肿若累及声门则可出现呼吸困难甚至窒息表现。

第八节　恶心与呕吐

一、病因

1. 消化系统疾病　主要包括：口咽部被炎症、物理及化学因素的刺激；胃肠道疾病如急性胃肠炎、消化性溃疡、慢性胃炎、急性阑尾炎、消化道梗阻、急性胃扩张、功能性消化不良等；肝、胆、胰腺疾病如急性病毒性肝炎、肝硬化、急性胆囊炎、胆石症、急性胰腺炎等；腹膜与肠系膜疾病如急性腹膜炎、急性肠系膜淋巴结炎等；其他如局部药物刺激如磺胺类药物、水杨酸制剂、氨茶碱等。

2. 泌尿系统疾病　主要有泌尿系结石、急性肾盂肾炎等。

3. 循环系统疾病　常见疾病为急性心肌梗死、休克、心力衰竭等。

4. 生殖系统疾病　常见于盆腔炎、异位妊娠破裂等。

5. 眼部疾病　如青光眼、屈光不正等。

6. 刺激嗅觉、视觉及味觉引起的呕吐。

7. 中枢神经性疾病　常见原因有：①颅内感染性疾病：如各种病原微生物引起的脑炎、脑膜炎；②颅内血管性疾病：如脑梗死、蛛网膜下腔出血、高血压脑病等；③颅脑损伤：颅内血肿、脑挫伤等；癫痫，尤其是持续状态时。

8. 全身性疾病　主要为内分泌与代谢障碍性疾病如尿毒症、甲亢危象、甲状旁腺危象、糖尿病酮症酸中毒、低血糖等。

9. 药物及中毒因素　如洋地黄类、某些抗生素、吗啡及抗癌药物等；一氧化碳、乙醇、有机磷农药、鼠药等中毒。

10. 妊娠反应　妊娠早期可有呕吐表现。

11. 前庭功能障碍　常见疾病有迷路炎、梅尼埃病（Meniere 病）、晕动病等。

12. 精神性呕吐　一般见于神经性厌食症、癔症等。

二、问诊要点

1. 呕吐的起病特点　急性起病多见于急性胃肠炎症、急性中毒等。

2. 呕吐发生的诱因　如体位、进食、药物、精神因素、咽部刺激等。

3. 呕吐发生的时间　①消化道疾病：口咽部刺激引起的呕吐一般表现为受到刺激后或于晨起后恶心、干呕；功能性消化不良一般表现为晨起呕吐；进食过程中或餐后即刻呕吐则可能为幽门管溃疡；幽门梗阻患者可表现为餐后较久或数餐后呕吐，其呕吐物常为隔夜宿食；食物中毒者呕吐一般发生于进食后近期；急性胰腺炎一般呕吐较频繁，呕吐物常为食物及胆汁。②中枢性呕吐：脑膜炎、蛛网膜下腔出血等疾病引起的呕吐多表现为喷射状；早期妊娠反应一般表现为晨起呕吐。③前庭功能障碍：迷路炎一般是化脓性中耳炎常见的并发症，呕吐同时常伴有听力障碍；梅尼埃病表现为突发性旋转性眩晕伴恶心呕吐；晕动病一般于乘车、乘船时发生。

4.呕吐物的特点　如呕吐物的性状及气味、呕吐的量等，可帮助推测病变部位、病变性质及液体丢失量等。

5.症状的特点及变化　如症状发生的频率、持续时间及严重程度等。

6.呕吐加重与缓解因素。

7.病史　包括既往发作史、腹部手术史及女性患者的月经史等。

8.伴随症状　呕吐伴腹痛、腹泻者多见于急性胃肠炎、细菌性食物中毒、霍乱及副霍乱及各种原因所致的急性中毒等；呕吐伴上腹疼痛及发热、寒战或黄疸时应考虑急性胆囊炎、胆石症等；呕吐伴头痛，多见于颅内压增高、青光眼等；呕吐伴眩晕及眼球震颤者主要见于前庭器官疾病。

第九节　呕血与便血

一、呕血

（一）病因

1.消化系统疾病　消化系统疾病是引起呕血的最常见原因。包括：各种食管炎、食管癌、食管异物、食管贲门黏膜撕裂、食管裂孔疝、食管损伤等食管疾病；消化性溃疡、急性糜烂出血性胃炎、胃癌、胃泌素瘤、药物和应激因素引起的急性胃黏膜病变、胃平滑肌瘤、胃黏膜脱垂等胃及十二指肠疾病。消化性溃疡为最常见原因，肝硬化门静脉高压所致的食管或胃底静脉曲张破裂、肝癌、胆道结石、胆囊癌、胆管癌、壶腹癌、急性胰腺炎、胰腺癌合并脓肿破溃等肝、胆、胰腺疾病。

2.全身性疾病　消化器官外的多种疾病也可是引起呕血的原因。如：原发性血小板减少性紫癜、过敏性紫癜、白血病、血友病、霍奇金病、遗传性毛细血管扩张症等血液系统疾病；重症肝炎、肾综合征出血热、钩端螺旋体病、登革热、败血症等急性感染性疾病；系统性红斑狼疮、皮肌炎、结节性多动脉炎等结缔组织疾病累及上消化道时可引起呕血及其他原因（如尿毒症、血管瘤、抗凝药物应用过量等）。

（二）问诊要点

1.呕血的颜色　患者呕血前常有上腹不适和恶心，随后呕出血性胃内容物。其颜色视其出血量及血液在胃内停留时间及出血部位不同而异。出血量多、在胃内停留时间短、出血部位位于食管时，一般表现为鲜红色、暗红色或混有血凝块；当出血量较少或在胃内停留时间较长，则因血红蛋白与胃酸作用而形成酸化正铁血红素而使呕吐物呈咖啡色或棕褐色渣样。呕血时因部分血液经肠道排出时，可形成黑便。

2. 出血量的判断　若出血量占循环血容量 10% 以下时，患者一般无明显全身症状；出血量占循环血容量 10%～20% 时，可有头晕、无力等症状，多无血压、脉搏等变化；若出血量达到循环血容量的 20% 以上，可出现冷汗、心慌、四肢厥冷、脉搏增快等急性失血症状；出血量在循环血容量的 30% 以上时，则由于循环血容量的迅速减少而导致周围循环衰竭。表现为烦躁或神志不清、面色苍白、四肢湿冷、呼吸急促、脉搏细速、血压下降、尿量减少等。

3. 伴随症状

（1）血象变化　急性出血早期可无明显变化，出血后，由于组织液渗入血管内，稀释血液，一般于 3～4 小时后才出现红细胞与血红蛋白减少。因此，大出血早期不能根据红细胞与血红蛋白值来判断有无出血及出血量。

（2）发热　大量出血后，多数患者可在 24 小时内出现低热，一般可持续 3～5 天。

（3）氮质血症　呕血时，因部分血液进入肠道，血红蛋白的分解产物在肠内被吸收，在出血数小时后血中尿素氮可上升，并于 24～48 小时达高峰，但一般不超过 14.3 mmol/L，3～4 天后降至正常。

（4）上腹疼痛　呕血伴慢性反复发作的上腹痛，且有节律性，呈周期性发作者，多见于消化性溃疡；中老年人，若出现呕血伴慢性反复上腹痛，无明显规律且消瘦者，应注意胃癌的可能性。

（5）肝、脾肿大　呕血伴肝肿大且肝质地较硬、表现凹凸不平或有结节，并同时有肝区疼痛者，应注意考虑肝癌；大量呕血伴脾肿大，并有腹壁静脉曲张、腹水，肝功能障碍等则提示肝硬化门脉高压。

（6）黄疸　呕血伴黄疸、发热、皮肤黏膜出血，见于钩端螺旋体病、肾综合征出血热、败血症等急性感染性疾病。呕血伴黄疸、寒战、发热、右上腹疼痛者，多由胆道疾病所致。

二、便血

便血是指消化道出血经肛门排出即下消化道出血。

（一）病因

便血主要见于直肠炎、直肠息肉、直肠癌、痔、肛裂、肛瘘、损伤等直肠与肛管疾病；急性细菌肠炎、阿米巴痢疾、溃疡性结肠炎、结肠憩室炎、缺血性结肠炎、结肠息肉、结肠癌、血吸虫病等结肠疾病；急性出血性坏死性肠炎、肠结核、肠伤寒、钩虫病、小肠肿瘤、小肠血管瘤、肠套叠等小肠疾病；血管瘤、毛细血管扩张症、血管畸形、缺血性肠炎、静脉曲张等肠道血管病变及其他全身出血性疾病等。

（二）问诊要点

1. 大便特点　便血时，大便可表现为全血或混合有粪便。排便前后有鲜血滴出或喷出者，多为直肠或肛管疾病出血，如痔、肛裂、直肠肿瘤等；急性细菌性痢疾多为黏液脓血便；阿米巴痢疾多表现为暗红色果酱样脓血便；急性出血性坏死性肠炎可排出洗肉水样粪便，并有腥臭味。

2.全身症状 便血若出血量少者，一般无明显全身表现；若出血量大，则可出现贫血或周围循环衰竭症状。

3.伴随症状 ①便血伴腹痛：伴慢性上腹周期性、节律性疼痛者多为消化性溃疡；伴急性腹痛，并有排便后腹痛减轻者则多见于细菌性痢疾、阿米巴痢疾、溃疡性结肠炎等；伴急性上腹绞痛、黄疸、发热者，应考虑胆囊或胆管出血。②便血伴里急后重：肛门坠胀感、频繁排便、但排便量少且排便后未感轻松、似排便未净等，常见于细菌性痢疾、直肠炎、直肠癌等。③便血伴发热：多见于急性感染性疾病，如败血症、钩体病、恶性肿瘤如肠道淋巴瘤、急性出血性坏死性肠炎等。④便血伴有腹部肿块：提示结肠癌、肠结核、肠套叠等。⑤便血伴皮肤黏膜出血：多见于血液病如白血病、过敏性紫癜、血友病等，急性传染病如重症肝炎、肾综合征出血热等。

4.病史 注意了解既往病史如慢性上腹痛病史、结核病史、动脉硬化、血液病病史等。

5.发病年龄 儿童以感染性肠炎、急性出血坏死性肠炎、肠套叠、血液病较多见；而中老年患者较常见的原因则为结肠癌、结肠血管扩张、缺血性肠炎等。

6.一般情况 如是否有周围循环衰竭表现，可帮助判断失血量及血容量丢失情况。

第十节 腹 泻

腹泻是指大便次数增加，粪便性状改变如不成形、稀薄或水样、带有未消化食物或黏液脓血等。腹泻根据其病程可分为急性腹泻与慢性腹泻，病程超过2个月者为慢性腹泻。

一、病因

1.急性腹泻 引起急性腹泻的常见疾病有：

（1）急性肠道疾病 各种感染因素，如病毒、细菌、真菌、原虫、血吸虫等引起的肠炎，急性出血性坏死性肠炎，溃疡性结肠炎急性发作，急性缺血性肠病等。

（2）急性中毒 动物性中毒，如鱼胆、河鲀；植物性中毒，如毒蕈、桐油；化学毒物中毒，如砷、铅、汞、有机磷等中毒。

（3）全身感染性疾病 如败血症、伤寒及副伤寒、钩体病等。

（4）药物性腹泻 泻药、拟胆碱能药、抗癌药、抗生素等均可能引起腹泻。

（5）其他 如变态反应性肠炎、过敏性紫癜、甲状腺危象等。

2.慢性腹泻 引起慢性腹泻的原因很多，临床常见的有：

（1）消化道疾病 如：慢性萎缩性胃炎、胃大部切除术后；慢性肠道感染如阿米巴痢疾、慢性细菌性痢疾、肠结核、绦虫病、血吸虫病等；溃疡性结肠炎、Crohn病（克罗恩病）等肠道非感染性病变；肠道肿瘤如结肠癌、结肠绒毛状腺瘤等；肝脏胰腺疾病如肝硬化、慢性胰腺炎、胰腺癌等。

（2）消化系统外疾病 主要有甲状腺功能亢进症、胃泌素瘤、糖尿病性肠病、肾上腺皮质功能减退、系统性红斑狼疮、尿毒症、肠易激综合征等。

（3）其他 某些药物作用，如甲状腺素、利血平、洋地黄类药物等。

二、问诊要点

1.发病年龄、性别、职业 可为诊断提供重要的辅助资料。如：结肠癌多见于中老年人；肠易激综合征、甲亢引起的腹泻多见于女性；血吸虫病多见于流行区农民和渔民等。

2.起病与病程 急性肠道感染或食物中毒者往往表现为急性起病，且腹泻次数较多，病程较短。慢性腹泻起病慢，病程长，常见于溃疡性结肠炎、吸收不良综合征等慢性感染、非特异性炎症、消化功能障碍引起的腹泻。

3.腹泻次数与粪便性状 急性感染性腹泻可有不洁饮食史，多在不洁饮食后24小时内发病，腹泻次数每天数次至数十次不等。慢性腹泻者一般排便次数多为每天数次。粪便性状根据不同部位病变可有不同特点，如：小肠病变者多呈糊状或水样；直肠和（或）乙状结肠的病变可表现为黏液性粪便混有血液或脓血便，且每次排便量少；小肠吸收不良者，粪便呈油腻状，有恶臭，含食物残渣；阿米巴痢疾粪便一般为果酱样。

4.腹泻与腹痛 腹泻患者常伴有腹痛症状，如：小肠病变者腹痛多在脐周，便后腹痛不减轻；结肠疾病腹痛多在下腹部，大便后腹痛可减轻或缓解；而分泌性腹泻多无明显腹痛。

5.伴随症状 腹泻伴发热者多见于传染性疾病。如：细菌性疾病、伤寒、肠结核及肠道恶性淋巴瘤等；腹泻伴里急后重见于乙状结肠及直肠病变如急、慢性细菌性痢疾、直肠炎、直肠癌等；腹泻伴明显消瘦者一般多见于小肠吸收不良性疾病、胃肠恶性肿瘤及甲亢等；腹泻伴腹部包块主要见于胃肠恶性肿瘤、Crohn病、肠结核等。

第十一节 黄 疸

一、分类

黄疸在临床上普遍采用的方法是按病因和发病机制分类，可分为溶血性黄疸、肝细胞性黄疸、胆汁淤积性黄疸（旧称阻塞性黄疸或梗阻性黄疸）和先天性非溶血性黄疸等四类，临床上以前三类最常见。

二、病因

1. 溶血性黄疸 常见病因：①先天性溶血性疾病如地中海贫血、遗传性球形红细胞增多症；②后天性获得性溶血性疾病如自身免疫性溶血性贫血、新生儿溶血症、不同血型输血后的溶血及伯氨喹、蛇毒、毒蕈、阵发性睡眠血红蛋白尿等引起的溶血。

2. 肝细胞性黄疸 病因主要为各种引起肝细胞损害的疾病。常见于病毒性肝炎、肝硬化、肝癌、中毒性肝炎、钩端螺旋体病黄疸出血型、败血症等。

3. 胆汁淤积性黄疸 病因包括肝内胆汁淤积和肝外阻塞。前者主要有胆汁淤积型肝炎、药物性胆汁淤积、原发性胆汁性肝硬化、肝内肿瘤、妊娠期特发性黄疸等。后者主要包括胆系结石、急性胆囊炎、胰腺炎、胆系肿瘤、胰腺癌及先天性胆道闭锁等。

4. 先天性非溶血性黄疸 本组疾病临床上少见。主要见于：

（1）Gilbert 综合征 由于肝细胞摄取非结合胆红素功能障碍及肝内葡萄糖醛酸转移酶不足，导致血清中非结合胆红素增高。

（2）Dubin-Johnson 综合征 主要机制是肝细胞对结合胆红素向毛细胆管排泄发生障碍，导致血清中结合胆红素增高。

（3）Crigler-Najjar 综合征 系由肝细胞缺乏葡萄糖醛酸转移酶，导致非结合胆红素不能转化成为结合胆红素，本病由于血清中非结合胆红素甚高，非结合胆红素可透过血脑屏障损伤大脑实质而产生核黄疸，见于新生儿，预后极差。

（4）Rotor 综合征 主要由于肝细胞对摄取非结合胆红素和排泄结合胆红素存在先天性缺陷而导致血清中胆红素浓度升高。

三、问诊要点

黄疸的诊断必须根据病史、体征、实验室及其他检查来综合判断。首先要排除假性黄疸，如进食过多胡萝卜、南瓜、西红柿、柑橘等引起的假性黄疸。食物引起者一般只有皮肤黄染，巩膜正常且血清胆红素正常。确定黄疸后，应注意详细了解以下内容以帮助诊断。

1. 年龄 婴儿期多为新生儿黄疸、先天性胆道闭锁、先天性非溶血性黄疸等；青少年儿童则病毒性肝炎较多见；40 岁左右中青年人中以胆结石、胆囊炎、肝硬化较常见；而中老年人要特别注意肝硬化、肝胆胰恶性肿瘤等；另外，病毒性肝炎可见于任何年龄。

2. 生活史 长期大量饮酒者易导致酒精性肝炎、肝硬化；发病前有病毒性肝炎患者接触史或有不洁注射、输血史等，应注意考虑病毒性肝炎；肝胆手术后黄疸则应注意胆管结扎、瘢痕、残存结石等原因。

3. 黄疸的特点 主要包括黄疸发生的急缓、皮肤颜色特点、有无皮肤瘙痒等。

（1）溶血性黄疸 黄疸多为轻度，皮肤呈浅柠檬色，无皮肤瘙痒；同时有寒战、发热、头痛、呕吐、腰痛，伴有不同程度贫血及血红蛋白尿者，多为急性溶血引起，严重时可有急性肾衰竭；而慢性溶血性疾病多为先天性，表现除有贫血外脾肿大也较常见。

（2）肝细胞性黄疸 皮肤、黏膜可表现为浅黄至深黄色，可有轻度皮肤瘙痒；病毒性肝炎、肝硬化、肝癌、中毒性肝炎等原发病表现如疲乏、食欲减退等，严重者可出现出血倾向、腹水、肝性脑病等。

（3）胆汁淤积性黄疸　皮肤、黏膜呈暗黄色，甚至呈黄绿色，皮肤瘙痒明显。粪便颜色变浅或呈陶土色。胆汁淤积性肝炎者有疲乏、食欲下降等表现，急性胆囊炎患者可有发热、右上腹疼痛等症状。

对黄疸分类可根据血生化检查和尿常规检查初步作出，然后结合临床表现及辅助检查确定病因和性质。溶血性黄疸一般程度较轻，临床症状也较轻。与其他两种类型黄疸较容易鉴别，肝细胞性黄疸与胆汁淤积性黄疸鉴别时应注意分析胆红素升高的类型与血清酶学改变的特点。尤其是结合胆红素与总胆红素的比值分析，但也需注意两者有重叠之可能。故临床上鉴别黄疸类型病因时应注意在实验室检查基础上选择适当的影像学检查、其他血清学检查及原发病症状等方法综合分析。

4. 伴随症状

（1）发热　黄疸伴发热一般多见于急性胆囊炎、病毒性肝炎、肝脓肿、钩端螺旋体病、败血症、急性溶血等。

（2）右上腹疼痛　黄疸伴右上腹剧烈疼痛者多为胆道结石、胆道蛔虫病、肝脓肿等；寒战高热、黄疸、右上腹剧痛三者合为夏科三联征，是急性胆管炎的特征；持续性右上腹钝痛一般见于病毒性肝炎、原发性肝癌等。

（3）腹水　黄疸伴腹水多见于重症肝炎、肝硬化、原发性肝癌等。

（4）肝肿大　黄疸伴肝肿大多见于各种肝胆疾病。如：急性病毒性肝炎一般表现为肝肿大、肝质地软且表面光滑有压痛；肝大且质地坚硬、表面凹凸不平有结节者见于原发性肝癌；肝脏无明显肿大，而质地较硬边缘不整，表面有小结节者多见于肝硬化。

（5）脾肿大　黄疸伴脾肿大常见于病毒性肝炎、败血症、疟疾、肝硬化及各种原因引起的溶血性贫血及淋巴瘤等。

（6）胆囊肿大　黄疸伴胆囊肿大见于胆总管结石、胆总管癌、胰头癌、壶腹癌等。

5. 黄疸程度与精神状态的关系　肝细胞性黄疸的程度与肝细胞损害一般呈正相关，即黄疸程度越重，肝细胞损害越重，一般状况越差；先天性非溶血性黄疸者全身情况较好。

第十二节　消　瘦

消瘦是一种临床常见的代谢症状。广义的消瘦是指体内脂肪与蛋白质减少，短期内体重下降超过正常标准的10%，或体重指数小于18.5，或体重小于标准体重的20%。

一、病因与分类

1. 单纯性消瘦　主要包括体质性消瘦（为非渐进性消瘦，具有一定的遗传性，或特定时期如青春期消瘦）和外源性消瘦（如食物摄入不规律、偏食、厌食、长期误餐、生活不规律和缺乏锻炼等饮食生活习惯以及工作压力大，精神紧张和过度疲劳等心理因素导致的消瘦）。

2.继发性消瘦　由各种疾病所引起的消瘦，称为继发性消瘦。主要有：胃肠道疾病，如胃炎、胃下垂、胃及十二指肠溃疡等；代谢性疾病，如甲亢、糖尿病等；慢性消耗性疾病，如肺结核、慢性肝病、各种恶性肿瘤等。

二、问诊要点

1.消瘦与饮食的关系　①饮食增加，体重减轻：常见于各种消耗性疾病，如甲亢、糖尿病等；②饮食正常，体重减轻：常见于消化及吸收功能异常所致的体重减轻，如呕吐、腹泻或寄生虫感染等；③饮食减退，体重减轻：由于摄入的食物减少、身体分解代谢亢进而致的体重减轻，如全身性疾病（感染、恶性肿瘤、血液病、垂体前叶功能减退等）、精神因素（抑郁症、神经性厌食）、消化系统疾病（慢性胃肠疾病、慢性肝病等）。

2.诱因　长期误餐、生活不规律、缺乏锻炼、工作压力大，精神紧张和过度疲劳等导致消瘦的原因。

3.发病的年龄及性别　消瘦的中老年人易患骨质疏松；消瘦的青年人常伴有肠胃疾病；消瘦的女性易出现月经紊乱和闭经；消瘦的儿童则有营养不良和智力发育的问题。

4.既往史及家族史。

5.伴随症状　消瘦伴恶心呕吐，常见于胃及十二指肠溃疡、慢性胃炎、胃肠道肿瘤等；消瘦伴腹痛腹泻或便秘，常见于慢性结肠炎、慢性肠炎、肠结核及克罗恩病等；消瘦伴情绪激动、突眼，常见于甲亢等；消瘦伴多饮多食，常见于糖尿病；消瘦伴不明原因性发热，多考虑各种肿瘤；消瘦伴慢性咳嗽，常见于肺结核、慢性支气管炎、慢性阻塞性肺疾病（COPD）等。

第十三节　无尿、少尿与多尿

一、病因

1.少尿、无尿　常见病因分以下三类：

（1）肾前性　各种原因引起的大出血、重度脱水、肾病综合征、肝硬化等，大量水分渗入组织间隙和浆膜腔，有效循环血容量减少，肾血流量减少，肾小球有效滤过压降低影响尿量；心血管疾病使心脏排血功能下降，血压下降所致肾血流减少；肾血管病变引起肾动脉持续痉挛，肾缺血导致急性肾衰。

（2）肾性　各种肾炎、肾小管病变影响了肾小球滤过膜的通透性，减少了滤过面积，影响了肾小管的重吸收，导致少尿或无尿。

（3）肾后性　结石、肿瘤、感染等使尿液排出通道受阻。

2. 多尿　常见病因分以下四类：

（1）排尿性多尿　短时间内水分摄入过多或使用利尿药，可引起排尿性多尿。

（2）肾脏疾病　慢性肾炎、慢性肾盂肾炎、肾小管功能损伤等影响了尿液的浓缩和水分的重吸收。

（3）内分泌代谢障碍疾病　抗利尿激素分泌减少、糖尿病、原发性醛固酮增多症和原发性甲状旁腺功能亢进症等，或抑制肾小管功能，或产生渗透性利尿。

（4）精神因素　受精神或心理因素影响，大量饮水而多尿。

二、问诊要点

1. 临床表现　除外尿量减少或无尿，依据不同的原发病，可主要出现以下不同的临床表现：起病前的乏力、倦怠、水肿等先兆症状；恶心、呕吐、腹泻、黄疸等消化系统症状；呼吸深快、气促，或合并呼吸系统感染等呼吸系统症状；高血压、心律失常、心力衰竭等循环系统症状；贫血、出血等血液系统表现；头昏、失眠或嗜睡、烦躁不安、注意力不集中，甚至出现意识障碍、抽搐、扑翼样震颤等神经系统症状；面部水肿，皮肤萎黄、干燥、色素沉着，部分见皮肤瘙痒等皮肤表现；甲状腺、性腺功能低下，男性性欲缺乏、阳痿，女性出现闭经、不孕等内分泌紊乱表现及负氮平衡，必需氨基酸水平降低，糖耐量减退，脂代谢紊乱等代谢异常。

2. 伴随症状

（1）少尿、无尿　伴尿痛、腰痛、血尿、排尿困难见泌尿系结石或肾动脉血栓；伴发热、腰痛、尿频尿急尿痛见急性肾盂肾炎；伴水肿、蛋白尿、低蛋白血症见肾病综合征；伴蛋白尿、血尿、高血压、水肿见急性肾炎；伴食欲减退、乏力、黄疸、腹水见于肝肾综合征；伴心慌、胸闷、气短、端坐呼吸见心功能不全；男性伴尿频、尿急、排尿困难见前列腺增生。

（2）多尿　伴多饮、多食、体重减轻见于糖尿病；伴烦躁、口渴、多饮、尿液比重减低见于尿崩症；伴高钙血症、肾结石、骨痛见于原发性甲状旁腺功能亢进症；伴高血压、高血钠、低血钾者见于原发性醛固酮增多症；多尿前有无尿或少尿病史见于各种原因引起的急性肾小管损伤坏死；伴酸中毒，低血钾、骨痛和肌麻痹，见于肾小管性酸中毒。

第十四节　尿频、尿急、尿痛

一、病因

1.尿频

（1）生理性尿频　因饮水过多、精神紧张或气候寒冷时排尿次数增多，属正常现象。

（2）病理性尿频　常见有：①多尿性尿频：见于糖尿病，尿崩症，精神性多饮和急性肾衰竭的多尿期。②炎症性尿频：见于膀胱炎、尿道炎、前列腺炎和尿道旁腺炎等。③神经性尿频：见于中枢及周围神经病变如癔症，神经源性膀胱。④膀胱容量减少性尿频：见于膀胱占位性病变、妊娠子宫增大或卵巢囊肿等压迫膀胱、膀胱结核引起膀胱纤维性缩窄。⑤尿道口周围病变：尿道口息肉、处女膜伞和尿道旁腺囊肿等刺激尿道口引起尿频。

2.尿急　常见于下列情况：

（1）炎症　急性膀胱炎、尿道炎、膀胱三角区和后尿道炎症、急性前列腺炎常有尿急、慢性前列腺炎。

（2）结石和异物　膀胱和尿道结石或异物刺激黏膜产生尿频。

（3）肿瘤　膀胱癌和前列腺癌。

（4）神经源性　精神因素和神经源性膀胱。

（5）高温环境下尿液高度浓缩　酸性高的尿可刺激膀胱或尿道黏膜产生尿急。

3.尿痛　引起尿急的病因几乎都可以引起尿痛。疼痛部位多在耻骨上区、会阴部和尿道内，尿痛性质可为灼痛或刺痛。尿道炎多在排尿开始时出现疼痛；后尿道炎、膀胱炎和前列腺炎常出现终末性尿痛。

二、问诊要点

1.临床表现

（1）生理性尿频　特点是每次尿量不少，不伴随其他症状。

（2）病理性尿频　①多尿性尿频：排尿次数增多而每次尿量不少，全日总尿量增多；②炎症性尿频：排尿次数增多而每次尿量少，多伴有尿急和尿痛，尿液镜检可见炎性细胞；③神经性尿频：排尿次数增多而每次尿量少，不伴尿急尿痛，尿液镜检无炎性细胞；④膀胱容量减少性尿频：表现为持续性尿频，药物治疗难以缓解，每次尿量少。

2.伴随症状　尿频伴有尿急和尿痛见于尿路感染；伴有会阴部、腹股沟和睾丸胀痛见于急性前列腺炎；尿频尿急伴有血尿、脓尿、午后低热、乏力盗汗见于膀胱结核；尿频不伴尿急和尿痛，但伴有多饮多尿和口渴见于精神性多饮，糖尿病和尿崩症；尿频尿急伴无痛性血尿见于膀胱癌；老年男性尿频伴有尿线细，进行性排尿困难见于前列腺增生；尿频、尿急、尿痛伴有尿流突然中断，见于膀胱结石堵住出口或后尿道结石嵌顿。

3. 病史　如：劳累、受凉或月经期，是否接受导尿、尿路器械检查或流产术；有无慢性病史（结核病、糖尿病、肾炎和尿路结石）；有无尿路感染的反复发作史及诊疗史。

第十五节　血　尿

一、病因

泌尿系统疾病是引起血尿的常见原因，除此，全身性疾病、泌尿系统邻近器官病变、化学物品和药物损害也可以导致血尿。将全程尿分三段，分别盛于三个量杯内。若初始段血尿，提示病变在前尿道。终末端血尿提示病变在膀胱底部、后尿道或前列腺部位。全程血尿提示病变部位在膀胱或膀胱以上部位。儿童血尿多见肾小球肾炎；青壮年血尿，女性多见于尿路感染，男性多见于结石、前列腺炎、尿道炎；老年人血尿多见前列腺增生、感染、肿瘤。

1. 泌尿系统疾病　原发性肾小球疾病如 IgA 肾病、局灶节段性肾小球硬化和急、慢性肾小球肾炎等；泌尿系感染、结石、肿瘤、外伤、肾与尿路畸形、肾血管性疾病等。

2. 全身性疾病　再生障碍性贫血、过敏性紫癜、白血病、使用抗凝剂等血液系统疾病；败血症、流行性脑膜炎、流行性出血热等感染性疾病；类风湿性关节炎、系统性红斑狼疮等免疫系统疾病；慢性心功能不全、高血压、感染性心内膜炎等心血管疾病。

3. 邻近器官病变　盆腔炎、附件炎、阑尾炎等邻近器官病变侵犯到膀胱、输尿管时，可引起血尿。

4. 化学物品和药物损害　汞、铅、镉等重金属损害肾和膀胱；非甾体消炎药、磺胺药、甘露醇等造成的肾损伤；环磷酰胺可造成出血性膀胱炎；抗凝药如肝素、华法林使用不当等。

二、问诊要点

1. 尿液颜色特点　血尿最主要的临床表现。根据出血量多少而呈现出不同的颜色。少量出血呈淡红色像洗肉水样，严重出血呈血状。若尿与血混合均匀，则呈暗红色。

2. 伴随症状　血尿伴肾区绞痛或钝痛，多见于肾或输尿管结石；伴排尿困难，尿路中断、尿频、尿急，多见于膀胱、尿道结石；伴尿频、尿急、尿痛，多见于急性膀胱炎、尿道炎；伴腰痛，发热，多见于急性肾盂肾炎；伴高血压、水肿、蛋白尿，多见于肾小球肾炎；伴皮肤黏膜或身体其他部位出血倾向，多见于血液系统疾病如白血病、血小板减少性紫癜等；伴乳糜尿，多见于丝虫病、慢性肾盂肾炎；伴腹部肿块，多见于肾肿瘤、肾积水、多囊肾、肾下垂等；无症状性血尿，身体无其他不适，可见于 IgA 肾病、肾肿瘤早期。

3. 病史　了解患者年龄，女性要了解是否为月经期；有无泌尿系疾病病史；近期有无感染、剧烈活动、腰腹部外伤及泌尿道器械检查史；排除食物、药物等因素引起的假性血尿；近期有无使用肾毒性药物史。

第十六节　痫性发作与惊厥

痫性发作是指脑部神经元异常放电引起的运动、感觉、行为、自主神经、意识和精神状态等不同程度的紊乱或兼而有之。惊厥是指肌群收缩表现为强直性和阵挛性，并有意识丧失。

一、病因

1. 脑部疾病

（1）感染　如脑炎、脑膜炎、脑脓肿、脑结核瘤、脑灰质炎等。

（2）外伤　如产伤、颅脑外伤等。

（3）肿瘤　如原发性肿瘤、脑转移瘤。

（4）血管病变　如脑出血、蛛网膜下腔出血、高血压脑病、脑栓塞、脑血栓形成、脑缺氧等。

（5）寄生虫病　如脑型疟疾、脑血吸虫病、脑包虫病、脑囊虫病等。

（6）其他　先天性脑发育障碍；原因未明的大脑变性，如结节性硬化、播散性硬化、核黄疸等。

2. 全身性疾病

（1）感染　如急性胃肠炎、中毒型菌痢、链球菌败血症、中耳炎、百日咳、狂犬病、破伤风等。小儿高热惊厥主要由急性感染所致。

（2）中毒　内源性，如尿毒症、肝性脑病；外源性，如酒精、苯、铅、砷、汞、氯喹、阿托品、樟脑、白果、有机磷等中毒。

（3）心血管疾病　高血压脑病或阿-斯综合征（Adams-Stokes 综合征）等。

（4）代谢障碍　如低血糖、低镁血症、妊娠子痫、维生素 B_6 缺乏等。低血钙时可表现为典型的手足搐搦症。

（5）风湿病　如系统性红斑狼疮、脑血管炎等。

（6）其他　如突然撤停安眠药、抗癫痫药，还可见于中暑、溺水、窒息、触电等。

3. 神经症　如癔症性抽搐和惊厥。

此外，儿科常见的还有小儿惊厥（部分为特发性，部分由于脑损害引起）。因高热导致的惊厥等。

二、问诊要点

1. 发作特点　以全身骨骼肌痉挛为主要表现，典型者为癫痫大发作（惊厥），表现为患者突然意识模糊或丧失，全身强直、呼吸暂停，继而四肢发生阵挛性抽搐，呼吸不规则、尿便失控、发绀，发作约半分钟自行停止，也可反复发作或呈持续状态。发作时可有瞳孔散大，对光反射消失或迟钝、病理反射阳性等。发作停止后不久意识恢复。如为肌阵挛性，一般只是意识障碍。

2. 伴随症状

（1）伴发热　多见于小儿的急性感染，也可见于胃肠功能紊乱、生牙、重度失水等。但惊厥发生时也可引起发热。

（2）伴血压增高　可见于高血压病、肾炎、妊娠子痫、铅中毒等。

（3）伴脑膜刺激征　可见于脑膜炎、脑膜脑炎、蛛网膜下腔出血等。

（4）伴瞳孔扩大与舌咬伤　可见于癫痫大发作。

（5）惊厥发作前有剧烈头痛　可见于高血压、急性感染、蛛网膜下腔出血、颅脑外伤、颅内占位性病变等。

3. 发生的年龄、发病过程、有无诱因、持续时间、是否妊娠，儿童应询问生产史、生长发育异常史。

4. 病史的询问　如有无脑部疾病、全身性疾病、癔症、毒物接触、外伤等病史。

第十七节　意识障碍

意识障碍是指人对周围环境及自身状态的识别和觉察能力出现障碍。多由高级神经中枢功能活动（意识、感觉和运动）受损所引起。按照病情表现，由轻到重依次为嗜睡、意识模糊、昏睡、昏迷。

一、病因

1. 重症急性感染　如败血症、肺炎、中毒型菌痢、伤寒、斑疹伤寒、恙虫病和颅脑感染（脑炎、脑膜脑炎、脑型疟疾）等。

2. 颅脑非感染性疾病

（1）脑血管疾病　脑缺血、脑出血、蛛网膜下腔出血、脑栓塞、脑血栓形成、高血压脑病等。

（2）脑占位性疾病　如脑肿瘤、脑脓肿。

（3）颅脑损伤　脑震荡、脑挫裂伤、外伤性颅内血肿、颅骨骨折等。

（4）癫痫。

3.内分泌与代谢障碍　如尿毒症、肝性脑病、肺性脑病、甲状腺危象、甲状腺功能减退、糖尿病性昏迷、低血糖、妊娠中毒症等。

4.水、电解质平衡紊乱　如低钠血症、低氯性碱中毒、高氯性酸中毒等。

5.外源性中毒　如安眠药、有机磷杀虫药、氰化物、一氧化碳、酒精和吗啡等中毒。

6.物理性及缺氧性损害　如高温中暑、日射病、触电、高山病等。

二、问诊要点

1.表现特点

（1）嗜睡　表现为病理性嗜睡，患者陷入持续的睡眠状态，可被唤醒，并能正确回答和做出各种反应，但当刺激去除后很快又再入睡。

（2）意识模糊　患者能保持简单的精神活动，但对时间、地点、人物的定向能力发生障碍。

（3）昏睡　患者处于熟睡状态，不易唤醒。虽在强烈刺激下（如压迫眶上神经，摇动患者身体等）可被唤醒，但很快又再入睡。醒时答话含糊或答非所问。

（4）昏迷　表现为意识持续的中断或完全丧失。按其程度可分为以下三阶段。①轻度昏迷：意识大部分丧失，无自主运动，对声、光刺激无反应，对疼痛刺激尚可出现痛苦的表情或肢体退缩等防御反应。角膜反射、瞳孔对光反射、眼球运动、吞咽反射等可存在。②中度昏迷：对周围事物及各种刺激均无反应，对于剧烈刺激可出现防御反射。角膜反射减弱，瞳孔对光反射迟钝，眼球无转动。③深度昏迷：全身肌肉松弛，对各种刺激全无反应。深、浅反射均消失。

此外，还有一种以兴奋性增高为主的高级神经中枢急性活动失调状态，称为谵妄。临床上表现为意识模糊、定向力丧失、感觉错乱（幻觉、错觉）、躁动不安、言语杂乱。谵妄可发生于急性感染的发热期间，也可见于某些药物中毒（如颠茄类药物中毒、急性酒精中毒）、代谢障碍（如肝性脑病）、循环障碍或中枢神经疾患等。

2.伴随症状

（1）伴发热　先发热后有意识障碍，见于重症感染性疾病；先有意识障碍后有发热，见于脑出血、蛛网膜下腔出血、巴比妥类药物中毒等。

（2）伴呼吸缓慢　是呼吸中枢受抑制的表现，可见于吗啡、巴比妥类、有机磷杀虫药等中毒、银环蛇咬伤等。

（3）伴瞳孔散大　见于颠茄类、酒精、氰化物等中毒以及癫痫、低血糖状态等。

（4）伴瞳孔缩小　见于吗啡类、巴比妥类、有机磷杀虫药等中毒。

（5）伴心动过缓　见于颅内高压症、房室传导阻滞以及吗啡类、毒蕈等中毒。

（6）伴高血压　见于高血压脑病、脑血管意外、肾炎尿毒症等。

（7）伴低血压　可见于各种原因的休克。

（8）伴皮肤黏膜改变　出血点、瘀斑和紫癜等可见于严重感染和出血性疾病；口唇呈樱红色提示一氧化碳中毒。

（9）伴脑膜刺激征　见于脑膜炎、蛛网膜下腔出血等。

3.相关病史

（1）起病时间、发病前后情况、诱因、病程、程度。

（2）有无急性感染性休克、高血压、动脉硬化、糖尿病、肝肾疾病、肺源性心脏病、癫痫、颅脑外伤、肿瘤等病史。

（3）有无服毒及毒物接触史。

附录清单：

　　病史采集——发热问诊考核评分表
　　病史采集——水肿问诊考核评分表
　　病史采集——头痛问诊考核评分表
　　病史采集——胸痛问诊考核评分表
　　病史采集——腹痛问诊考核评分表
　　病史采集——关节痛问诊考核评分表
　　病史采集——腰背痛问诊考核评分表
　　病史采集——咳嗽与咳痰问诊考核评分表
　　病史采集——咯血问诊考核评分表
　　病史采集——呼吸困难问诊考核评分表
　　病史采集——心悸问诊考核评分表
　　病史采集——消瘦问诊考核评分表
　　病史采集——恶心与呕吐问诊考核评分表
　　病史采集——呕血问诊考核评分表
　　病史采集——黑便问诊考核评分表
　　病史采集——腹泻问诊考核评分表
　　病史采集——黄疸问诊考核评分表
　　病史采集——尿频、尿急与尿痛问诊考核评分表
　　病史采集——少尿、无尿与多尿问诊考核评分表
　　病史采集——血尿问诊考核评分表
　　病史采集——抽搐与惊厥问诊考核评分表
　　病史采集——意识障碍问诊考核评分表

附录：

病史采集——发热问诊考核评分表

简要病史：男性，26 岁。发热、咳嗽 3 天就诊。

要求：作为住院医师，请围绕以上病史，将应该询问的现病史和相关病史的内容写在答题纸上。时间：11 分钟，总分：15 分。

答案：

项目	内容及评分标准	分值	得分
现病史	1. 根据主诉及相关鉴别询问： （1）诱因或原因：有无受凉、熬夜、劳累。（1分） （2）发热：程度和规律。（2分） （3）发热伴随症状及阴性症状：有无畏寒、寒战。（1分） （4）咳嗽：性质、程度、规律、加重和缓解因素。（1分） （5）咳嗽伴随症状及阴性症状：有无咳痰、痰的性状和量。（1分） （6）其他伴随症状：有无咽痛、鼻塞、流涕、喷嚏、咯血、头痛；有无胸痛、心悸。（1分） 2. 诊疗经过： （1）是否到医院就诊，做过哪些检查：血常规、X 线片，用过哪些药物。（1分） （2）是否自行服药治疗，用过哪些药物。（1分） 3. 一般情况： 发病以来，精神、食欲、睡眠、大小便及体重变化情况。（1分）	10分	
其他相关病史	1. 有无过敏史（药物、食物、环境）。（1分） 2. 与疾病相关的其他病史：既往有无鼻炎、哮喘、慢性扁桃体炎史；有无慢性心肺疾病史；有无肝肾疾病史。有无传染病史；有无手术、输血、外伤史；有无烟酒嗜好及其他不良嗜好；婚育史；有无遗传家族史。（2分）	3分	
问诊技巧	1. 从主诉入手。（0.4分） 2. 诊断与鉴别诊断的意识在问诊中体现。（0.4分） 3. 无与病情无关的问题。（0.4分） 4. 不出现医学术语。（0.4分） 5. 无诱导性问诊。（0.4分）	2分	

病史采集——水肿问诊考核评分表

简要病史：女性，32 岁。间断双下肢水肿 2 月就诊。

要求：作为住院医师，请围绕以上病史，将应该询问的现病史和相关病史的内容写在答题纸上。时间：11 分钟，总分：15 分。

答案：

项目	内容及评分标准	分值	得分
现病史	1.根据主诉及相关鉴别询问： （1）诱因或原因：有无服用药物，饮食情况以及是否处于月经、妊娠期。（1分） （2）水肿：首先发生的部位和发生顺序，是否受体位影响；水肿发生速度、性质及移动度。（2分） （3）水肿伴随症状及阴性症状：有无高血压、血尿或蛋白尿，尿量的改变；（1分）有无胸闷、呼吸困难；（1分）有无皮肤发黄、乏力、厌油、纳差、腹胀；（1分）有无长期腹泻、消瘦、体重下降、怕冷、便秘等。（1分） 2.诊疗经过： （1）是否到医院就诊，做过哪些检查：血常规、尿常规、血生化、胸片、心电图等，用过哪些药物。（1分） （2）是否自行服药治疗，用过哪些药物。（1分） 3.一般情况： 发病以来，精神、食欲、睡眠、大小便及体重变化情况。（1分）	10分	
其他相关病史	1.有无过敏史（药物、食物、环境）。（1分） 2.与疾病相关的其他病史：既往有无肝炎、肝硬化、心脏疾病、消化系统疾病、结缔组织疾病、内分泌病史。有无传染病史；有无手术、输血、外伤史；有无烟酒嗜好及其他不良嗜好；月经婚育史；有无遗传家族史。（2分）	3分	
问诊技巧	1.从主诉入手。（0.4分） 2.诊断与鉴别诊断的意识在问诊中体现。（0.4分） 3.无与病情无关的问题。（0.4分） 4.不出现医学术语。（0.4分） 5.无诱导性问诊。（0.4分）	2分	

病史采集——头痛问诊考核评分表

简要病史：女性，45岁。剧烈头痛、发热5天就诊。

要求：作为住院医师，请围绕以上病史，将应该询问的现病史和相关病史的内容写在答题纸上。时间：11分钟，总分：15分。

答案：

项目	内容及评分标准	分值	得分
现病史	1.根据主诉及相关鉴别询问： （1）诱因或原因：有无受凉、结核接触史、卫生环境如何。（1分） （2）头痛：头痛出现的时间、疼痛部位、性质、持续时间、加重因素。（2分） （3）头痛伴随症状及阴性症状：有无恶心、呕吐、畏光、畏声、言语障碍等神经系统症状；有无眩晕、视物模糊、复视等。（2分）		

续表

项目	内容及评分标准	分值	得分
现病史	（4）发热：性质、程度、规律、加重和缓解因素。（1分） （5）发热伴随症状及阴性症状：有无寒战、咳痰。（1分） 2.诊疗经过： （1）是否到医院就诊，做过哪些检查：血常规、脑脊液检查、头颅CT/MRI等，用过哪些药物。（1分） （2）是否自行服药治疗，用过哪些药物。（1分） 3.一般情况： 发病以来，精神、食欲、睡眠、大小便及体重变化情况。（1分）	10分	
其他相关病史	1.有无过敏史（药物、食物、环境）。（1分） 2.与疾病相关的其他病史：既往有无颅脑外伤史及五官疾病，有无传染病史；有无外伤史、输血、手术史；有无去过疫区；有无烟酒嗜好及其他不良嗜好；月经婚育史；有无精神神经系统疾病家族史。（2分）	3分	
问诊技巧	1.从主诉入手。（0.4分） 2.诊断与鉴别诊断的意识在问诊中体现。（0.4分） 3.无与病情无关的问题。（0.4分） 4.不出现医学术语。（0.4分） 5.无诱导性问诊。（0.4分）	2分	

病史采集——胸痛问诊考核评分表

简要病史：男性，55岁。胸痛1月，咯血5天就诊。

要求：作为住院医师，请围绕以上病史，将应该询问的现病史和相关病史的内容写在答题纸上。时间：11分钟，总分：15分。

答案：

项目	内容及评分标准	分值	得分
现病史	1.根据主诉及相关鉴别询问： （1）诱因或原因：有无劳累、受凉、上呼吸道感染。（1分） （2）胸痛：胸痛的具体部位、性质、程度、持续时间，加重和缓解因素。（2分） （3）胸痛伴随症状及阴性症状：有无发热、乏力、盗汗；有无呼吸困难；有无吞咽困难；有无苍白、大汗、血压下降或休克等。（2分） （4）咯血：颜色、性状、咯血量。（1分） （5）咯血伴随症状及阴性症状：有无呛咳、咳嗽、咳痰、皮肤黏膜出血、杵状指等。（1分） 2.诊疗经过： （1）是否到医院就诊，做过哪些检查：血常规、肿瘤标志物、胸部X片/CT、支气管镜等，用过哪些药物。（1分）	10分	

续表

项目	内容及评分标准	分值	得分
现病史	（2）是否自行服药治疗，用过哪些药物。（1分） 3. 一般情况： 发病以来，精神、食欲、睡眠、大小便及体重变化情况。（1分）		
其他相关病史	1. 有无过敏史（药物、食物、环境）。（1分） 2. 与疾病相关的其他病史：既往有无肺结核、支气管扩张等慢性呼吸系统疾病病史；有无高血压、心脏病、糖尿病及血液病史。有无传染病史；有无外伤史、输血手术史；有无烟酒嗜好；工作环境及性质；婚育史；有无遗传家族史。（2分）	3分	
问诊技巧	1. 从主诉入手。（0.4分） 2. 诊断与鉴别诊断的意识在问诊中体现。（0.4分） 3. 无与病情无关的问题。（0.4分） 4. 不出现医学术语。（0.4分） 5. 无诱导性问诊。（0.4分）	2分	

病史采集——腹痛问诊考核评分表

简要病史：男性，48岁。上腹痛伴腹胀1周就诊。

要求：作为住院医师，请围绕以上病史，将应该询问的现病史和相关病史的内容写在答题纸上。时间：11分钟，总分：15分。

答案：

项目	内容及评分标准	分值	得分
现病史	1. 根据主诉及相关鉴别询问： （1）诱因或原因：有无进食油腻食物、饱餐、饮酒、服用药物。（1分） （2）腹痛：腹痛的性质、程度、持续时间，有无转移，加重和缓解因素。（2分） （3）腹痛伴随症状及阴性症状：有无发热、寒战；有无黄疸；有无呕吐、反酸、腹泻；有无血尿或休克。（3分） （4）腹胀：程度、持续时间、缓解因素。（1分） 2. 诊疗经过： （1）是否到医院就诊，做过哪些检查：血、尿淀粉酶、腹部B超或CT、心电图，用过哪些药物。（1分） （2）是否自行服药治疗，用过哪些药物。（1分） 3. 一般情况： 发病以来，精神、食欲、睡眠、大小便及体重变化情况。（1分）	10分	
其他相关病史	1. 有无过敏史（药物、食物、环境）。（1分） 2. 与疾病相关的其他病史：既往有无心血管疾病、消化性溃疡、胆囊炎、胆石症、肾结石病史。有无传染病史；有无外伤、输血、手术史；有无烟酒嗜好；婚育史；有无相关肿瘤疾病家族史。（2分）	3分	

项目	内容及评分标准	分值	得分
问诊技巧	1. 从主诉入手。（0.4分） 2. 诊断与鉴别诊断的意识在问诊中体现。（0.4分） 3. 无与病情无关的问题。（0.4分） 4. 不出现医学术语。（0.4分） 5. 无诱导性问诊。（0.4分）	2分	

病史采集——关节痛问诊考核评分表

简要病史：女性，50岁。右膝关节痛1年，加重1周就诊。

要求：作为住院医师，请围绕以上病史，将应该询问的现病史和相关病史的内容写在答题纸上。时间：11分钟，总分：15分。

答案：

项目	内容及评分标准	分值	得分
现病史	1. 根据主诉及相关鉴别询问： （1）诱因或原因：有无膝外伤、感染、手术；有无饮酒、劳累、高嘌呤饮食。（2分） （2）关节痛：关节痛出现的时间，疼痛的具体部位、性质、程度，持续性还是间歇性发作，加重和缓解因素。（2分） （3）关节痛伴随症状及阴性症状：有无高热、畏寒及局部红肿灼热；有无低热、乏力、盗汗；有无晨僵、关节畸形；有无游走性疼痛；有无皮肤红斑、光过敏；有无皮肤紫癜、腹痛、腹泻。（3分） 2. 诊疗经过： （1）是否到医院就诊，做过哪些检查：血常规、类风湿因子、血沉、降钙素原、自身抗体等相关检查，用过哪些药物。（1分） （2）是否自行服药治疗，用过哪些药物。（1分） 3. 一般情况： 发病以来，精神、食欲、睡眠、大小便及体重变化情况。（1分）	10分	
其他相关病史	1. 有无过敏史（药物、食物、环境）。（1分） 2. 与疾病相关的其他病史：既往有无风湿性疾病、甲状腺疾病病史。有无传染病史；有无外伤史、输血、手术史；月经婚育史；有无相关疾病家族史。（2分）	3分	
问诊技巧	1. 从主诉入手。（0.4分） 2. 诊断与鉴别诊断的意识在问诊中体现。（0.4分） 3. 无与病情无关的问题。（0.4分） 4. 不出现医学术语。（0.4分） 5. 无诱导性问诊。（0.4分）	2分	

病史采集——腰背痛问诊考核评分表

简要病史：女性，50 岁。腰背痛 5 年，加重 5 天就诊。

要求：作为住院医师，请围绕以上病史，将应该询问的现病史和相关病史的内容写在答题纸上。时间：11 分钟，总分：15 分。

答案：

项目	内容及评分标准	分值	得分
现病史	1. 根据主诉及相关鉴别询问： （1）诱因或原因：有无外伤、过度活动，有无外伤后感染，有无潮湿寒冷等物理刺激，职业特点。（2分） （2）腰背痛：疼痛出现的时间、具体部位、性质、程度，有无放射，疼痛出现的缓急、加重和缓解因素。（2分） （3）腰背痛伴随症状及阴性症状：有无脊柱畸形、活动受限；有无低热、乏力、盗汗；有无尿频、尿急、排尿不尽；有无嗳气、反酸、上腹胀痛；有无月经异常、痛经、白带过多。（3分） 2. 诊疗经过： （1）是否到医院就诊，做过哪些检查：血、尿常规、血生化、血沉；腰椎 X 线片、CT、MRI；神经电生理检查等，用过哪些药物。（1分） （2）是否自行服药治疗，用过哪些药物。（1分） 3. 一般情况： 发病以来，精神、食欲、睡眠、大小便及体重变化情况。（1分）	10分	
其他相关病史	1. 有无过敏史（药物、食物、环境）。（1分） 2. 与疾病相关的其他病史：既往有无结核、肝炎、糖尿病、肿瘤病史及其他慢性病史。有无传染病史；有无外伤史、输血、手术史；有无烟酒嗜好；月经婚育史；有无遗传家族史。（2分）	3分	
问诊技巧	1. 从主诉入手。（0.4分） 2. 诊断与鉴别诊断的意识在问诊中体现。（0.4分） 3. 无与病情无关的问题。（0.4分） 4. 不出现医学术语。（0.4分） 5. 无诱导性问诊。（0.4分）	2分	

病史采集——咳嗽与咳痰问诊考核评分表

简要病史：男性，60 岁。间断咳嗽、咳痰 18 年，加重 1 周就诊。

要求：作为住院医师，请围绕以上病史，将应该询问的现病史和相关病史的内容写在答题纸上。时间：11 分钟，总分：15 分。

答案：

项目	内容及评分标准	分值	得分
现病史	1. 根据主诉及相关鉴别询问： （1）诱因或原因：有无受凉、天气变化、劳累、饮酒、过敏、药物、误吸。（2分）	10分	

续表

项目	内容及评分标准	分值	得分
现病史	（2）咳嗽：性质、音色、程度，发生的时间和规律，加重和缓解因素。（2分） （3）咳痰：痰的性状和量，颜色和气味。（1分） （4）咳嗽、咳痰伴随症状及阴性症状：有无发热、胸痛、呼吸困难、咯血、大量脓痰、杵状指、盗汗、乏力纳差、心悸、上腹痛、反酸、头痛、流涕。（2分） 2.诊疗经过： （1）是否到医院就诊，做过哪些检查：血常规、血生化、血沉、C-反应蛋白、痰培养、血培养；胸部X线片、CT、肺功能；用过哪些药物。（1分） （2）是否自行服药治疗，用过哪些药物。（1分） 3.一般情况： 发病以来，精神、食欲、睡眠、大小便及体重变化情况。（1分）		
其他相关病史	1.有无过敏史（药物、食物、环境）。（1分） 2.与疾病相关的其他病史：既往有无慢性阻塞性肺疾病、结核、支气管扩张等慢性疾病。有无传染病史；有无外伤史、输血、手术史；有无烟酒嗜好；婚育史；有无遗传家族史。（2分）	3分	
问诊技巧	1.从主诉入手。（0.4分） 2.诊断与鉴别诊断的意识在问诊中体现。（0.4分） 3.无与病情无关的问题。（0.4分） 4.不出现医学术语。（0.4分） 5.无诱导性问诊。（0.4分）	2分	

病史采集——咯血问诊考核评分表

简要病史：女性，55岁。间断咳嗽、咳痰1年，咯血3天就诊。

要求：作为住院医师，请围绕以上病史，将应该询问的现病史和相关病史的内容写在答题纸上。时间：11分钟，总分：15分。

答案：

项目	内容及评分标准	分值	得分
现病史	1.根据主诉及相关鉴别询问： （1）诱因或原因：有无受凉、劳累、饮酒、上呼吸道感染。（2分） （2）咯血：咯血颜色；每次咯血量；日咯血总量；咯血频率；血中是否有夹杂物。咯血的方式，加重和缓解因素。（2分） （3）咳嗽、咳痰：1年来咳嗽、咳痰发作的情况，咳嗽的性质、音色、程度，发生的时间和规律，痰的性状、量、颜色和气味。（1分）	10分	

续表

项目	内容及评分标准	分值	得分
现病史	（4）咯血伴随症状及阴性症状：有无发热、盗汗、胸痛、脓痰、心悸、大汗、呼吸困难、恶心呕吐、皮肤黏膜出血、月经量、上腹痛、黄疸、杵状指。（2分） 2.诊疗经过： （1）是否到医院就诊，做过哪些检查：血常规、胸部X线片、CT、痰病原学及细胞学检查、支气管镜；用过哪些药物。（1分） （2）是否自行服药治疗，用过哪些药物。（1分） 3.一般情况： 发病以来，精神、食欲、睡眠、大小便及体重变化情况。（1分）		
其他相关病史	1.有无过敏史（药物、食物、环境）。（1分） 2.与疾病相关的其他病史：既往有无肺结核及慢性呼吸系统疾病病史；有无心脏病、糖尿病、肿瘤、血液病病史。有无传染病史；有无外伤史、输血、手术史；有无烟酒嗜好；月经婚育史；有无遗传家族史。（2分）	3分	
问诊技巧	1.从主诉入手。（0.4分） 2.诊断与鉴别诊断的意识在问诊中体现。（0.4分） 3.无与病情无关的问题。（0.4分） 4.不出现医学术语。（0.4分） 5.无诱导性问诊。（0.4分）	2分	

病史采集——呼吸困难问诊考核评分表

简要病史：男性，50岁。呼吸困难1个月，加重3天就诊。

要求：作为住院医师，请围绕以上病史，将应该询问的现病史和相关病史的内容写在答题纸上。时间：11分钟，总分：15分。

答案：

项目	内容及评分标准	分值	得分
现病史	1.根据主诉及相关鉴别询问： （1）诱因或原因：有无胸部外伤、剧烈运动、剧烈咳嗽、吸入刺激性气体、呼吸道感染、情绪激动、服用药物。（2分） （2）呼吸困难：发作频率及持续时间；程度（活动后、端坐呼吸、夜间阵发性呼吸困难、心源性哮喘）；加重和缓解因素，缓解方式（立位、休息、强心利尿、吸入支气管扩张剂）；加重方式（活动、平卧、补液等）。（3分） （3）呼吸困难伴随症状及阴性症状：有无咳嗽咳痰、发热、胸痛、咯血、意识障碍、心悸、水肿、头晕、乏力纳差、焦虑、手脚麻木、抽搐。（2分）	10分	

续表

项目	内容及评分标准	分值	得分
现病史	2. 诊疗经过： （1）是否到医院就诊，做过哪些检查：肾功能、胸部X线片、心电图、超声心动图、头颅CT；用过哪些药物。（1分） （2）是否自行服药治疗，用过哪些药物。（1分） 3. 一般情况： 发病以来，精神、食欲、睡眠、大小便及体重变化情况。（1分）		
其他相关病史	1. 有无过敏史（药物、食物、环境）。（1分） 2. 与疾病相关的其他病史：既往有无慢性肺部疾病、心脏病、脑血管疾病病史；有无慢性肾病、糖尿病病史。有无传染病史；有无外伤史、输血、手术史；有无烟酒嗜好；婚育史；有无遗传家族史。（2分）	3分	
问诊技巧	1. 从主诉入手。（0.4分） 2. 诊断与鉴别诊断的意识在问诊中体现。（0.4分） 3. 无与病情无关的问题。（0.4分） 4. 不出现医学术语。（0.4分） 5. 无诱导性问诊。（0.4分）	2分	

病史采集——心悸问诊考核评分表

简要病史：女性，40岁。反复发作性心悸1年，加重3天就诊。

要求：作为住院医师，请围绕以上病史，将应该询问的现病史和相关病史的内容写在答题纸上。时间：11分钟，总分：15分。

答案：

项目	内容及评分标准	分值	得分
现病史	1. 根据主诉及相关鉴别询问： （1）诱因或原因：有无劳累、精神紧张、刺激、浓茶、咖啡、饮酒、服用药物。（2分） （2）心悸：发作时情况及时间（白天或夜晚），发作频率，间断还是持续，是否突发突止，最长持续时间；与体位或活动是否有关；缓解因素、加重因素。（3分） （3）心悸伴随症状及阴性症状：有无心前区疼痛、发热、晕厥和抽搐、贫血、呼吸困难、消瘦、多汗、失眠、焦虑。（2分） 2. 诊疗经过： （1）是否到医院就诊，做过哪些检查：血常规、甲状腺功能、胸部X线片、心电图、超声心动图；用过哪些药物。（1分） （2）是否自行服药治疗，用过哪些药物。（1分） 3. 一般情况： 发病以来，精神、食欲、睡眠、大小便及体重变化情况。（1分）	10分	

续表

项目	内容及评分标准	分值	得分
其他相关病史	1.有无过敏史（药物、食物、环境）。（1分） 2.与疾病相关的其他病史：既往有无肺结核、支气管哮喘慢性肺部疾病、心脏病、贫血、甲状腺功能亢进疾病病史。有无传染病史；有无外伤史、输血、手术史；有无烟酒嗜好；月经婚育史；有无遗传家族史。（2分）	3分	
问诊技巧	1.从主诉入手。（0.4分） 2.诊断与鉴别诊断的意识在问诊中体现。（0.4分） 3.无与病情无关的问题。（0.4分） 4.不出现医学术语。（0.4分） 5.无诱导性问诊。（0.4分）	2分	

病史采集——消瘦问诊考核评分表

简要病史：女性，30岁。消瘦伴烦躁、易怒半年就诊。

要求：作为住院医师，请围绕以上病史，将应该询问的现病史和相关病史的内容写在答题纸上。时间：11分钟，总分：15分。

答案：

项目	内容及评分标准	分值	得分
现病史	1.根据主诉及相关鉴别询问： （1）诱因或原因：有无劳累、精神紧张、生活不规律，有无服用减肥药、甲状腺激素类药物。（3分） （2）消瘦：体重下降的程度及速度。（2分） （3）伴随症状及阴性症状：有无恶心、呕吐、腹痛腹泻、便秘、多饮多食、发热、慢性咳嗽。（2分） 2.诊疗经过： （1）是否到医院就诊，做过哪些检查：甲状腺功能、血糖、尿糖；用过哪些药物。（1分） （2）是否自行服药治疗，用过哪些药物。（1分） 3.一般情况： 发病以来，精神、食欲、睡眠、大小便及体重变化情况。（1分）	10分	
其他相关病史	1.有无过敏史（药物、食物、环境）。（1分） 2.与疾病相关的其他病史：既往有无结核病、糖尿病、肿瘤、慢性腹泻疾病病史。有无传染病史；有无外伤史、输血、手术史；有无烟酒嗜好；月经婚育史；有无甲状腺功能亢进症等遗传家族史。（2分）	3分	
问诊技巧	1.从主诉入手。（0.4分） 2.诊断与鉴别诊断的意识在问诊中体现。（0.4分） 3.无与病情无关的问题。（0.4分） 4.不出现医学术语。（0.4分） 5.无诱导性问诊。（0.4分）	2分	

病史采集——恶心与呕吐问诊考核评分表

简要病史：女性，32 岁。反复恶心、呕吐 10 天，加重 2 天就诊。

要求：作为住院医师，请围绕以上病史，将应该询问的现病史和相关病史的内容写在答题纸上。时间：11 分钟，总分：15 分。

答案：

项目	内容及评分标准	分值	得分
现病史	1. 根据主诉及相关鉴别询问： （1）诱因或原因：有无饮食不当、饮酒、服用药物、精神因素、月经。（3 分） （2）恶心、呕吐：起病的缓急，呕吐的时间、发作频率、持续时间、严重程度、呕吐方式、加重与缓解的因素、与饮食的关系，呕吐物的特征性状及气味，呕吐物的量。（2 分） （3）恶心、呕吐伴随症状及阴性症状：有无腹痛、腹泻、发热、寒战、黄疸、头痛、眩晕、视物旋转、停经。（2 分） 2. 诊疗经过： （1）是否到医院就诊，做过哪些检查：血常规、尿常规、血生化、淀粉酶、腹部及妇科 B 超、腹部 X 线片；用过哪些药物。（1 分） （2）是否自行服药治疗，用过哪些药物。（1 分） 3. 一般情况： 发病以来，精神、食欲、睡眠、大小便及体重变化情况。（1 分）	10 分	
其他相关病史	1. 有无过敏史（药物、食物、环境）。（1 分） 2. 与疾病相关的其他病史：既往有无肝、胆胰疾病及妇科疾病病史；有无泌尿系感染或结石、糖尿病病史。有无传染病史；有无外伤史、输血、手术史；有无烟酒嗜好；月经婚育史；有无遗传家族史。（2 分）	3 分	
问诊技巧	1. 从主诉入手。（0.4 分） 2. 诊断与鉴别诊断的意识在问诊中体现。（0.4 分） 3. 无与病情无关的问题。（0.4 分） 4. 不出现医学术语。（0.4 分） 5. 无诱导性问诊。（0.4 分）	2 分	

病史采集——呕血问诊考核评分表

简要病史：女性，65 岁。腹胀半年，呕血 1 小时就诊。

要求：作为住院医师，请围绕以上病史，将应该询问的现病史和相关病史的内容写在答题纸上。时间：11 分钟，总分：15 分。

答案：

项目	内容及评分标准	分值	得分
现病史	1. 根据主诉及相关鉴别询问： （1）诱因或原因：有无不洁饮食史或群体发病史，受凉，劳累，饮酒，服用非甾体类药物等特殊药物或毒物，大手术等。（2分） （2）呕血：呕血颜色和性状，每次呕血量，日呕血总量，呕血频率，血中是否有夹杂物。（2分） （3）腹胀：具体部位、程度，加重或缓解因素。（1分） （4）呕血伴随症状及阴性症状：有无上腹不适、黑便、恶心、呕吐、腹痛、反酸、嗳气、消瘦、心悸、大汗、面色苍白、黄疸、皮肤黏膜出血、头晕、黑蒙、口渴。（2分） 2. 诊疗经过： （1）是否到医院就诊，做过哪些检查：血常规、大便常规、隐血、肝肾功能、肝炎病毒标志物、上消化道X线钡餐造影（急性期禁做）、腹部B超、胃镜；用过哪些药物。（1分） （2）是否自行服药治疗，用过哪些药物。（1分） 3. 一般情况： 发病以来，精神、食欲、睡眠、大小便及体重变化情况。（1分）	10分	
其他相关病史	1. 有无过敏史（药物、食物、环境）。（1分） 2. 与疾病相关的其他病史：既往有无胃炎、消化性溃疡、肝炎、肝硬化、血液系统疾病及肿瘤病史。有无传染病史；有无外伤史、输血、手术史；有无烟酒嗜好；月经婚育史；有无遗传家族史。（2分）	3分	
问诊技巧	1. 从主诉入手。（0.4分） 2. 诊断与鉴别诊断的意识在问诊中体现。（0.4分） 3. 无与病情无关的问题。（0.4分） 4. 不出现医学术语。（0.4分） 5. 无诱导性问诊。（0.4分）	2分	

病史采集——黑便问诊考核评分表

简要病史：女性，70岁。间断便中带血3个月就诊。

要求：作为住院医师，请围绕以上病史，将应该询问的现病史和相关病史的内容写在答题纸上。时间：11分钟，总分：15分。

答案：

项目	内容及评分标准	分值	得分
现病史	1. 根据主诉及相关鉴别询问： （1）诱因或原因：有无不洁饮食史或群体发病史，服用阿司匹林或华法林等特殊药物或接触毒物，受凉，劳累，饮酒等。（1分） （2）便血：便血颜色和性状，每次便血量，日便血总量，便血频率，有无便后滴血或喷血，有无脓液，血液是否与粪便相混，加重与缓解因素。（2分）	10分	

续表

项目	内容及评分标准	分值	得分
现病史	（3）排便情况：有无排便习惯及规律变化，发作时每日大便次数、量、性状，有无特殊气味，有无肛门疼痛及里急后重。（2分） （4）便血伴随症状及阴性症状：有无恶心、呕吐、腹痛、腹胀、消瘦、贫血、里急后重、低热、心悸、大汗、面色苍白、皮肤黏膜出血。（2分） 　2.诊疗经过： （1）是否到医院就诊，做过哪些检查：血常规、大便常规、隐血、大便病原学检查、肿瘤标志物、腹部B超、肠镜或钡餐造影；用过哪些药物。（1分） （2）是否自行服药治疗，用过哪些药物。（1分） 　3.一般情况： 　发病以来，精神、食欲、睡眠、大小便及体重变化情况。（1分）		
其他相关病史	1.有无过敏史（药物、食物、环境）。（1分） 2.与疾病相关的其他病史：既往有无消化道溃疡、炎症性肠炎、细菌性痢疾、痔疮、肿瘤、血液病、妇科疾病病史；有无传染病史；有无疫区居住史；有无外伤史、输血、手术史；有无烟酒嗜好；月经婚育史；有无肿瘤等遗传家族史。（2分）	3分	
问诊技巧	1.从主诉入手。（0.4分） 2.诊断与鉴别诊断的意识在问诊中体现。（0.4分） 3.无与病情无关的问题。（0.4分） 4.不出现医学术语。（0.4分） 5.无诱导性问诊。（0.4分）	2分	

病史采集——腹泻问诊考核评分表

简要病史：男性，50岁。间断腹泻3年，加重1天就诊。

要求：作为住院医师，请围绕以上病史，将应该询问的现病史和相关病史的内容写在答题纸上。时间：11分钟，总分：15分。

答案：

项目	内容及评分标准	分值	得分
现病史	1.根据主诉及相关鉴别询问： （1）诱因或原因：有无刺激性饮食，不洁饮食，集体进餐，饮酒，服用药物，季节，旅行，精神因素等。（1分） （2）腹泻：起病时间，起病急、缓，是否突发或渐进起病；粪便性状（有无血液、脓液、黏液便），粪便的臭味，每次粪便量，日粪便总量，腹泻频率及持续时间，加重或缓解因素；有无里急后重，有无腹泻和便秘交替出现。（3分）	10分	

续表

项目	内容及评分标准	分值	得分
现病史	（3）腹泻伴随症状及阴性症状：有无发热、贫血、腹痛、里急后重，同食者、单位及家庭有无同时发病，有无消瘦、盗汗、午后潮热、皮疹和皮下出血。（2分） 2.诊疗经过： （1）是否到医院就诊，做过哪些检查：血常规、大便常规、隐血、大便病原学检查、腹部B超、肠镜或钡餐造影；用过哪些药物。（2分） （2）是否自行服药治疗，用过哪些药物。（1分） 3.一般情况： 发病以来，精神、食欲、睡眠、大小便及体重变化情况。（1分）		
其他相关病史	1.有无过敏史（药物、食物、环境）。（1分） 2.与疾病相关的其他病史：既往有无慢性细菌性痢疾、阑尾炎、结核病、炎症性肠病、肠寄生虫病等病史。有无传染病史；有无疫区居住史；有无外伤史、输血、手术史；有无烟酒嗜好；婚育史；有无肿瘤等遗传家族史。（2分）	3分	
问诊技巧	1.从主诉入手。（0.4分） 2.诊断与鉴别诊断的意识在问诊中体现。（0.4分） 3.无与病情无关的问题。（0.4分） 4.不出现医学术语。（0.4分） 5.无诱导性问诊。（0.4分）	2分	

病史采集——黄疸问诊考核评分表

简要病史：女性，26岁。乏力、皮肤巩膜黄染1周就诊。

要求：作为住院医师，请围绕以上病史，将应该询问的现病史和相关病史的内容写在答题纸上。时间：11分钟，总分：15分。

答案：

项目	内容及评分标准	分值	得分
现病史	1.根据主诉及相关鉴别询问： （1）诱因或原因：有无油腻饮食、饮酒、服用药物、毒物、感染、劳累等。（2分） （2）黄疸：起病急缓，黄疸开始的时间，持续时间，严重程度，加重与缓解的因素，尿液、大便的颜色变化。（2分） （3）黄疸伴随症状及阴性症状：有无腹痛、发热、寒战、恶心、呕吐、皮肤瘙痒、厌油、乏力、纳差、腹胀、消瘦、腰痛、尿色改变、陶土样大便、腹部包块。（2分） 2.诊疗经过： （1）是否到医院就诊，做过哪些检查：血常规、尿常规、大便常规、肝肾功能、肿瘤标志物、腹部B超、CT；用过哪些药物。（2分）	10分	

续表

项目	内容及评分标准	分值	得分
	（2）是否自行服药治疗，用过哪些药物。（1分） 3. 一般情况： 发病以来，精神、食欲、睡眠、大小便及体重变化情况。（1分）		
其他相关病史	1. 有无过敏史（药物、食物、环境）。（1分） 2. 与疾病相关的其他病史：既往有无胃十二指肠病、肝胆疾病、胰腺疾病、血液病、肿瘤等病史。有无传染病史；有无疫区居住史；有无外伤史、输血、手术史；有无烟酒嗜好；月经婚育史；有无肿瘤等遗传家族史。（2分）	3分	
问诊技巧	1. 从主诉入手。（0.4分） 2. 诊断与鉴别诊断的意识在问诊中体现。（0.4分） 3. 无与病情无关的问题。（0.4分） 4. 不出现医学术语。（0.4分） 5. 无诱导性问诊。（0.4分）	2分	

病史采集——尿频、尿急与尿痛问诊考核评分表

简要病史：女性，55岁。尿频、尿急、尿痛1周就诊。

要求：作为住院医师，请围绕以上病史，将应该询问的现病史和相关病史的内容写在答题纸上。时间：11分钟，总分：15分。

答案：

项目	内容及评分标准	分值	得分
现病史	1. 根据主诉及相关鉴别询问： （1）诱因或原因：有无劳累、受凉、憋尿或饮水减少，有无接受导尿、尿道器械操作。（1分） （2）尿频：起病急缓、发作时间、持续时间、排尿频率、每次排尿量、尿液颜色、有无血尿、夜尿次数。（2分） （3）尿急：程度、有无尿失禁。（1分） （4）尿痛：部位、性质、程度、有无放射、出现时间、加重或缓解因素。（1分） （5）尿频、尿急与尿痛伴随症状及阴性症状：有无腹股沟区疼痛、腰痛、腹痛；排尿困难；有无畏寒、发热、乏力、盗汗；有无多尿多饮、尿流中断、尿线细；有无肢体麻木、精神抑郁。（2分） 2. 诊疗经过： （1）是否到医院就诊，做过哪些检查：血常规、尿常规、尿细菌培养、肾功能、腹部及泌尿系B超；用过哪些药物。（1分） （2）是否自行服药治疗，用过哪些药物。（1分）	10分	

续表

项目	内容及评分标准	分值	得分
现病史	3.一般情况： 发病以来，精神、食欲、睡眠、大小便及体重变化情况。（1分）		
其他相关病史	1.有无过敏史（药物、食物、环境）。（1分） 2.与疾病相关的其他病史：既往有无结核病、糖尿病、尿路结石、盆腔疾病等病史。有无传染病史；有无疫区居住史；有无外伤史、输血、手术史；有无烟酒嗜好；月经婚育史；有无遗传家族史。（2分）	3分	
问诊技巧	1.从主诉入手。（0.4分） 2.诊断与鉴别诊断的意识在问诊中体现。（0.4分） 3.无与病情无关的问题。（0.4分） 4.不出现医学术语。（0.4分） 5.无诱导性问诊。（0.4分）	2分	

病史采集——少尿、无尿与多尿问诊考核评分表

简要病史：男性，60岁。水肿3个月，少尿1周就诊。

要求：作为住院医师，请围绕以上病史，将应该询问的现病史和相关病史的内容写在答题纸上。时间：11分钟，总分：15分。

答案：

项目	内容及评分标准	分值	得分
现病史	1.根据主诉及相关鉴别询问： （1）诱因或原因：有无呕吐或腹泻，休克、大出血，外伤，感染，服用肾毒性药物或食物。（1分） （2）少尿：起病急缓，尿量多少，持续时间，加重与缓解的因素。（1分） （3）其他排尿情况：有无尿色改变，泡沫尿、尿频、尿急、尿痛、排尿困难，脓性分泌物。（1分） （4）水肿：首发部位、发展顺序、发展速度、累及范围和程度，是否凹陷性，是否对称，加重和缓解因素。（2分） （5）少尿伴随症状及阴性症状：有无发热、咯血、腰痛、皮疹、关节痛，有无心悸、呼吸困难，有无高血压、蛋白尿、血尿，有无腹水和皮肤黄染。（2分） 2.诊疗经过： （1）是否到医院就诊，做过哪些检查：血常规、尿常规、肝肾功能、腹部及泌尿系B超；用过哪些药物。（1分） （2）是否自行服药治疗，用过哪些药物。（1分） 3.一般情况： 发病以来，精神、食欲、睡眠、大小便及体重变化情况。（1分）	10分	

续表

项目	内容及评分标准	分值	得分
其他相关病史	1. 有无过敏史（药物、食物、环境）。（1分） 2. 与疾病相关的其他病史：既往有无心脏病、肝病、肾病病史。有无传染病史；有无疫区居住史；有无外伤史、输血、手术史；有无烟酒嗜好；婚育史；有无遗传家族史。（2分）	3分	
问诊技巧	1. 从主诉入手。（0.4分） 2. 诊断与鉴别诊断的意识在问诊中体现。（0.4分） 3. 无与病情无关的问题。（0.4分） 4. 不出现医学术语。（0.4分） 5. 无诱导性问诊。（0.4分）	2分	

病史采集——血尿问诊考核评分表

简要病史：男性，40岁。右侧腰痛伴血尿3个月就诊。

要求：作为住院医师，请围绕以上病史，将应该询问的现病史和相关病史的内容写在答题纸上。时间：11分钟，总分：15分。

答案：

项目	内容及评分标准	分值	得分
现病史	1. 根据主诉及相关鉴别询问： （1）诱因或原因：有无腰腹部外伤、剧烈活动、感染、泌尿道器械检查。（1分） （2）腰痛：起病急缓，具体部位、性质、程度，有无放射，持续性或阵发性，与体位关系，有无规律性。（1分） （3）血尿：血尿的颜色，有无血凝块，全程或分段，发作时间，呈持续性或间歇性，持续时间，加重与缓解的因素。（2分） （4）其他排尿情况：有无尿量改变、泡沫尿、尿频、尿急、尿痛、排尿困难、脓性分泌物。（1分） （5）血尿伴随症状及阴性症状：有无发热、皮疹、关节痛，有无高血压、水肿、蛋白尿，有无身体其他部位出血倾向，有无乳糜尿、腹部包块。（2分） 2. 诊疗经过： （1）是否到医院就诊，做过哪些检查：血常规、尿常规、肾功能、腹部及泌尿系B超；用过哪些药物。（1分） （2）是否自行服药治疗，用过哪些药物。（1分） 3. 一般情况： 发病以来，精神、食欲、睡眠、大小便及体重变化情况。（1分）	10分	
其他相关病史	1. 有无过敏史（药物、食物、环境）。（1分） 2. 与疾病相关的其他病史：既往有无结核病、肾脏疾病、尿路结石、肿瘤、出血性疾病和结缔组织疾病病史。有无传染病史；有无	3分	

续表

项目	内容及评分标准	分值	得分
其他相关病史	疫区居住史；有无外伤史、输血、手术史；有无烟酒嗜好；婚育史；有无遗传家族史。（2分）		
问诊技巧	1.从主诉入手。（0.4分） 2.诊断与鉴别诊断的意识在问诊中体现。（0.4分） 3.无与病情无关的问题。（0.4分） 4.不出现医学术语。（0.4分） 5.无诱导性问诊。（0.4分）	2分	

病史采集——抽搐与惊厥问诊考核评分表

简要病史：男孩，3岁。发热3天，惊厥1次就诊。

要求：作为住院医师，请围绕以上病史，将应该询问的现病史和相关病史的内容写在答题纸上。时间：11分钟，总分：15分。

答案：

项目	内容及评分标准	分值	得分
现病史	1.根据主诉及相关鉴别询问： （1）诱因或原因：有无外伤、受凉、呼吸道感染。（1分） （2）发热：程度和规律，有无寒战。（1分） （3）惊厥：出现时间，肢体抽动部位和抽动次数，持续时间，发热与惊厥的关系，惊厥时体温，发作后有无意识障碍、大小便失禁、发绀。（3分） （4）惊厥伴随症状及阴性症状：有无咳嗽、流涕，有无呕吐、腹泻，有无哭闹、烦躁、意识丧失，有无瞳孔扩大、舌咬伤，有无皮疹。（2分） 2.诊疗经过： （1）是否到医院就诊，做过哪些检查：血常规、血钙、脑电图、头颅CT；用过哪些药物。（1分） （2）是否自行服药治疗，用过哪些药物。（1分） 3.一般情况： 发病以来，精神、食欲、睡眠、大小便及体重变化情况。（1分）	10分	
其他相关病史	1.有无过敏史（药物、食物、环境）。（1分） 2.与疾病相关的其他病史：既往有无类似发作，有无颅外伤、脑炎、脑肿瘤疾病病史。有无传染病史；有无疫区居住史；有无外伤史、输血、手术史；有无发热惊厥家族史。（2分）	3分	
问诊技巧	1.从主诉入手。（0.4分） 2.诊断与鉴别诊断的意识在问诊中体现。（0.4分） 3.无与病情无关的问题。（0.4分） 4.不出现医学术语。（0.4分） 5.无诱导性问诊。（0.4分）	2分	

病史采集——意识障碍问诊考核评分表

简要病史：男性，68岁。突然晕厥1次伴四肢无力1小时就诊。

要求：作为住院医师，请围绕以上病史，将应该询问的现病史和相关病史的内容写在答题纸上。时间：11分钟，总分：15分。

答案：

项目	内容及评分标准	分值	得分
现病史	1. 根据主诉及相关鉴别询问： （1）诱因或原因：有无饮酒、精神刺激、情绪激动、颅脑外伤、酒精中毒、服用药物、毒物。（2分） （2）意识障碍：起病时的情况及持续时间，意识障碍程度及演变过程，四肢无力的程度。（2分） （3）意识障碍伴随症状及阴性症状：有无发热、头痛、呕吐、呕血、黄疸、水肿、血压变化、抽搐、大小便异常、心悸、气短，有无皮肤瘀斑及紫癜、有无口唇樱桃红。（3分） 2. 诊疗经过： （1）是否到医院就诊，做过哪些检查：血糖、尿常规、酮体、心电图、头颅CT或MRI；用过哪些药物。（1分） （2）是否自行服药治疗，用过哪些药物。（1分） 3. 一般情况： 发病以来，精神、食欲、睡眠、大小便及体重变化情况。（1分）	10分	
其他相关病史	1. 有无过敏史（药物、食物、环境）。（1分） 2. 与疾病相关的其他病史：既往有无类似发作，有无心脑血管疾病、糖尿病、高血压疾病病史，有无肝病、肾病、内分泌系统疾病病史。有无传染病史；有无疫区居住史；有无外伤史、输血、手术史；有无烟酒嗜好；有无精神神经系统疾病家族史。（2分）	3分	
问诊技巧	1. 从主诉入手。（0.4分） 2. 诊断与鉴别诊断的意识在问诊中体现。（0.4分） 3. 无与病情无关的问题。（0.4分） 4. 不出现医学术语。（0.4分） 5. 无诱导性问诊。（0.4分）	2分	

第二章 临床病案分析

第一节 内科病案分析

一、慢性阻塞性肺疾病

患者，男性，71岁。反复咳嗽、咳痰20年，呼吸困难6年，加重伴双下肢水肿3天。

患者20年前开始出现发作性咳嗽、咳痰，多于冬春季节发作，每年发作3~4个月，经抗生素及止咳化痰等治疗后症状可缓解。6年前，出现渐进性加重的呼吸困难，起初仅在快步走或上坡时症状明显，现发展为步行时速度明显慢于同龄人。3天前因感冒咳嗽及呼吸困难症状加重，咳中等量黄色脓痰，休息时感心悸、气促，伴有双下肢水肿，自行口服阿莫西林胶囊治疗效果不佳，现来院就诊。

此次发病以来精神、食欲、睡眠一般，大小便正常。

既往无高血压、冠心病、糖尿病病史；吸烟50年，平均每天2包，现已戒烟5年。

查体：T 37.1 ℃，P 100次/分，R 24次/分，BP 110/70 mmHg。

神志清楚，轮椅推入病房。皮肤黏膜无黄染，口唇发绀，双侧颈静脉充盈。桶状胸，双肺叩诊过清音，呼吸音粗糙，双下肺可闻及散在干湿性啰音。心率100次/分，律齐，心音遥远，无杂音。腹平软，肝脏肋下3 cm处可触及，表面光滑，有轻触痛，肝颈静脉回流征阳性。双下肢水肿，未引出病理征。

辅助检查：肺功能：FEV_1/FVC为60%，FEV_1占预计值45%。血常规：WBC 5.6×10^9/L，N 0.84。

要求：请根据以上病历摘要，将初步诊断、诊断依据（如有两个或以上诊断，应分别列出各自诊断依据）、鉴别诊断、进一步检查与治疗原则进行记录。

（一）初步诊断、诊断依据及鉴别诊断

1. 初步诊断

（1）慢性阻塞性肺疾病（COPD）急性加重期（AECOPD）Ⅰ级。

（2）慢性肺源性心脏病 心力衰竭 心功能Ⅳ级（NYHA 分级）。

2. 诊断依据

（1）慢性阻塞性肺疾病 急性加重期（AECOPD）Ⅰ级。

①老年男性，有吸烟史及慢性咳痰喘病史，后出现渐进性加重的呼吸困难，典型慢性阻塞性肺疾病临床症状，3 天前因感冒症状加重，咳中等量黄色脓痰，考虑急性加重期。

②查体：R 24 次 / 分，神志清楚，呼吸未使用辅助呼吸肌群，无呼吸衰竭表现，AECOPD 分级为Ⅰ级。口唇发绀，提示机体缺氧。桶状胸，双肺叩诊过清音，为肺气肿体征，两肺可闻及干湿性啰音，急性炎症表现。

③辅助检查：血常规：WBC 5.6×10^9/L，N 0.84，白细胞计数在正常范围，但中性粒占比明显高于正常，提示细菌感染；肺功能：FEV_1/FVC 为 60%，FEV_1 占预计值 45%，提示气流严重受限。

结合病史、体征、辅助检查，慢性阻塞性肺疾病急性加重期Ⅰ级诊断成立。

（2）慢性肺源性心脏病 心力衰竭 心功能Ⅳ级（NYHA 分级）。

①有慢性阻塞性肺疾病的基础疾病，感冒后症状加重，休息时感心悸、气促，考虑感染诱发心力衰竭、心功能Ⅳ级（NYHA 分级）。

②查体：桶状胸，双肺叩诊过清音，心音遥远，为基础疾病肺气肿体征；心率 100 次 / 分，肝颈静脉回流征阳性，双下肢水肿，为右心衰竭体征。

结合病史、体征，慢性肺源性心脏病、心力衰竭、心功能Ⅳ级（NYHA 分级）成立。

3. 鉴别诊断 支气管哮喘、肺炎、肾源性水肿、支气管扩张、肺癌、冠心病。

（二）进一步检查

（1）胸部 X 线或胸部 CT 检查、NT-proBNP、心电图、超声心动图。

（2）CRP、尿常规、血气分析、痰涂片及细菌培养 + 药物敏感试验（以下简称"药敏试验"）、血电解质、肝肾功能。

（3）必要时肌钙蛋白、D- 二聚体等检查。

（三）治疗原则

1. 一般治疗

（1）端坐位，持续低流量吸氧（氧流量 1 ~ 2 L/min），保持氧分压 >60 mmHg。

（2）低钠营养饮食。

2. 药物治疗

（1）给予广谱抗生素（β 内酰胺类或喹诺酮类）抗感染治疗（根据药敏试验调整）。

（2）利尿剂（选用呋塞米）减轻体循环淤血，控制心衰。

（3）支气管舒张剂（短效 $β_2$ 受体激动剂沙丁胺醇雾化吸入或短效 $β_2$ 受体激动剂 -

短效抗胆碱能联合制剂吸入）解除平滑肌痉挛。

（4）短期应用糖皮质激素改善肺功能，控制炎症反应。

（5）保持水电解质平衡。

（6）观察病情变化，必要时洋地黄类药物强心。

3. 其他治疗

（1）对症治疗，积极排痰。

（2）防治并发症，必要时机械通气。

4. 健康宣教

（1）避免或防止吸入有害气体或有害颗粒。

（2）定期接种流感疫苗、肺炎链球菌疫苗等。

（3）在寒冷季节或气候变化时，注意保暖，预防感冒，生活规律。

（4）适当运动，改善呼吸肌功能，增强抵抗力。

（5）注意膳食、营养合理，定期进行肺功能检测。

（6）坚持家庭低流量氧疗。

二、支气管哮喘

患者，女性，26 岁。反复喘息 3 年，再发伴胸闷 5 小时。

患者 3 年前吸入刺激性油漆气味后出现喘息，症状发作前有鼻痒、打喷嚏等先兆表现，随即出现喘息、气促，脱离刺激环境约半小时后自行缓解。此后喘息反复发作，多与雾霾天气、接触刺激性气味有关，可自行或经治疗（自行口服抗过敏药物）后缓解。5 小时前在野外山洞中游玩时突发喘息、胸闷，活动后加重，无发热、咳嗽、心悸，未予治疗，现因症状持续不缓解就诊入院。

此次发病以来精神尚可，饮食、大小便正常。

既往体健，否认传染病史及其他特殊病史，无烟酒及其他不良嗜好，未婚未育，月经正常。

查体：T 36.8 ℃，P 105 次 / 分，R 24 次 / 分，BP 120/80 mmHg。

轻度喘息貌，皮肤湿润，浅表淋巴结未触及肿大。口唇无发绀，颈静脉无充盈，胸廓无畸形，双侧呼吸动度一致，双肺叩诊呈清音，呼气相延长，可闻及散在哮鸣音，未闻及湿啰音和胸膜摩擦音。心界不大，心率 105 次 / 分，律齐，各瓣膜听诊区未闻及杂音。腹平软，肝脾肋下未触及。无杵状指（趾），双下肢无水肿，未引出病理征。

实验室检查：血常规，Hb 131 g/L，WBC 6.2×10^9/L，分类正常，PLT 315×10^9/L。动脉血气分析（吸空气），pH 7.43，PaO_2 65 mmHg，$PaCO_2$ 40 mmHg，HCO_3^- 27mmol/L，SaO_2 93%。

辅助检查：支气管舒张试验阳性。

要求：请根据以上病历摘要，将初步诊断、诊断依据（如有两个及以上诊断，应分别列出各自诊断依据）、鉴别诊断、进一步检查与治疗原则写在答题纸上。

（一）初步诊断、诊断依据及鉴别诊断

1. 初步诊断 支气管哮喘急性发作期、中度。

2. 诊断依据

（1）青年女性，慢性病程，有反复发作喘息病史，每次发作有明显诱发因素及先兆症状，症状可自行或经治疗后缓解，缓解期无症状，为典型支气管哮喘临床症状表现。本次急性发作，症状持续不缓解，考虑为支气管哮喘急性发作期。既往体健，否认特殊病史，可排除其他肺部疾病。

（2）查体：喘息貌，皮肤湿润，呼吸增快，呼气相延长可闻及哮鸣音，提示支气管哮喘急性发作。R 24 次 / 分、HR：105 次 / 分，PaO_2 65 mmHg，$PaCO_2$ 40 mmHg，SaO_2 93%，提示分级为中度。

（3）辅助检查：支气管舒张试验阳性。

结合病史及体征、辅助检查确诊为支气管哮喘急性发作期、中度。

3. 鉴别诊断　慢性支气管炎、左心衰竭、变态反应性肺浸润。

（二）进一步检查

（1）肺功能检查、胸片。

（2）血清特异性 IgE、外周血白细胞计数和分类、血糖、电解质。

（3）心电图、超声心动图、病情控制后皮肤过敏源试验。

（三）治疗原则

1. 一般治疗　休息，吸氧，避免接触变应原。

2. 药物治疗

（1）解除气流受限：重复吸入 β_2 受体激动剂沙丁胺醇。

（2）缓解症状，控制炎症反应：吸入糖皮质激素泼尼松龙。

（3）维持水电解质平衡：静脉补充液体及电解质。

3. 其他治疗

（1）症状不能控制时可口服或静脉使用激素。

（2）必要时机械通气。

4. 健康宣教

（1）减少与变应原接触。

（2）积极控制症状，防止病情恶化，减少并发症。

（3）规范治疗、预防急性发作。

（4）长期使用 PEF 监测，及时就诊，调整治疗方案。

三、肺炎

患者，男性，30 岁。发热伴咳嗽、咳痰 2 天，呼吸困难 1 天。

患者 2 天前淋雨后出现发热，自测体温在 38.4 ～ 39.8℃，伴畏寒、咳嗽、咳少量铁锈色痰，无心悸、气促，无咯血、胸痛，自服感冒药（银黄解毒片）治疗无好转。1 天前出现活动后呼吸困难，伴有乏力、倦怠。未予治疗，现就诊我院。

起病以来，精神、饮食一般，睡眠、大小便正常。

既往体健，无烟酒嗜好，无家族遗传病史。

查体：T 38.7℃，P 105 次 / 分，R 22 次 / 分，BP 100/70 mmHg。

神志清楚，步入病房。口唇轻度发绀，皮肤黏膜无黄染，未见出血点和皮疹，浅表淋巴结未扪及肿大，右下肺叩诊浊音，可闻及管状呼吸音，双肺未闻及干湿性啰音，心界不大，心率 105 次 / 分，律齐，各瓣膜听诊区未闻及杂音。腹平软，无压痛，肝脾肋下未触及。双下肢无水肿，未引出病理征。

实验室检查：血常规，Hb 145 g/L，WBC 16.5×10^9/L，杆状核 0.08，N 0.82，PLT 285×10^9/L。动脉血气分析，pH 7.42，$PaCO_2$ 35 mmHg，PaO_2 58 mmHg，HCO_3^- 22.5mmoL/L。

胸部 X 线片：右肺下野大片状致密影，未见空洞及胸腔积液征象。

要求：根据以上病历摘要，请将初步诊断、诊断依据（如有两个或以上诊断，应分别列出各自诊断依据）、鉴别诊断、进一步检查与治疗原则写在答题纸上。

（一）初步诊断、诊断依据及鉴别诊断

1. 初步诊断

（1）右下肺肺炎（肺炎球菌肺炎？）。

（2）Ⅰ型呼吸衰竭。

2. 诊断依据

（1）右下肺肺炎（肺炎球菌肺炎？）。

①患者青壮年，为肺炎好发年龄段；淋雨后急性起病，出现发热、咳嗽、咳铁锈色痰，为典型肺炎球菌肺炎临床症状表现。

②查体：T 38.7 ℃，提示发热；右下肺叩诊浊音，可闻及管状呼吸音，为右下肺实变体征。提示急性炎症反应。

③辅助检查：白细胞总数升高，中性粒细胞比例升高，且出现核左移现象，考虑急性细菌感染。胸部 X 线示右下肺野大片状致密影，未见空洞及胸腔积液征象。符合右下肺肺炎胸片改变，同时排除肺脓肿及胸腔积液。

综合症状、体征、辅助检查，右下肺肺炎诊断成立。

（2）Ⅰ型呼吸衰竭　有呼吸困难症状、呼吸频率 22 次 / 分，明显快于正常，动脉血气分析 $PaO_2 < 60$ mmHg，$PaCO_2$ 正常，提示Ⅰ型呼吸衰竭。

3. 鉴别诊断　肺脓肿、肺结核、其他类型肺炎。

（二）进一步检查

（1）痰培养 + 药敏试验，血培养 + 药敏试验。

（2）痰涂片抗酸染色，PPD 实验，血糖，血电解质。

（3）必要时胸部 CT 检查或支气管镜检查。

（三）治疗原则

1. 一般治疗

（1）卧床休息，吸氧（高流量）。

（2）营养饮食（补充足够蛋白质、热量、维生素），多饮温水（每日 1 ～ 2 L）。

2. 药物治疗

（1）抗感染治疗：广谱抗生素（青霉素），后根据药敏试验调整。

（2）止咳祛痰：氨溴索、乙酰半胱氨酸等。

（3）维持水电解质、酸碱平衡。

3.其他治疗

（1）对症治疗：控制体温，必要时退热治疗。

（2）必要时机械通气。

4.健康宣教

（1）规律作息，避免熬夜淋雨。

（2）合理饮食，适当锻炼，提高机体免疫力。

四、肺结核

患者，男性，35 岁。咳嗽、低热 1 个月。

患者 1 个月来无明显诱因出现阵发性咳嗽，咳少量白黏痰，偶有痰中带血；发热，体温波动在 37.6 ～ 38.3 ℃，以下午 3—5 时为著，伴有乏力、盗汗，无寒战、胸痛、呼吸困难，自服阿莫西林治疗 1 周，无明显好转。现就诊我院。

起病以来，精神、食欲一般，大小便正常，睡眠尚可，体重下降约 1 kg。

既往无烟酒嗜好，无遗传病、传染病家族史。

查体：T 37.6 ℃，P 80 次 / 分，R 18 次 / 分，BP 118/70 mmHg。

神志清楚，步入病房。皮肤未见出血点和皮疹，巩膜无黄染，浅表淋巴结未触及肿大。左上肺呼吸音粗糙，双肺未闻及干湿性啰音。心界不大，心率 80 次 / 分，律齐，各瓣膜听诊区未闻及杂音。腹平软，无压痛及反跳痛，肝脾肋下未触及，移动性浊音（-）。双下肢无水肿，未引出病理征。

辅助检查：血常规，Hb 130 g/L，WBC 7.5×10^9/L，N 0.65，L 0.34，PLT 220×10^9/L，血沉 69 mm/h。胸部 X 线片，左上肺斑片状阴影。

要求：请根据以上病历摘要，将初步诊断、诊断依据（如有两个或以上诊断，应分别列出各自诊断依据）、鉴别诊断、进一步检查与治疗原则写在答题纸上。

（一）初步诊断、诊断依据及鉴别诊断

1.初步诊断　继发性肺结核、左上、涂（未，初治）。

2.诊断依据

（1）青年男性，有低热、乏力、盗汗等明显的结核中毒症状和咳嗽、咳痰等呼吸系统症状表现，抗生素治疗无效。

（2）查体：T 37.6 ℃，低热，与结核中毒症状相符；左上肺呼吸音粗糙，双肺未闻及干湿性啰音。上肺为结核好发部位，结合左上肺呼吸音粗糙体征，考虑病灶在左上肺。

（3）辅助检查：胸部 X 线片示左上肺斑片状阴影，上肺为肺结核好发部位，结合病史考虑肺结核；血沉增快，结核活动期可表现为增快。血常规大致正常，可与细菌性肺炎鉴别。

综合症状、体征、辅助检查，诊断考虑为继发性肺结核、左上、涂（未，初治）。

3.鉴别诊断　肺脓肿、肺炎、肺癌、肺部真菌感染。

（二）进一步检查

（1）痰涂片抗酸染色、痰涂片找真菌、痰培养 + 药敏试验、PPD 试验。

（2）血电解质、肝肾功能、痰脱落细胞学检查、血清肿瘤标志物。

（3）必要时胸部 CT 检查或支气管镜检查。

（三）治疗原则

1.传染病管理 呼吸道隔离；转结核病院治疗，归口管理；执行传染病上报制度。

2.一般治疗 休息，加强营养支持。

3.抗结核治疗 利福平、异烟肼、链霉素、乙胺丁醇（早期、适量、联合、规律、全程）。

4.其他治疗 必要时给予止咳、退热等对症治疗。

5.健康宣教

（1）全程督导化学治疗。

（2）长期随访，掌握发病、治疗、痊愈的过程。

（3）对于与患者密切接触的易感高危人群，应评估是否使用预防性化学治疗。

五、心力衰竭

患者，男性，60 岁。因反复咳嗽、咳痰、呼吸困难 5 年，双下肢水肿 2 年，加重 1 天入院。

患者于 5 年前开始出现反复咳嗽、咳痰，多于受凉后发作，伴有渐进性加重的呼吸困难，在当地医院抗感染治疗后可好转，平时偶有咳嗽，咳少量白色黏液。近 2 年来出现腹胀、双下肢水肿，间断利尿治疗，症状时有反复。1 天前因受凉后出现阵发性咳嗽，咳中等量黄色脓痰，稍活动即出现气促，伴有发热、纳差、双下肢水肿，未予治疗，就诊我院，收入院。

此次发病以来精神、食欲、睡眠一般，大小便正常。

既往无高血压、冠心病、糖尿病病史；吸烟 30 年，平均每天 1 包，现已戒烟 5 年。

体检：T 37.6 ℃，P 92 次 / 分，R 19 次 / 分，BP 120/88 mmHg。

神志清楚，慢性病容。口唇轻度发绀，双侧颈静脉充盈。桶状胸，叩诊呈过清音，双下肺可闻及湿啰音。心率 92 次 / 分，律齐，心音遥远，无杂音。腹软，肝脏肋下 2.5 cm 处可触及，有轻压痛，肝颈静脉回流征阳性，脾未触及，双肾区无叩痛，双下肢凹陷性水肿阳性，生理反射存在，病理反射未引出。

实验室检查：血常规，WBC 12×10^9/L，N 0.85，L 0.12。

要求：根据以上病历摘要，请将初步诊断、诊断依据（如有两个或以上诊断，应分别列出各自诊断依据）、鉴别诊断、进一步检查与治疗原则写在答题纸上。

（一）初步诊断、诊断依据及鉴别诊断

1.初步诊断

（1）慢性阻塞性肺疾病 急性加重期 （AECOPD）Ⅰ级。

（2）肺源性心脏病 右心衰竭 心功能Ⅲ级（NYHA 分级）。

2. 诊断依据

（1）慢性阻塞性肺疾病　急性加重期　（AECOPD）Ⅰ级。

①老年患者，COPD 好发年龄段；既往有多年吸烟史，为重要危险因素。

②慢性病程，反复咳嗽、咳痰，渐进性加重的呼吸困难，典型慢性阻塞性肺疾病症状表现；1 天前症状加重，伴发热，黄色脓痰，有明显炎症加重表现，考虑急性加重期。

③查体：R 19 次 / 分，神志清楚，呼吸未使用辅助呼吸肌群，无呼吸衰竭表现，AECOPD 分级为Ⅰ级。体温升高，双肺可闻及湿啰音，提示肺部为炎症活动期；桶状胸，叩诊呈过清音，典型肺气肿体征，符合 COPD 肺部体征表现。

④血常规：白细胞及中性粒细胞比例升高，提示细菌感染。

结合病史、体征及实验室检查，慢性阻塞性肺疾病急性发作期Ⅰ级诊断成立。

（2）肺源性心脏病　右心衰竭　心功能Ⅲ级（NYHA 分级）。

①慢性阻塞性肺疾病基础，此次发病出现气促、纳差、双下肢水肿的典型右心衰症状，稍活动即出现气促提示心功能Ⅲ级。

②查体：口唇轻度发绀，双侧颈静脉充盈，肝脏增大，有轻压痛，肝颈静脉回流征阳性，双下肢凹陷性水肿，为右心衰竭体征，提示右心衰。

综合症状、体征、辅助检查，诊断成立。

3. 鉴别诊断　心包积液、左心衰、肝硬化失代偿期、肾源性水肿。

（二）进一步检查

（1）超声心动图、肺功能测定。

（2）血培养 + 药敏试验、BNP、动脉血气分析、血糖、血清电解质、肝肾功能。

（3）胸部 X 线检查，必要时胸部 CT。

（三）治疗原则

1. 一般治疗

（1）半卧位休息，避免劳累。

（2）控制钠盐和水分的摄入。

（3）低流量吸氧。

2. 药物治疗

（1）控制感染：广谱抗生素抗感染，根据药敏试验调整。

（2）纠正心衰：呋塞米利尿，缓解心衰症状。

（3）防治心室重构：ACEI 类药物。

（4）维持水电解质平衡。

3. 其他治疗

（1）对症：止咳、祛痰。

（2）观察病情，必要时洋地黄强心，硝酸酯类扩管。

（3）必要时心脏再同步化治疗。

4. 卫生宣教

（1）生活方式管理。

①规律作息、平稳情绪、规避诱因、规范服药。

②日常监测体重，观察是否有体液潴留情况。

③低钠饮食，但要注意在使用利尿剂基础上是否出现低钠血症。

（2）休息与活动　急性期和病情不稳定时卧床休息，病情稳定时可主动运动，逐步增加有氧运动。

（3）病因治疗。

①对原发病积极干预，延缓疾病进展。

②消除诱因，避免感染，排查潜在身体机能异常。

六、高血压

患者，男性，62岁。间断头晕、头痛10年，加重伴心悸1月。

患者10年前因头晕就诊时测量血压160/100 mmHg，诊断为高血压病，间断服用"罗布麻片"治疗。10年来间断头晕或头痛，测量血压最高时为200/120 mmHg，近3年规律服用"复方降压片"，血压波动于140～170/90～100 mmHg，可正常工作。1月前头晕头痛反复发作，并出现活动时心悸，休息5～10分钟可渐好转，为进一步治疗而入院。

此次发病以来精神、食欲、睡眠一般，大小便正常。

既往无特殊病史，吸烟40年，每天20～30支，无饮酒史，无药物过敏史。其父患原发性高血压，数年前死于"心肌梗死"。

查体：T 36.4 ℃，P 85次/分，R 22次/分，BP 170/96 mmHg。

神志清楚，超力体型（身高168 cm，体重75 kg），自动体位。甲状腺无肿大，双侧颈静脉无充盈。双肺呼吸音清晰，未闻及干湿性啰音。心尖搏动点位于第6肋间左锁骨中线外1.0 cm处，呈抬举性搏动，心率85次/分，律齐，$A_2 > P_2$。腹平软，无压痛，肝脾肋下未触及，双下肢无水肿。未引出病理征。

实验室检查：K^+ 4.2 mmol/L，Na^+ 137 mmol/L；尿常规，蛋白（＋）。

要求：请根据以上病历摘要，将初步诊断、诊断依据（如有两个或以上诊断，应分别列出各自诊断依据）、鉴别诊断、进一步检查与治疗原则写在答题纸上。

（一）初步诊断、诊断依据及鉴别诊断

1. 初步诊断

（1）原发性高血压3级　很高危。

（2）高血压性心脏病　心功能Ⅱ级（NYHA分级）。

2. 诊断依据

（1）原发性高血压3级　很高危　血压测量达到3级高血压分级标准（收缩压≥180 mmHg）而未发现其他引起高血压的原因。老年男性，吸烟，有高血压家族史。辅助检查：尿常规，蛋白（＋），考虑肾损害，综合危险因素，危险分层达到很高危。

（2）高血压性心脏病　心功能Ⅱ级（NYHA分级）。

①有高血压基础疾病，心脏向左下扩大，呈抬举性搏动，考虑并发高血压性心脏病；体力活动轻度受限，休息后缓解，符合心功能Ⅱ级（NYHY分级）诊断。

②查体：心尖搏动点位于第 6 肋间左锁骨中线外 1.0 cm 处，心尖搏动点向左下移位，呈抬举性搏动，考虑为高血压引起左心室肥大；$A_2 > P_2$，主动脉高压引起，为高血压病心脏病典型心脏听诊体征。

结合病史、体征及实验室检查，诊断成立。

3. 鉴别诊断　冠心病、继发性高血压、风湿性心脏瓣膜病。

（二）进一步检查

（1）24 小时尿蛋白定量　超声心动图　BNP 或 NT-proBNP。

（2）眼底检查　颈动脉超声　腹部 B 超（肾脏）　血糖　血脂　肝肾功能。

（3）必要时头颅 CT 检查。

（三）治疗原则

1. 一般治疗　休息，低钠低脂饮食，戒烟。

2. 药物治疗

（1）控制血压　选用钙离子拮抗剂（硝苯地平）。

（2）防治心室重构　ACEI（卡托普利）或 ARB（根据肾功能情况调整）。

3. 其他治疗　根据血脂和颈动脉 B 超情况选用调脂药物。

4. 健康管理

（1）控制体重　BMI 尽可能控制在 $< 24 \, kg/m^2$。

（2）饮食控制　减少食用油摄入，少吃肥肉和动物内脏；每日食盐量不超过 6 g。

（3）增加运动　适当有氧运动。

（4）情绪控制　减轻精神压力，保持良好心态。

七、冠状动脉粥样硬化性心脏病

患者，男性，61 岁，突发胸痛 40 分钟，伴大汗、恶心。

患者 30 分钟前与人争论时突发胸骨后疼痛，伴大汗、恶心、烦躁不安，立即舌下含服硝酸甘油 0.4 mg 后无缓解，紧急送往医院。途中出现面色苍白，无晕厥抽搐，重复使用硝酸甘油舌下含服 2 次，胸痛持续不缓解。急诊入院。

起病前精神尚可，饮食正常，睡眠稍差，大小便正常。

既往有高血压病史 5 年，最高值为 170/95 mmHg，规律服用卡托普利，血压控制在 140～150/90～95 mmHg。否认高血压、心脏病家族史。吸烟 40 年，每天 20～40 支。

查体：T 37.3 ℃，P 91 次 / 分，R 18 次 / 分，BP 110/70 mmHg。

神志清楚，面色苍白，口唇无发绀，双侧颈静脉无充盈。双肺呼吸音清晰，心界无扩大，HR 91 次 / 分，律齐，心音低钝，各瓣膜听诊区未闻及心脏杂音，无心包摩擦音。腹平软，无压痛，肝脾肋下未触及。双下肢无水肿，未引出病理征。

辅助检查：心电图：$V_1 \sim V_5$ 导联 ST 段弓背向上抬高 0.5 mV、$V_1 \sim V_4$ 可见病理性 Q 波。

要求：请根据以上病历摘要，将初步诊断、诊断依据（如有两个或以上诊断，应分别列出各自诊断依据）、鉴别诊断、进一步检查与治疗原则写在答题纸上。

（一）初步诊断、诊断依据及鉴别诊断

1. 初步诊断

（1）冠心病　急性广泛前壁心肌梗死　心功能Ⅰ级（Killip 分级）。

（2）原发性高血压 2 级　很高危。

2. 诊断依据

（1）冠心病　急性广泛前壁心肌梗死　心功能Ⅰ级（Killip 分级）。

①老年男性、有高血压病史及吸烟嗜好。

②急性病程，情绪激动时突发持续性胸痛 30 分钟以上，舌下含服硝酸甘油不缓解，典型心肌梗死症状表现。

③查体：双侧颈静脉无充盈，双肺呼吸音清晰，HR 91 次 / 分，律齐，心音低钝。无心衰体征，心功能Ⅰ级（Killip 分级）。

④辅助检查：心电图 $V_1 \sim V_5$ 导联 ST 段弓背向上抬高 0.5 mV、$V_1 \sim V_4$ 可见病理性 Q 波，提示急性广泛前壁心肌梗死。

结合病史、体征及心电图检查，冠心病急性广泛前壁心肌梗死心功能Ⅰ级（Killip 分级）诊断成立。

（2）原发性高血压 2 级、很高危　既往有高血压病史，血压最高为 170/95 mmHg，达到高血压 2 级标准，未发现其他引起高血压的原因。老年男性、有吸烟史，合并急性心肌梗死，有多项危险因素，危险分层为很高危。

3. 鉴别诊断　心绞痛、急性肺动脉栓塞、主动脉夹层。

（二）进一步检查

（1）心肌坏死标志物　冠状动脉造影　24 小时 EKG 动态监测。

（2）血常规，出凝血时间、血脂、血糖。

（3）超声心动图、放射性核素检查。

（三）治疗原则

1. 一般治疗

（1）绝对卧床休息，保持环境安静，戒烟。

（2）12 小时内可流质饮食。

（3）持续吸氧；监测生命体征、血氧饱和度。

2. 药物治疗

（1）解除疼痛　吗啡；硝酸酯类药物（硝酸甘油静滴）；β 受体阻滞剂美托洛尔口服。

（2）抗血小板聚集　阿司匹林 300 mg 嚼服。

（3）抗凝治疗　低分子肝素静脉注射。

（4）减少充血性心衰和死亡率、改善心室重构　卡托普利。

（5）调脂治疗　他汀类药物口服（洛伐他汀）。

3. 其他治疗

（1）必要时心肌再灌注治疗（溶栓、直接 PCI）

（2）急性期后视血压情况对降压药做出调整。

（3）观察是否出现并发症，及时处理。

4.健康宣教

（1）24小时后在床上做肢体活动，病情稳定后增加活动量并逐渐起床活动。

（2）低盐低脂易消化饮食，不宜过饱。

（3）保持大便通畅。

（4）急性期后适当体育锻炼。

（5）2～4个月锻炼后，酌情恢复部分工作，避免过重体力劳动或精神过度紧张。

八、胃食管反流病

患者，男性，52岁。胸骨后烧灼感1周。

患者1周前开始出现胸骨后烧灼感，由剑突下沿胸骨由下向上延伸，多于餐后1小时出现，卧位、弯腰时可加重，伴反酸、嗳气，无吞咽困难和疼痛，无心悸、气促、胸闷。未予诊治，现就诊我院。

发病以来，精神一般，饮食、睡眠及大小便正常，体重无下降。

既往体健，无传染病、家族遗传病史，无烟酒嗜好。

查体：T 36.4 ℃，P 81次/分，R 16次/分，BP 125/80 mmHg。

神志清楚，步入病房。皮肤黏膜无黄染，浅表淋巴结未触及肿大。胸廓对称，胸壁无压痛，双肺叩诊呈清音，未闻及干湿性啰音。心界不大，心率81次/分，律齐，无杂音。腹平软，无压痛、反跳痛，肝脾肋下未触及。双下肢无水肿。

辅助检查：ECG窦性心律，大致正常心电图。

要求：请根据以上病历摘要，将初步诊断、诊断依据（如有两个及以上诊断，应分别列出各自诊断依据）、鉴别诊断、进一步检查与治疗原则写在答题纸上。

（一）初步诊断、诊断依据及鉴别诊断

1.初步诊断　胃食管反流病

2.诊断依据

（1）中年男性，本病好发年龄段。

（2）胸骨后烧灼感，由剑突下沿胸骨由下向上延伸，多于餐后1小时出现，卧位、弯腰时可加重，典型胃食管反流病症状特点，无心悸胸闷，可与心血管病引起的胸痛相鉴别。

（3）胸廓对称，胸壁无压痛，双肺叩诊呈清音，未闻及干湿性啰音。心界不大，心率81次/分，律齐，无杂音。腹平软，无压痛、反跳痛。体检未发现阳性体征。

（4）辅助检查：ECG窦性心律，大致正常心电图。

综合症状、体征、辅助检查，胃食管反流病诊断成立。

3.鉴别诊断　冠状动脉粥样硬化性心脏病、贲门失弛缓症、食管癌。

（二）进一步检查

（1）胃镜＋活组织病理检查。

（2）24小时食管pH监测，食管滴酸试验。

（3）食管动力学检查（食管测压）。

（三）治疗原则

1. 一般治疗

（1）避免进食高脂食物、巧克力、咖啡、浓茶。

（2）减少弯腰动作。

（3）餐后 2 小时内避免平卧休息；卧位时床头抬高 15°。

2. 药物治疗

（1）使用抑酸剂（质子泵抑制剂 PPI）4 ～ 8 周。

（2）如病情未好转，可加用促胃肠动力剂（多潘立酮）。

3. 其他治疗　结合内镜结果，若有适应证，行内镜或手术治疗。

4. 健康宣教

（1）减少引起腹内压增高的因素，如便秘、紧束腰带。

（2）慎用降低 LES 压力的药物及引起胃排空延迟的药物，如钙通道阻滞剂、抗胆碱药物等。

（3）禁烟酒。

九、胃炎

患者，男性，36 岁。上腹痛 1 周，加重伴黑便 1 天。

患者 1 周前因腰痛口服"芬必得"后出现上腹部阵发性隐痛，疼痛不向他处放射，与饮食无明显关系，无反酸、烧心、恶心、呕吐，无发热、腹泻，未予治疗。1 天来感腹痛症状加重，排黑便 1 次，量约 50 g，伴乏力，无头晕、心悸。

起病以来，精神、食欲一般，睡眠、小便正常，大便如上述，体重无明显变化。

既往体健，无烟酒嗜好，否认遗传病家族史。

查体：T 36.2 ℃，P 86 次 / 分，R 18 次 / 分，BP 100/60 mmHg。

神志清楚，表情痛苦，口唇、睑结膜无苍白，浅表淋巴结未触及肿大。双肺呼吸音清晰，未闻及干湿性啰音。心率 86 次 / 分，律齐，各瓣膜听诊区未闻及杂音。腹平软，剑突下轻度压痛，无反跳痛，肝脾肋下未触及，肠鸣音活跃，12 次 / 分。生理反射存在，双下肢无水肿。

实验室检查：血常规，Hb 130 g/L，RBC 4.3×10^{12}/L，WBC 7.2×10^9/L，N 0.75，PLT 325×10^9/L。粪便隐血（＋＋）。

要求：请根据以上病历摘要，将初步诊断、诊断依据（如有两个及以上诊断，应分别列出各自诊断依据）、鉴别诊断、进一步检查与治疗原则写在答题纸上。

（一）初步诊断、诊断依据及鉴别诊断

1. 初步诊断　急性糜烂出血性胃炎。

2. 诊断依据

（1）急性病程，既往体健，有服用非甾体抗炎药史，之后出现阵发性腹痛、恶心、黑便，为急性糜烂出血性胃炎临床表现。

（2）查体：剑突下压痛，为胃黏膜受损引起；肠鸣音活跃，考虑血液刺激肠道所致，符合本病体征。

（3）粪便隐血试验阳性，提示粪便中有血液成分；血常规正常，提示目前患者出血量不大，未影响到有效循环血量。

结合病史、体征及实验室检查，急性糜烂出血性胃炎诊断成立。

3. 鉴别诊断　消化性溃疡、胃癌。

（二）进一步检查

（1）胃镜，必要时行胃黏膜组织病理检查。

（2）监测血常规，大便常规及粪便隐血试验。

（三）治疗原则

1. 一般治疗　停用芬必得；休息，清淡软食。

2. 药物治疗

（1）H_2 受体拮抗剂或质子泵抑制剂抑制胃酸分泌。

（2）硫糖铝保护胃黏膜。

（3）维持水电解质及酸碱平衡等对症支持治疗。

3. 其他治疗　必要时内镜下止血或手术治疗。

4. 健康宣教

（1）后期慎用非甾体抗炎药（NSAIDs）。

（2）避免酗酒，规律饮食。

十、消化性溃疡

患者，男性，48 岁。反复上腹部隐痛 12 年，再发加重伴呕吐 1 天。

患者 12 年前开始反复出现上腹部隐痛，疼痛不向他处放射，多于季节交替、夜间发生，伴反酸、嗳气、腹胀，在当地医院做胃镜提示：十二指肠溃疡，间断自服"雷尼替丁""铝碳酸镁"治疗。1 天来症状再发加重，伴腹胀、反复呕吐隔夜食物，有酵酸气味。来院就诊。

此次起病以来，食欲、睡眠差，小便正常，未解大便，体重无明显变化。

既往体健，无家族遗传病、传染病史。吸烟 30 年，每日 20 ～ 30 支，无饮酒史。

查体：T 36.5 ℃，P 92 次 / 分，R 18 次 / 分，BP 110/ 70 mmHg。

神志清楚，精神差，巩膜无黄染，浅表淋巴结未扪及肿大。双肺呼吸音清晰，未闻及干湿性啰音。心率 92 次 / 分，律齐，各瓣膜听诊区未闻及杂音。腹平软，未见肠型及蠕动波，上腹深压痛无反跳痛，肝脾肋下未触及，振水音（＋），移动性浊音（－）。生理反射存在，皮肤弹性正常，双下肢无水肿。

实验室检查：血常规，Hb 141 g/L，RBC 4.7×10^{12}/L，WBC 7.1×10^9/L，N 0.65，PLT 195×10^9/L。

要求：请根据以上病历摘要，将初步诊断，诊断依据（如有两个或以上诊断，应分别列出各自诊断依据）、鉴别诊断、进一步检查与治疗原则写在题纸上。

（一）初步诊断及诊断依据

1. 初步诊断　十二指肠溃疡并幽门梗阻。

2. 诊断依据

（1）长期吸烟为消化性溃疡危险因素。慢性病程，周期性上腹痛，多于季节交替出现，主要夜间发生，伴有消化道症状，为十二指肠溃疡症状特征。胃镜示：十二指肠溃疡，明确十二指肠溃疡诊断。

（2）伴发腹胀、反复呕吐隔夜食物，有酵酸气味为典型幽门梗阻临床症状。

（3）查体：上腹部深压痛，为十二指肠溃疡活动体征；振水音（＋），为幽门梗阻体征。

（4）辅助检查：血常规无异常。不考虑细菌感染。

结合症状、体征及辅助检查，诊断考虑十二指肠溃疡并幽门梗阻。

3. 鉴别诊断　肠梗阻、慢性胃溃疡、胃癌。

（二）进一步检查

（1）急诊胃镜，必要时行胃黏膜组织病理检查。

（2）血电解质、血生化，粪常规，病情稳定后幽门螺杆菌相关检测，肿瘤标志物检测。

（3）立位腹部 X 线平片，腹部 B 超。

（三）治疗原则

1. 一般治疗　禁食水，休息，胃肠减压。

2. 药物治疗

（1）保护胃黏膜：静脉应用抑酸剂（PPI）。

（2）维持水电解质平衡。

（3）如有幽门螺杆菌，在幽门梗阻解除后采用根除 HP 治疗以及抗溃疡治疗。

3. 其他治疗　观察幽门梗阻情况，必要时手术解除梗阻。

4. 健康宣教

（1）急性期后改为口服 PPI，疗程共 4 周。

（2）戒烟、规律饮食、少饮浓茶浓咖啡。

（3）慎用 NSAIDs 或其他对胃有刺激的药物。

十一、消化道出血

患者，男性，30 岁。反复上腹部疼痛 3 年，加重 1 天，呕血 1 次。

患者 3 年前开始出现餐后上腹部隐痛不适，2 小时后可渐自行缓解。在当地医院做胃镜检查示胃溃疡，给予抗溃疡及对症治疗后好转。1 天前中午因进食辣子鸡丁后上腹部疼痛症状再发，起初为上腹部阵发性剧烈绞痛，后疼痛渐减轻，呈阵发性隐痛，自觉可耐受，未予治疗。今日晨起后仍感上腹部隐痛不适，且呕咖啡渣样物 1 次，约 100 g，无头晕心悸，来我院就诊，以"上消化道出血"收治入院。

此次起病以来，精神、食欲、睡眠一般，大小便正常。

既往无家族遗传病、传染病史；无烟酒嗜好。

查体：T 36.2 ℃，P 94 次 / 分，R 20 次 / 分，BP 110/70 mmHg。

发育正常，营养中等，步入病房，表情痛苦，神志清楚，查体合作。全身皮肤黏膜无黄染，温度、湿度正常，弹性可，口唇无苍白。双肺呼吸音清晰，未闻及干湿啰音。心率 94 次 / 分，律齐，各瓣膜听诊区未闻及杂音。腹软，上腹压痛无反跳痛，肝脾肋下未扪及，肠鸣音 10 次 / 分，音调正常。生理反射存在，病理征未引出。

辅助检查：急诊胃镜提示胃溃疡。

要求：请根据以上病历摘要，将初步诊断、诊断依据（如有两个及以上诊断，应分别列出各自诊断依据）、鉴别诊断、进一步检查与治疗原则写在答题纸上。

（一）初步诊断、诊断依据及鉴别诊断

1. 初步诊断

（1）上消化道出血。

（2）胃溃疡。

2. 诊断依据

（1）上消化道出血。

①有胃溃疡基础病史，呕血为典型消化道出血症状。

②查体：腹软，上腹压痛，为胃黏膜受损引起；肠鸣音 10 次 / 分，音调正常，考虑血液刺激肠道所致。

结合症状、体征，上消化道出血诊断成立。

（2）胃溃疡。

①男性青年患者，慢性节律性腹痛病史、既往有典型胃溃疡症状表现，胃镜明确诊断为胃溃疡，经治疗后好转，未复查。本次在进食辛辣食物后上腹痛再发。

②查体：慢性病容，腹软，上腹压痛。提示溃疡为活动性。

③辅助检查：胃镜提示胃溃疡。

结合症状、体征、辅助检查，胃溃疡诊断成立。

3. 鉴别诊断　胃肠穿孔、急性胰腺炎、胆石症、急性胆囊炎。

（二）进一步检查

（1）血常规、大便常规 + 粪便隐血试验、幽门螺杆菌检测。

（2）尿常规、肝肾功能、血电解质。

（3）必要时胃镜下取活组织检查。

（三）治疗原则

1. 一般治疗

（1）卧床休息，禁食水。

（2）观察呕血、黑便情况。

（3）监测血压、心率、尿量。

2. 药物治疗

（1）抑酸治疗：选用 PPI。

（2）胃黏膜保护剂：米索前列醇。

3. 其他治疗

（1）必要止血药物运用。

（2）如有幽门螺杆菌感染，则行根除幽门螺杆菌治疗。

（3）必要时可胃镜下止血或手术治疗。

4. 健康宣教

（1）急性期后改为口服 PPI，疗程共 4 周。

（2）戒烟，规律饮食，少饮浓茶浓咖啡。

（3）慎用 NSAIDs 或其他对胃有刺激的药物。

十二、肝硬化

患者，男性，45 岁。乏力、腹胀 5 年，加重伴发热 2 天。

患者 5 年前开始出现乏力、腹胀，多于进食后加重，伴纳差，偶有刷牙时牙龈出血，无腹痛、呕吐、黑便，可正常工作。3 年前在医院体检时提示：HBsAg（＋），B 超：肝硬化，间断服用护肝片治疗，症状时有反复。2 天前自觉腹胀、乏力加重，伴发热、腹部隐痛，自测体温波动在 38～38.5 ℃。未予治疗，就诊我院。

此次发病以来，精神、食欲减退，睡眠差，尿色深黄，大便正常，体重无明显变化。

既往无烟酒嗜好，否认结核病史及家族遗传病史。

查体：T 38 ℃，P 98 次 / 分，R 18 次 / 分，BP 100/70 mmHg。

肝病面容，表情痛苦，步入病房。巩膜黄染，颈部及上臂可见少量散在蜘蛛痣，双手掌可见肝掌，全身浅表淋巴结未触及肿大。双肺呼吸音清晰，未闻及啰音。心率 98 次 / 分，律齐，各瓣膜听诊区未闻及杂音。腹部膨隆，腹壁可见腹部静脉曲张，腹肌稍紧张，全腹压痛，有反跳痛，肝肋下未触及，脾肋下 2 cm 处可触及，移动性浊音（＋）。双下肢无水肿，未引出病理征。

实验室检查：血常规，Hb 112 g/L，RBC 3.5×10^{12}/L，WBC 9.8×10^9/L，N 0.85，PLT 100×10^9/L；肝功能，总胆红素 48.5 μmol/L，结合胆红素 23.2 μmol/L，白蛋白 29 g/L，球蛋白 38 g/L，ALT 55 U/L，AST 42 U/L，PT 16.4 s（对照 13 s）。

要求：请根据以上病历摘要，将初步诊断、诊断依据（如有两个及以上诊断，应分别列出各自诊断依据）、鉴别诊断、进一步检查与治疗原则写在答题纸上。

（一）初步诊断以、诊断依据及鉴别诊断

1. 初步诊断

（1）慢性乙型病毒性肝炎、肝炎后肝硬化失代偿期。

（2）自发性腹膜炎。

2. 诊断依据

（1）慢性乙型病毒性肝炎 肝炎后肝硬化失代偿期。

①慢性病程，有消化不良症状，HBsAg（＋），慢性乙型病毒性肝炎诊断成立。

②病程中有出血倾向，考虑为肝功能下降后凝血因子合成减少及脾功能亢进后血小板减少所致；尿色深和巩膜黄染，为肝功能下降后对胆红素代谢功能下降所致，以上为肝功能减退临床症状。

③查体：肝掌、蜘蛛痣，为肝功能下降后对雌激素代谢减少所致；移动性浊音（＋）为腹水形成体征，腹壁静脉曲张、腹水形成和脾大提示门脉高压症形成；以上肝功能减退症状和门脉高压症体征为肝硬化失代偿期临床表现。

④辅助检查：血常规中外周血血红蛋白及血小板减少，为肝硬化后脾功能亢进所致；肝功能检查中白/球蛋白倒置，PT 延长，胆红素高于正常，为肝功能减退后合成白蛋白减少以及凝血因子合成减少表现。

结合患者肝功能减退症状、门脉高压症体征以及化验室检查，诊断成立。

（2）自发性腹膜炎。

①有乙肝后肝硬化失代偿期基础疾病，此次起病有发热、腹痛症状。

②查体：T 38 ℃，达到低热诊断标准，腹肌稍紧张，全腹压痛，有反跳痛，提示腹膜刺激征阳性，炎症波及腹膜。

③辅助检查：WBC 9.8×10^9/L 相对于本患者脾功能亢进状态应考虑为增高，中性粒细胞比例明显升高，支持细菌感染。

结合患者症状、体征及化验检查，诊断成立。

3. 鉴别诊断　原发性肝癌、结核性腹膜炎、其他原因导致的腹水。

（二）进一步检查

（1）诊断性腹腔穿刺、腹水常规生化、细菌培养 + 药敏试验、细胞学检查。

（2）肝脏 B 超或 CT、血电解质、大小便常规、肾功能、AFP、乙肝病毒感染血清标志物检查。

（3）胃镜检查，必要时肝穿刺活组织检查。

（三）治疗原则

1. 一般治疗　休息，高热量优质蛋白高维生素饮食，控制水和钠的摄入。

2. 药物治疗

（1）抗感染：应用广谱、肝肾毒性小的抗菌药物（头孢哌酮钠舒巴坦钠），根据药敏试验调整用药。

（2）护肝：口服熊去氧胆酸。

（3）控制腹水：利尿及补充白蛋白。

（4）维持水电解质平衡。

3. 其他治疗

（1）改善肠道菌群失调：乳果糖。

（2）必要时在感染控制后行颈静脉门体分流术改善门脉高压。

4. 健康管理

（1）不宜从事重体力活动及高强度体育锻炼。

（2）严格禁酒，避免辛辣、粗糙、不洁饮食，避免着凉和感染。

（3）避免血液途径的传染。

十三、急性肾小球肾炎

患者，男性，14 岁。水肿 1 周，肉眼血尿 1 天。

患者 1 周前晨起时发现双眼睑水肿，2 天后出现双下肢凹陷性水肿，伴疲乏无力、腰部隐痛，尿中泡沫增多，尿色、尿量正常。1 天来出现肉眼血尿，颜色呈洗肉水样，无尿量减少、夜尿增多，无发热、皮疹、关节痛，未予治疗，现就诊我院。

发病以来精神、食欲、睡眠一般，大便正常，小便如上述，体重无明显变化。

2 周前患"急性扁桃体炎"，经当地医院抗感染治疗 7 天后痊愈。否认肝炎、结核病史，无高血压、糖尿病、肾脏病史及家族遗传病史。

查体：T 36.6 ℃，P 70 次 / 分，R 16 次 / 分，BP 140/95 mmHg。

神志清楚，步入病房。双眼睑水肿，双侧扁桃体无红肿，皮肤未见出血点和皮疹，浅表淋巴结未触及肿大。双肺呼吸音清晰，未闻及干湿性啰音。心界正常，心率 70 次 / 分，律齐，各瓣膜听诊区未闻及杂音。腹平软，无压痛，肝、脾肋下未触及，双肾区轻叩痛，移动性浊音（–），双下肢中度凹陷性水肿。

实验室检查：尿常规，蛋白（＋），RBC 25 ～ 30 个 /HP。

要求：请根据以上病历摘要，将初步诊断、诊断依据（如有两个或以上诊断，应分别列出各自诊断依据）、鉴别诊断、进一步检查与治疗原则写在答题纸上。

（一）初步诊断、诊断依据及鉴别诊断

1. 初步诊断　急性肾小球肾炎。

2. 诊断依据

（1）2 周前患"急性扁桃体炎"，结合本次起病症状，考虑链球菌感染史。急性起病，既往无类似病史，可排除慢性疾病急性发作。

（2）水肿、肉眼血尿，伴疲乏无力、腰部隐痛，为急性肾小球肾炎临床症状。尿中泡沫增多，可考虑为尿蛋白增多所致。

（3）查体：血压升高，双眼睑水肿，双肾区轻叩痛，双下肢凹陷性水肿，符合肾小球肾炎体征。

（4）辅助检查：尿常规示镜下血尿及蛋白尿，提示肾小球滤过膜受损。

结合 2 周前"急性扁桃体炎"史、临床症状、体征及尿常规结果，诊断成立。

3. 鉴别诊断　其他病原体感染后的急性肾炎（水痘 - 带状疱疹、EB 病毒、流感病毒）、急进性肾小球肾炎、慢性肾炎急性发作。

（二）进一步检查

（1）肾脏 B 超检查、抗链球菌溶血素"O"滴度检查、血清 C3 总补体检查。

（2）血常规、循环免疫复合物、血清冷球蛋白，尿相差显微镜检查，24 小时尿蛋白定量、血电解质。

（3）动态监测肾功能，必要时肾穿刺活检。

（三）治疗原则

1. 一般治疗

（1）严格卧床休息（至肉眼血尿消失、水肿消失及血压恢复正常）。

（2）限水限盐优质蛋白饮食。

（3）避免使用肾毒性药物。

2. 药物治疗

（1）肃清链球菌：青霉素。

（2）利尿、消肿、降压：选用噻嗪类（氢氯噻嗪片口服）。

3.其他治疗　如出现急性肾功衰或急性左心衰并发症，可采用透析治疗。

4.健康宣教

（1）卧床休息至痊愈。

（2）痊愈后休息与锻炼结合。

（3）反复发作慢性扁桃体炎，在病情稳定后可考虑扁桃体切除。

十四、慢性肾小球肾炎

患者，男性，45岁，反复肉眼血尿、水肿6年，间断头晕1周。

患者6年前无明显诱因出现肉眼血尿，呈洗肉水样，伴晨起时双眼睑水肿，在当地医院查尿常规示：红细胞满视野/HP，蛋白（++）；相差显微镜示：多形性红细胞>80%，诊断为：急性肾小球肾炎，住院对症治疗后，尿色恢复正常。此后症状反复出现，休息后可缓解，无少尿无尿，无尿频、尿急、尿痛，无发热、皮疹、关节痛。1周前出现间断头晕，于劳累时诱发，休息后减轻，伴乏力、双眼睑和双下肢水肿，现来院就诊。

起病以来，精神、食欲、睡眠一般，大小便如常，体重无明显变化。

既往体健，无高血压疾病及其他特殊疾病家族史。

查体：T 36.2 ℃，P 72 次/分，R 18 次/分，BP 150/90 mmHg。

神志清楚，步入病房，慢性病容。双眼睑水肿，皮肤未见出血点和皮疹，浅表淋巴结未触及肿大。双肺未闻及干湿性啰音。心界不大，心率72次/分，律齐，各瓣膜听诊区未闻及杂音。腹平软，无压痛，肝脾肋下未触及，双肾区轻叩痛，移动性浊音（-）。双下肢轻度凹陷性水肿，未引出病理征。

实验室检查：血常规，Hb 116 g/L，WBC 4.5×10^9/L，N 0.65，PLT 350×10^9/L。血生化，Cr 89 μmol/L，BUN 6.8 mmol/L。尿常规，RBC 10～15 个/HP，Pro（++）。尿相差显微镜检查：多形性红细胞>80%。

要求：请根据以上病历摘要，将初步诊断、诊断依据（如有两个或以上诊断，应分别列出各自诊断依据）、鉴别诊断、进一步检查与治疗原则写在答题纸上。

（一）初步诊断、诊断依据及鉴别诊断

1.初步诊断

（1）慢性肾小球肾炎。

（2）肾实质性高血压Ⅰ级、低危。

2.诊断依据

（1）慢性肾小球肾炎。

①既往有急性肾小球肾炎病史，后症状反复呈慢性病程，血尿、蛋白尿、高血压、水肿6年为症状特征，慢性肾小球肾炎临床表现。

②查体：血压升高，双眼睑水肿，双肾区轻叩痛，双下肢轻度凹陷性水肿，符合慢

性肾小球肾炎体征。

③辅助检查：尿常规，血尿、蛋白尿，为肾小球滤过膜受损所致；尿相差显微镜检查，多形性红细胞＞80%，提示肾小球源性血尿；血常规，血红蛋白低于正常值，与长期血尿导致失血相关；肾功能，肌酐、尿素氮值正常，示肾功能正常。

结合症状、体征、辅助检查，慢性肾小球肾炎诊断成立。

（2）肾实质性高血压Ⅰ级、低危　有慢性肾疾病史6年；青年男性，血压测量达到诊断高血压Ⅰ级标准，既往无高血压病史，无高血压疾病家族史。危险因素：尿常规异常，危险分层为低危。

3. 鉴别诊断　继发性肾小球肾炎（狼疮性肾炎、过敏性紫癜性肾炎、乙肝病毒相关性肾炎等）、无症状性血尿和（或）蛋白尿、原发性高血压肾损害、慢性肾盂肾炎。

（二）进一步检查

（1）肾脏B超检查、内生肌酐清除率、24小时尿蛋白定量、尿微量蛋白测定。

（2）抗核抗体检查、补体测定。

（3）必要时肾穿刺活检。

（三）治疗原则

1. 一般治疗

（1）休息，避免劳累。

（2）限盐（钠＜3 g/d），优质蛋白饮食 [0.8～1.0 g/（kg·d）]（结合肾功能调整）。

（3）避免使用肾毒性药物。

2. 药物治疗　控制血压及减少蛋白尿：ACEI（卡托普利片）或 ARB 类药物。

3. 其他治疗

（1）根据肾穿刺结果，必要时予免疫抑制治疗。

（2）根据血压情况，调整降压药物。

4. 健康宣教

（1）避免加重肾脏损害的因素，如感染、劳累及肾毒性药物。

（2）予优质蛋白饮食，在进食低蛋白饮食时，适当增加碳水化合物摄入。

（3）积极控制血压，防止高血压对肾脏的损害。

十五、尿路感染

患者，女性，35 岁。尿频、尿急、尿痛3天，发热伴腰痛2小时。

患者3天前劳累后出现排尿时烧灼样疼痛，伴尿急、尿频，每日十余次，无肉眼血尿，未予治疗。2 小时前患者突然出现畏寒、发热，体温最高 39.8 ℃。伴右侧腰部持续性胀痛，全身疲乏无力。就诊我院。

发病以来食欲、睡眠一般，大便正常，小便如上述，体重无明显变化。

既往无特殊病史，否认传染病接触史。无烟酒嗜好。月经史、婚育史、家族史无特殊。

查体：T 39.2 ℃，P 106 次/分，R 22 次/分，BP 120/80 mmHg。

急性热病容，浅表淋巴结未触及肿大。双肺呼吸音清晰，未闻及干湿性啰音。心界正常，心率106次/分，律齐，各瓣膜听诊区未闻及杂音。腹平软，肝脾肋下未触及，右肾区叩击痛阳性。双下肢无水肿。

实验室检查：血常规，Hb 128 g/L，WBC 11.8×10^9/L，N 0.85，PLT 245×10^9/L。尿常规，蛋白（＋），亚硝酸盐（＋），WBC 40～50个/HP。

要求：请根据以上病历摘要，将初步诊断、诊断依据（如有两个及以上诊断，应分别列出各自诊断依据）、鉴别诊断、进一步检查与治疗原则写在答题纸上。

（一）初步诊断、诊断依据及鉴别诊断

1. 初步诊断　急性肾盂肾炎（右侧）、急性膀胱炎。

2. 诊断依据

（1）青年女性，本病好发人群。

（2）急性起病，发热、腰痛、膀胱刺激征、排尿时烧灼样疼痛，典型急性肾盂肾炎伴发膀胱炎临床表现。

（3）查体：高热，急性热病容，右肾区叩击痛（＋），为炎症反应表现，符合本病体征。

（4）实验室检查：血常规示白细胞升高，中性粒细胞比例升高，提示细菌感染；尿常规提示尿蛋白（＋）与发热和尿路炎症相关；亚硝酸盐（＋）和WBC 40～50个/HP（正常值：0～5个/HP）提示尿路细菌感染。

结合临床症状、体征及尿常规结果，诊断成立。

3. 鉴别诊断　尿道综合征、泌尿系结核、慢性肾盂肾炎急性发作。

（二）进一步检查

（1）泌尿系统B超、清洁中段尿细菌培养＋药敏试验、血细菌培养＋药敏感试验。

（2）尿沉渣涂片、肾功能、尿 β_2 微球蛋白。

（3）急性炎症控制后，可于必要时泌尿系造影。

（三）治疗原则

1. 一般治疗

（1）卧床休息，多饮水，勤排尿（每日尿量3 000 mL以上）。

（2）高热量高维生素易消化饮食。

2. 药物治疗

（1）抗感染治疗：首选 G^- 杆菌有效的抗生素，如头孢类抗生素（治疗3天症状无改善应调整用药），根据药敏试验结果调整。必要时抗生素联合用药。

（2）控制体温：物理降温（酒精擦浴），必要时双氯芬酸钠纳肛。

（3）维持水电解质平衡。

3. 其他治疗　抗生素使用10～14天，疗程结束后5～7天查尿细菌。根据检测结果，制定下一步治疗方案。

4. 健康宣教

（1）寻找尿路感染原因，及时去除诱发因素。

（2）多饮水、勤排尿，注意会阴部清洁。

（3）与性生活有关的尿感，应于性交后立即排尿，并口服常用抗生素一次性量。

十六、缺铁性贫血

患者，女性，50岁。间断头昏、乏力半年，加重伴活动后心悸1周。

患者半年前开始出现间断头昏、乏力，多于活动后出现，休息后可减轻，伴有少气懒言、面色苍白，未予诊治。近1周来头昏、乏力加重，且出现上楼时心悸，上两层楼即需要休息。现来院就诊。

起病以来，精神、食欲一般，睡眠、大小便正常，体重无明显下降。

既往有十二指肠溃疡病史15年，时有上腹痛，间断口服西咪替丁治疗。无烟酒嗜好。1年前绝经，无阴道出血。无传染病、家族遗传病史。

查体：T 36.5 ℃，P 107 次/分，R 20 次/分，BP 130/80 mmHg。

贫血貌，皮肤未见出血点和皮疹，口唇、睑结膜苍白，巩膜无黄染，浅表淋巴结未触及肿大。双肺呼吸音清晰无啰音，心界不大，心率107次/分，律齐，无杂音。腹软，上腹部轻压痛，肝脾肋下未触及。双下肢无水肿。

辅助检查：血清铁蛋白 7 μg/L，血清铁 6.4 μmol/L，总铁结合力 85 μmol/L。血常规，Hb 76 g/L，RBC 3.0×10^{12}/L，MCV 64 fl，MCH 23pg，MCHC 287 g/L，WBC 7.8×10^9/L，N 0.65，L 0.25，PLT 325×10^9/L；网织红细胞 0.026。尿常规正常。大便常规，黄色成形，粪便隐血（＋）。

要求：请根据以上病历摘要，将初步诊断、诊断依据（如有两个成以上诊断，应分别列出各自诊断依据）、鉴别诊断、进一步检查与治疗原则写在答题纸上。

（一）初步诊断、诊断依据及鉴别诊断

1.初步诊断

（1）缺铁性贫血、中度。

（2）十二指肠溃疡。

2.诊断依据

（1）缺铁性贫血、中度。

①头昏、乏力、少气懒言、面色苍白为贫血表现，患者已绝经，无阴道出血，可排除子宫功能性出血致失血。

②查体：贫血貌，口唇、睑结膜苍白，心率增快，符合贫血体征。

③辅助检查：血红蛋白提示中度贫血；MCV、MCH、MCHC降低提示缺铁性贫血；血清铁蛋白明显降低，总铁结合力升高，符合缺铁性贫血指标。

结合症状、体征、辅助检查，缺铁性贫血诊断成立。

（2）十二指肠溃疡。

①有十二指肠溃疡病史，时有上腹痛，提示溃疡未痊愈。

②查体：上腹部压痛，示溃疡活动。

③辅助检查：粪便隐血（＋），考虑为溃疡致上消化道出血。

结合症状、体征、辅助检查，十二指肠溃疡诊断成立。患者缺铁性贫血诊断，考虑原因为溃疡活动致长期失血所致。

3. 鉴别诊断　铁粒幼细胞贫血、慢性病贫血、消化道肿瘤。

（二）进一步检查

（1）红细胞形态学检查、胃镜检查。

（2）骨髓细胞学 + 铁染色，血清癌胚抗原（CEA）、HP 检测。

（3）治疗完成疗程后复查粪便常规 + 粪便隐血试验。

（三）治疗原则

1. 一般治疗　禁饮浓茶、咖啡，食用富含铁的食物（如肉类）。

2. 药物治疗

（1）补充铁剂：口服铁剂，不能耐受者注射铁剂。

（2）抗溃疡治疗：质子泵抑制剂（4周）；结合 HP 检测结果，考虑是否抗 HP 治疗。

（3）症状明显时输注浓缩红细胞。

3. 健康宣教

（1）完成铁剂治疗疗程（血红蛋白恢复正常后，继续口服 4 ～ 6 个月，至铁蛋白正常后停药）。

（2）积极完成抗溃疡治疗疗程，根治原发病。

十七、再生障碍性贫血

患者，男性，53 岁。头晕、乏力 5 个月，加重伴心悸、皮肤黏膜出血 10 天。

患者 5 个月前出现无明显原因头晕、乏力，活动后加重，伴有面色苍白，未到医院检查，症状时轻时重。10 天来症状明显加重，伴心悸、刷牙时牙龈出血，四肢皮肤有散在出血点。现就诊我院。

发病以来，食欲、睡眠及大小便正常，无酱油色尿，体重无明显变化。

既往有高血压病史 5 年，常规体检时发现血压最高达 150/100 mmHg，一直服用"硝苯地平控释片"治疗，血压控制良好。无偏食，无胃病、糖尿病和肝肾疾病病史，无放射线和毒物接触史，无药物过敏史。无烟酒嗜好。母亲有高血压病史。

查体：T 36.5 ℃，P 106 次 / 分，R 20 次 / 分，BP 130/85 mmHg。

贫血貌，四肢皮肤可见散在少量出血点，浅表淋巴结未触及肿大。睑结膜苍白，巩膜无黄染，口唇苍白，舌乳头正常，甲状腺不大。胸骨无压痛，双肺无异常，心界不大，心率 106 次 / 分，律齐。腹平软，肝、脾肋下未触及，双下肢无水肿。

实验室检查：血常规，Hb 91 g/L，RBC 3.3×10^{12}/L，MCV 86 fl，MCHC 328 g/L。WBC 3.2×10^9/L，N 0.45，L 0.50，M 0.05，PLT 90×10^9/L。大便常规正常，粪便隐血（-）。尿常规（-），尿 Rous 试验阴性。血清铁蛋白 220 μg/L，血清铁 50 μmol/L，总铁结合力 50 μmol/L。网织红细胞 0.1%。

要求：请根据以上病历摘要，将初步诊断、诊断依据（如有两个或以上诊断，应分别列出各自诊断依据）、鉴别诊断、进一步检查与治疗原则写在答题纸上。

（一）初步诊断、诊断依据及鉴别诊断

1.初步诊断

（1）非重型再生障碍性贫血、轻度贫血。

（2）原发性高血压 2 级、中危。

2.诊断依据

（1）非重型再生障碍性贫血、轻度贫血。

①患者发病缓慢、症状相对较轻、病程较长，有贫血、出血等典型血液系统疾病表现。

②查体：贫血貌、四肢皮肤可见散在少量出血点，为贫血出血体征；胸骨无压痛，肝脾不大，白血病可能性减少。

③辅助检查：全血细胞减少，淋巴细胞比例相对增高，网织红细胞绝对值减少，为再生障碍性贫血血象；尿 Rous 试验阴性，提示无溶血现象；血清铁、铁蛋白增高，总铁结合力正常，排除缺铁性贫血；血清铁、铁蛋白增高可见于再生障碍性贫血；Hb 91 g/L，提示轻度贫血。

结合病史、体征及实验室检查，非重型再生障碍性贫血、轻度贫血诊断成立。

（2）原发性高血压 2 级、中危　既往有高血压病史，测量血压达到诊断高血压 2 级标准，未发现其他引起高血压的原因，有高血压家族史。

3.鉴别诊断　白血病、骨髓增生异常综合征、自身抗体介导的全血减少、巨幼细胞贫血。

（二）进一步检查

（1）骨髓细胞学检查和骨髓活检。

（2）红细胞形态检查、血清叶酸、维生素 B_{12} 水平，T 淋巴细胞亚群测定，肝功能。

（3）骨髓细胞培养。

（三）治疗原则

1.一般治疗

（1）预防感染：注意饮食及环境卫生。

（2）避免出血：防止外伤及剧烈运动。

（3）了解患者心理活动，必要时心理护理。

2.药物治疗

（1）控制出血：使用促凝血药，如酚磺乙胺（结合病情输入血小板）。

（2）促造血治疗：雄激素、造血生长因子。

3.其他治疗

（1）免疫抑制剂抑制 T 淋巴细胞。

（2）必要时造血干细胞移植。

4.健康宣教

（1）加强劳动和生活环境保护，避免暴露于各类射线。

（2）避免接触有毒化学物，如苯类化合物。

（3）尽量不使用损伤骨髓的药物。

十八、急性白血病

患者，女性，36 岁。高热，全身酸痛伴咳嗽 1 周，加重伴乏力、出血倾向 3 天。

患者 1 周前无明显诱因开始发热，体温波动在 38.3 ～ 39.4 ℃，伴有全身酸痛、阵发性咳嗽、无痰，在当地化验血象：白细胞增多，诊断为感冒，给予抗感染、抗病毒等（具体不详）治疗，效果不佳。3 天来上述症状加重伴乏力，同时月经来潮时量较以往明显增多，刷牙时牙龈出血，且有两次无诱因鼻出血，无咯血、血尿。现就诊我院。

发病以来，精神、食欲、睡眠差，大小便正常，体重无明显变化。

既往体健，无特殊病史，无药物过敏史。平时月经正常。

查体：T 38.6 ℃，P 109 次 / 分，R 20 次 / 分，BP 120/80 mmHg。

轻度贫血貌，巩膜无黄染，口唇稍苍白，舌乳头正常，前胸和四肢皮肤有散在出血点，浅表淋巴结未触及肿大，甲状腺不大。胸骨中段压痛（＋），双肺叩诊清音，呼吸音稍粗糙，右下肺可闻及少许湿啰音。心界不大，心率 109 次 / 分，律齐，心音有力。腹平软，无压痛，肝脾肋下未触及。双下肢无水肿。

实验室检查：血常规，Hb 95 g/L，RBC 3.2×10^{12}/L，WBC 34×10^9/L，血涂片分类见原始细胞占比 0.25，PLT 73×10^9/L，网织红细胞占比 0.002。尿常规（－），粪便隐血（＋）。

要求：请根据以上病历摘要，将初步诊断、诊断依据（如有两个及以上诊断，应分别列出各自诊断依据）、鉴别诊断、进一步检查与治疗原则写在答题纸上。

（一）初步诊断、诊断依据及鉴别诊断

1. 初步诊断

（1）急性白血病。

（2）右下肺炎。

2. 诊断依据

（1）急性白血病。

①青年女性，急性白血病好发年龄段。

②急性起病，有出血、贫血、感染血液系统疾病临床表现。

③查体：贫血貌，皮肤有出血点，为贫血、出血体征；胸骨下段压痛（＋），考虑白血病细胞浸润骨骼导致骨骼压痛，符合白血病体征。

④辅助检查：红细胞、血小板减少，白细胞明显增多，血涂片分类原始细胞占比为 0.25，网织红细胞明显减低，血象检查提示红系、巨核系明显减少、白系异常增多，且分类中原始细胞占比过大，提示急性白血病；粪便隐血（＋），考虑并发消化道出血，不排除口腔内血液吞咽后所致。

结合症状、体征、辅助检查，急性白血病诊断成立。

（2）右下肺炎　发热、咳嗽，为肺炎临床症状表现。查体：中度热，右下肺可闻及湿啰音，右下肺感染征象。

结合症状、体征，右下肺炎诊断成立。

3. 鉴别诊断 特发性血小板减少性紫癜、类白血病反应、急性粒细胞缺乏症恢复期。

（二）进一步检查

（1）急查骨髓细胞学检查和细胞化学染色检查。

（2）染色体和分子生物学检查，骨髓细胞免疫学检查，肝肾功能、血清尿酸检查、血细菌培养及药敏试验。

（3）必要时骨髓活检。

（三）治疗原则

1. 一般治疗

（1）加强营养，予高蛋白、高热量、易消化食物。

（2）饭后漱口，便后坐浴。

（3）必要时住层流病房或消毒隔离病房。

2. 药物治疗

（1）抗感染 选用广谱抗生素抗感染（联合用药，如 β 内酰胺类加氨基糖苷类），根据药敏试验调整。

（2）抗白血病治疗 根据白血病类型制定个体化化疗方案（ALL: VP 方案；AML: DA 方案）。

3. 其他治疗

（1）成分输血支持：视病情变化，在必要时输注浓缩红细胞及血小板。

（2）防治高尿酸血症肾病：多饮水，可使用碳酸氢钠碱化尿液；必要时口服别嘌醇。

（3）完全缓解期内行造血干细胞移植。

4. 健康宣教

（1）加强劳动和生活环境保护，避免暴露于各类射线。

（2）避免接触有毒化学物，如苯类化合物。

（3）尽量不使用损伤骨髓的药物。

（4）急性白血病经有效强化治疗后预后已大为改观，造血干细胞移植的应用使不少患者病情缓解以至根治。

十九、甲状腺功能亢进症

患者，女性，36 岁。无力、多汗 1 月，心悸 2 天。

患者近 1 个月来无明显诱因出现无力、多汗，伴易饥、多食，大便次数增多到 2～3 次 / 日，成形，无午后低热、面色潮红、咳嗽，无口干、多饮、多尿，无发热，未予诊治。2 天前开始出现心悸，活动后可诱发，休息后可渐缓解，无心前区疼痛、呼吸困难，现来就诊。

发病以来，精神、睡眠一般，食欲佳、大便如上述，小便正常，体重下降约 2 kg。

既往体健，无特殊病史，无家族遗传病史。月经周期正常，经量减少；已婚，育有一子。

查体：T 36.9 ℃，P 116 次 / 分，R 18 次 / 分，BP 120/70 mmHg。

皮肤温暖湿润，浅表淋巴结未触及肿大，无眼球突出及眼裂增宽。甲状腺Ⅱ度弥漫对称性肿大，质软，无压痛，未触及结节，双上极可闻及血管杂音。双肺未闻及干湿性啰音。心界不大，心率116次/分，律齐，各瓣膜听诊区未闻及杂音。腹平软，无压痛，肝、脾肋下未触及。双下肢无水肿，双手平举有细微震颤。

实验室检查：血常规，Hb 129 g/L，RBC 4.1×10^{12}/L，WBC 4.1×10^9/L，PLT 202×10^9/L。甲状腺功能，TT_3 5.6 nmol/L，TT_4 182.5 nmo/L，FT_3 9.5 pmol/L，FT_4 38.5 pmol/L，TSH 0.3 μIU/mL。肝功能正常。

要求：请根据以上病历摘要，将初步诊断、诊断依据（如有两个及以上诊断，应分别列出各自诊断依据）、鉴别诊断、进一步检查与治疗原则写在答题纸上。

（一）初步诊断、诊断依据及鉴别诊断

1. 初步诊断　弥漫性毒性甲状腺肿。

2. 诊断依据

（1）青年女性患者，为本病高发人群。

（2）无力、多汗、心悸、大便次数增多、月经经量减少，皮肤温暖湿润，为甲状腺毒症表现。

（3）查体：甲状腺Ⅱ度弥漫对称性肿大，可闻及血管杂音，为弥漫性毒性甲状腺肿诊断指征；心率增快，双手平举有细微震颤，符合甲亢体征。

（4）辅助检查：FT_3、FT_4、TT_3、TT_4均升高，TSH降低，为诊断甲状腺功能亢进的主要实验室指标；血常规检查正常。

结合症状、体征、辅助检查，弥漫性毒性甲状腺肿诊断成立。

3. 鉴别诊断　结节性毒性甲状腺肿、单纯性甲状腺肿、结核病。

（二）进一步检查

（1）甲状腺B超检查、查甲状腺自身抗体TRAb、TSAb。

（2）心电图、甲状腺 ^{131}I 率测定、血脂、肾功能。

（3）甲状腺放射性核素扫描。

（三）治疗原则

1. 一般治疗

（1）休息，避免情绪激动。

（2）高热量、高蛋白、高维生素、低碘饮食。

2. 药物治疗

（1）抗甲状腺毒症治疗：选用甲巯咪唑或丙硫氧嘧啶。

（2）控制心率：β_2受体阻滞剂。

3. 其他治疗　必要时 ^{131}I 治疗或者手术治疗。

4. 健康宣教

（1）充分休息，避免精神负担。

（2）补充足够的蛋白质、糖和维生素，保持高代谢的需要。

（3）如伴失眠，可给予镇静剂，如地西泮（口服）。

（4）甲亢为可治疗疾病，避免精神负担。

二十、糖尿病

患者，男性，58 岁。体重下降 3 个月，烦渴多饮、多尿 1 周。

患者 3 个月前开始无明显诱因体重逐渐下降，3 个月来共减轻约 3 kg，伴有乏力、易饥饿、易疲乏，无怕热、多汗、心悸、气促，未就诊。1 周来出现烦渴多饮，日饮水量 3 ～ 4 升；小便次数增多，每日 10 ～ 15 次，每次尿量约 300 mL，无尿频、尿急、尿痛及排尿不尽感。2 天前在当地诊所查随机血糖：12.1 mmol/L，考虑糖尿病，未予治疗，现来院就诊。

发病以来，精神一般，食欲增强，睡眠好，大便正常，小便如上述。

既往体健，否认传染病接触史。从事办公室工作，少运动。无烟酒嗜好。母亲有糖尿病，无其他遗传病家族史。

查体：T 36.5 ℃，P 86 次 / 分，R 16 次 / 分，BP 130/80 mmHg。

神志清楚，超力体型，步入病房。皮肤黏膜无黄染，温湿度、弹性、感觉正常，浅表淋巴结未触及肿大，甲状腺不大。双肺呼吸音清晰，未闻及干湿性啰音。心界不大，心率 86 次 / 分，律齐，各瓣膜听诊区未闻及杂音。腹平软，无压痛，肝、脾肋下未触及。双下肢无水肿，未引出病理征。

实验室检查：血常规，Hb 130 g/L，WBC 5.5×10^9/L，分类正常，PLT 240×10^9/L。尿常规，尿糖（＋＋），酮体（－），蛋白（－）。空腹血糖 10.0 mmol/L。

要求：请根据以上病历摘要，将初步诊断、诊断依据（如有两个或以上诊断，应分别列出各自诊断依据）、鉴别诊断、进一步检查与治疗原则写在答题纸上。

（一）初步诊断、诊断依据及鉴别诊断

1. 初步诊断　2 型糖尿病。

2. 诊断依据

（1）有体重下降、烦渴多饮、多尿典型糖尿病症状，查血糖两次均达到糖尿病诊断标准，可确诊为糖尿病。结合发病于中老年，家族糖尿病史，肥胖、少体力活动等易感因素，以及起病缓慢、既往无自身免疫性疾病因素，分型考虑为 2 型。

（2）查体：超力体型，肥胖为 2 型糖尿病高发人群；皮肤温湿度、弹性、感觉正常，提示目前无脱水，感觉神经功能正常；心界不大，心率 86 次 / 分，律齐，提示无心律失常，心功能正常。

（3）辅助检查：尿常规示尿糖（＋＋），酮体（－），蛋白（－），尿糖阳性提示尿糖超过患者肾糖阈值，有糖尿病可能；酮体（－），提示目前没有大量酮体产生。空腹血糖 10.0 mmol/L，超过正常空腹血糖值，为诊断糖尿病依据。

结合患者环境危险因素、症状、体征、辅助检查，2 型糖尿病诊断成立。

3. 鉴别诊断　1 型糖尿病、肾性糖尿、尿崩症。

（二）进一步检查

（1）血浆胰岛素和 C 肽测定，胰岛细胞自身抗体检查，复查三餐前后血糖。

（2）糖化血红蛋白测定、肝肾功能，血脂、血电解质。

（3）尿微量白蛋白监测、眼底检查、心脏彩超检查。

（三）治疗原则

1. 一般治疗

（1）糖尿病健康教育：糖尿病饮食，合理运动，控制体重，血糖监测。

（2）了解患者心理活动，必要时心理护理。

2. 药物治疗

（1）控制血糖：选用双胍类，如控制不佳可联合使用其他降糖药物（α 葡萄糖苷酶抑制剂，结合三餐前后血糖选用磺脲类、格列奈类）。

（2）注意维持水电解质及酸碱平衡。

3. 其他治疗

（1）如患者接受，在必要时可使用胰岛素治疗。

（2）控制体重，必要时可行减重手术。

4. 健康宣教

（1）制定长期、规律、个性化运动方案，并坚持实施。

（2）监测血糖，控制血糖在合理范围，预防急、慢性并发症的发生。

（3）长期执行医学营养饮食，有效管理体重。

（4）坚持药物治疗。

二十一、系统性红斑狼疮

患者，女性，40 岁。面颊部红斑 2 个月，手指关节肿痛 1 周。

患者 2 个月前暴晒后出现面颊部红斑，无瘙痒、疼痛，可自行消退，但反复出现，伴有疲倦、乏力，无发热、躯干部皮疹、口眼干燥，未就诊。1 周前出现双手手指关节疼痛肿胀，呈对称性，无关节明显活动受限，伴有口腔溃疡，现就诊我院。

发病以来，精神和食欲一般，大小便正常，体重无明显下降。

既往体健，无高血压、冠心病、糖尿病病史。否认传染病接触史。无手术、外伤史。无遗传病家族史。

查体：T 36.5 ℃，P 78 次 / 分，R 16 次 / 分，BP 110/65 mmHg。

神志清楚，步入病房。面颊部可见 12 cm×8 cm 蝶形红斑，表面无渗液结痂，躯干部及四肢无皮疹，浅表淋巴结未触及肿大。口腔内可见多个散在圆形溃疡，直径最大 6 mm，双肺呼吸音清晰，未闻及干湿性啰音。心界不大，心率 78 次 / 分，律齐，各瓣膜听诊区未闻及杂音。腹平软，无压痛，肝、脾肋下未触及，双肾区无叩击痛，移动性浊音（－）。双手第二、三近端指间关节肿胀，压痛，无畸形及发红。双下肢无水肿。四肢肌力正常，病理反射未引出。

实验室检查：血常规，Hb 100 g/L，WBC 3.2×10^9/L，N 0.69，PLT 85×10^9/L。抗核抗体阳性，抗双链 DNA 抗体阳性。

要求：请根据以上病历摘要，将初步诊断、诊断依据（如有两个或以上诊断，应分别列出各自诊断依据）、鉴别诊断、进一步检查与治疗原则写在答题纸上。

（一）初步诊断、诊断依据及鉴别诊断

1. 初步诊断　系统性红斑狼疮（SLE 国际协作组）。

2. 诊断依据

（1）育龄期女性，本病好发年龄段。

（2）面颊部红斑、对称性多关节肿痛、口腔溃疡，提示多系统炎症反应表现，典型系统性红斑狼疮临床症状。

（3）查体：面部蝶形红斑、舌尖及边缘可见多个圆形溃疡，双手第二、三近端指间关节压痛，轻度肿胀，可满足 3 项临床标准（SLE 国际协作组）。

（4）辅助检查：血常规，Hb 100 g/L，WBC 3.2×10^9/L，N 0.69，PLT 85×10^9/L，全血细胞减少，可满足 2 项临床标准（SLE 国际协作组）；抗核抗体和抗双链 DNA 抗体阳性，可满足 2 项免疫学标准（SLE 国际协作组）。

结合患者症状、体征、辅助检查，已满足系统性红斑狼疮诊断标准（SLE 国际协作组），可诊断为系统性红斑狼疮。

3. 鉴别诊断　药物性狼疮、类风湿关节炎、日光性皮炎。

（二）进一步检查

（1）抗 ENA 抗体谱、抗磷脂抗体、RF，查红细胞形态、骨髓细胞学、复查血常规。

（2）补体（总补体、C3、C4）、ESR、双手关节 X 线片、尿常规、肾功能、血脂。

（3）必要时狼疮带试验及肾活检。

（三）治疗原则

1. 一般治疗

（1）卧床休息。

（2）避免使用可能诱发狼疮的药物和食物，避免强阳光照射。

2. 药物治疗

（1）控制炎症反应：糖皮质激素［泼尼松 0.5 mg/（kg·d）］。

（2）对症止痛：给予非甾体抗炎药（消炎痛）。

3. 其他治疗

（1）必要时选用免疫抑制剂、血浆置换。

（2）药物治疗无效时，可考虑人造血干细胞移植。

4. 健康宣教

（1）SLE 目前虽不能根治，但合理治疗后可缓解。

（2）病情活动且重时给予强有力的药物控制，缓解后需维持性治疗。

（3）避免使用可诱发狼疮的药物，如避孕药。

（4）避免强阳光暴晒和紫外线照射，避免过度劳累。

（5）缓解期可作防疫注射，但尽可能不用活疫苗。

（6）帮助患者树立乐观情绪。

二十二、类风湿关节炎

患者，女性，42 岁。反复双手指关节肿痛 1 年，加重 1 周。

患者 1 年前无明显诱因出现双手指间关节肿痛，伴有晨僵，晨僵超过 1 小时，伴有疲乏无力、全身不适，无口干、眼干、脱发、光过敏，无皮肤红斑、皮疹。在当地医院止痛对症治疗后，疼痛渐缓解，后症状反复发作。1 年来病变逐渐累及双手掌指关节，间断口服布洛芬对症治疗。1 周前，关节肿痛较前明显加重，双手手指活动明显受限，口服布洛芬后症状无明显缓解，现就诊我院。

发病以来，精神一般，食欲、睡眠及大小便均正常。

既往体健，无手术外伤史。否认传染病接触史，无遗传病家族史。已婚已育一子。

查体：T 36.5 ℃，P 82 次 / 分，R 16 次 / 分，BP 135/80 mmHg。

神志清楚，表情痛苦，步入病房。全身未发现皮疹红斑、皮下结节，皮肤黏膜无黄染，浅表淋巴结未触及肿大，甲状腺不大。双肺呼吸音清晰，未闻及干湿性啰音。心界不大，心率 82 次 / 分，律齐，各瓣膜听诊区未闻及杂音。腹平软，无压痛，肝脾肋下未触及。双手掌指及指间关节肿胀、压痛，活动受限，余关节无肿胀，功能正常。双下肢无水肿，未引出病理征。

实验室检查：血常规，Hb 130 g/L，WBC 4.0×10^9/L，PLT 300×10^9/L。RF（＋）；ESR 50 mm/h。

要求：请根据以上病历摘要，将初步诊断、诊断依据（如有两个或以上诊断，应分别列出各自诊断依据）、鉴别诊断、进一步检查与治疗原则写在答题纸上。

（一）初步诊断、诊断依据及鉴别诊断

1. 初步诊断　类风湿关节炎（ACR/EULAR）。

2. 诊断依据

①中年女性，为类风湿关节炎好发性别和年龄段。

②慢性病程，关节症状出现前疲乏无力、全身不适，符合类风湿关节炎起病过程，为炎症反应的全身表现。对称性多关节肿痛、晨僵，晨僵超过 1 小时，症状反复发作，后逐渐累及双手掌指关节，且手指活动明显受限，为类风湿关节炎典型关节症状。

③查体：双手掌指及指间关节肿胀、压痛，活动受限，提示 RA 评分 5 分（ACR/EULAR）。辅助检查：血常规正常，RF（＋），RA 评分 2 分（ACR/EULAR）；ESR 50 mm/h，RA 评分 1 分（ACR/EULAR）。

结合症状、体征、辅助检查，RA 评分 8 分（ACR/EULAR）类风湿关节炎诊断成立。

3. 鉴别诊断　骨关节炎、强直性脊柱炎、系统性红斑狼疮。

（二）进一步检查

（1）手指及腕关节 X 线片或 CT、抗角蛋白抗体谱。

（2）C 反应蛋白、免疫复合物、补体、骶髂关节 X 线片、尿常规、肝肾功能，复查血常规。

（3）血清 ANA、抗双链 DNA、HLA-B27。

（三）治疗原则

1. 一般治疗

（1）休息、关节制动。

（2）高蛋白高维生素饮食。

2. 药物治疗

（1）抑制炎症反应：糖皮质激素。

（2）抗炎止痛：非甾体类抗炎药（美洛昔康）。

（3）抗风湿治疗：MTX、柳氮磺吡啶。

3. 其他治疗

（1）保护胃黏膜：PPI。

（2）必要时予免疫抑制治疗（口服药物或者血浆置换、免疫吸附）。

4. 健康宣教

（1）在早期诊断、规范化治疗后，80% 以上 RA 患者能实现病情缓解，只有少数最终致残。

（2）帮助患者树立乐观情绪。

（3）恢复期应进行关节功能锻炼。

二十三、脑出血

患者，男性，64 岁。突发头痛、右侧肢体麻木、无力 1 小时。

患者 1 小时前进早餐时突感头痛、右侧肢体麻木、活动不灵，家人见其口角向左侧歪斜、与其交谈发现言语含糊不清，无意识丧失及大小便失禁。遂急送入院就诊。

起病以来，精神一般，未进食、睡眠，大小便正常。

既往有高血压病史 10 年，间断服用降压药物，血压波动在 130/90 ~ 180/100 mmHg。否认其他病史，无烟酒嗜好，无家族遗传病、传染病史，无药物过敏、手术及外伤史。

查体：T 36.3 ℃，P 86 次 / 分，R 18 次 / 分，BP 180/110 mmHg。

神志清楚，平车送入病房。查体合作，双眼球运动正常，未见眼球震颤，两侧瞳孔直径均为 3 mm 光反射灵敏。额纹对称，右侧鼻唇沟变浅，伸舌偏右。颈软，双肺呼吸音清晰，未闻及干湿性啰音。心界不大，心率 86 次 / 分，律齐，未闻及杂音。腹部平软，肝、脾肋下未触及。右上肢肌力 3 级，右下肢肌力 4 级。左侧肢体肌力 5 级。右侧 Babinski 征阳性。右侧偏身痛觉减退。

急症头颅 CT 检查：脑左侧基底节区出血。

要求：请根据以上病历摘要，将初步诊断、诊断依据（如有两个或以上诊断，应分别列出各自诊断依据）、鉴别诊断、进一步检查与治疗原则写在答题纸上。

（一）初步诊断、诊断依据及鉴别诊断

1. 初步诊断

（1）脑出血（左侧基底节）。

（2）原发性高血压 3 级、很高危。

2. 诊断依据

（1）脑出血（左侧基底节）。

①老年男性，既往有高血压病10年，进餐活动时急性发病，迅速出现头痛、肢体无力、言语不清等急性脑血管疾病症状。

②查体：右侧中枢性面舌瘫和偏瘫，右侧Babinski征阳性，右侧偏身痛觉减退，提示颅内病变部位在左侧。

③辅助检查：头颅CT示左侧基底节区出血，明确脑出血性质及部位。

结合既往基础疾病、症状、体征、头颅CT，脑出血（左侧基底节）诊断成立。

（2）原发性高血压3级、很高危　既往有高血压病10年，血压测量达到3级高血压分级标准（收缩压≥180 mmHg）而未发现其他引起高血压的原因。老年男性，头颅CT检查：脑左侧基底节区出血，危险分层达到很高危。

3. 鉴别诊断　脑梗死、蛛网膜下腔出血、颅内占位病变。

（二）进一步检查

（1）凝血酶原时间、INR、APTT、D-二聚体。

（2）血、尿常规，肝肾功能。

（3）必要时头颅MRI，脑血管检查：DSA。

（三）治疗原则

1. 一般治疗

（1）安静卧床休息，避免情绪激动，减少移动，防止继续出血。

（2）密切监测生命体征，保持呼吸道通畅。

（3）营养饮食，注意保持大便通畅。

2. 药物治疗

（1）降低颅内压：20%甘露醇联合呋塞米。

（2）维持水电解质及酸碱平衡。

（3）防治应激性溃疡：PPI。

（4）结合血压情况，调整降压药物，急性期目标血压：160/90 mmHg。

3. 其他治疗

（1）亚低温治疗。

（2）观察病情变化，防治中枢性高热、感染等。

（3）必要时，手术清除血肿、降低颅内压治疗。

4. 健康宣教

（1）病情稳定后尽早进行康复治疗，如患侧肢体运动锻炼。

（2）结合康复期血压情况，控制血压，目标血压：140/90 mmHg以下。

二十四、脑梗死

患者，男性，64岁。左侧肢体无力、麻木1天。

患者于1天前坐位看书时突然出现左侧肢体无力，可行走持物，伴有头晕，肢体麻木感、无言语不清、意识障碍、无视物模糊、口角歪斜，在家中休息后症状无好转，现来我院就诊。

起病以来，精神、食欲、睡眠一般，大小便正常。

既往体健，否认高血压、冠心病病史；否认传染病史及家族遗传病病史。吸烟30余年，每天约1包；否认饮酒史。

查体：T 36.5 ℃，P 87 次 / 分，R 18 次 / 分，BP 130/75 mmHg。

神志清楚，步入病房。皮肤黏膜无黄染，浅表淋巴结未扪及肿大。颈软，双肺呼吸音清晰，未闻及干湿性啰音。心率87 次 / 分，律齐，各瓣膜听诊区未闻及杂音。腹软，无压痛，肝脾肋下未触及，肠鸣音正常。

专科检查：双侧额纹对称，左侧鼻唇沟变浅，伸舌左偏。左上肢肌力3级，左下肢肌力3级，右侧肢体肌力5级；左侧偏身感觉减退，左侧 Babinski 征阳性，右侧正常。

辅助检查：头颅 CT 示右侧基底节区多发低密度灶。

要求：请根据以上病历摘要，将初步诊断、诊断依据（如有两个或以上诊断，应分别列出各自诊断依据）、鉴别诊断、进一步检查与治疗原则写在答题纸上。

（一）初步诊断、诊断依据及鉴别诊断

1. 初步诊断 右侧大脑半球梗死。

2. 诊断依据

（1）老年患者，脑梗死好发年龄段；安静状态发病、突发左侧肢体无力、麻木，为脑梗死症状。

（2）查体：左侧中枢性面瘫，左侧肢体肌力减退且伴偏身感觉障碍、病理征阳性，考虑中枢性偏瘫。

（3）辅助检查：头颅 CT 提示右侧大脑半球多发低密度区，可明确病变部位在右侧大脑半球。

结合症状、体征、头颅 CT，考虑右侧大脑半球梗死。

3. 鉴别诊断 短暂性脑缺血发作、脑栓塞、颅内占位病变。

（二）进一步检查

（1）头颅 DSA、凝血酶原时间、INR、APTT、D- 二聚体。

（2）氧饱和度、血尿常规、血电解质、血糖、血脂、血流动力学。

（3）心电图、肝肾功能，必要时 MRI。

（三）治疗原则

1. 一般治疗

（1）卧床休息，清淡饮食，戒烟。

（2）床头抬高20°～ 45°，吸氧，心电、血压监护。

2. 药物治疗

（1）防治脑水肿：选用20% 甘露醇快速静滴、呋塞米静推。

（2）改善脑血流循环：静脉溶栓治疗可选用 rt-PA、尿激酶；抗血小板治疗（阿司匹林或氯吡格雷）；抗凝治疗：法华林、低分子肝素。

（3）防治并发症：PPI（防治上消化道出血）。

（4）脑保护治疗：钙离子拮抗剂（尼莫地平）。

（5）观察血压变化，如血压高于 220/120 mmHg，可积极降压，但要谨慎。

3. 其他治疗

（1）必要时手术去骨瓣减压治疗。

（2）维持水电解质及酸碱平衡。

4. 健康宣教

（1）病情稳定后尽早进行康复治疗，如患侧肢体运动锻炼。

（2）结合康复期血压情况，控制血压，目标血压：140/90 mmHg 以下。

二十五、甲型病毒性肝炎（黄疸型）

患者，男性，30 岁。乏力、厌油腻食物 2 周，皮肤、巩膜黄染 2 天。

患者于 2 周前无明显诱因出现乏力、厌油腻食物，伴食欲减退、恶心、发热，体温最高 38.3 ℃，服用退热药 3 天后体温恢复正常。时感右上腹部不适，无寒战、皮肤瘙痒，无咳嗽、咳痰。2 天前出现皮肤和巩膜发黄，尿色加深、呈豆油色、有大量泡沫。现来我院就诊。

发病以来，精神、食欲、睡眠一般，大便正常，体重无明显变化，体力下降。

既往体健，无药物过敏史。10 天前曾在"大排档"进食烧烤。无输血史，无疫区居住、旅行史，无传染病、遗传病家族史。

查体：T 36.7 ℃，P 82 次 / 分，R 18 次 / 分，BP 120/80 mmHg。

全身皮肤和巩膜黄染，未见皮疹和出血点，无肝掌和蜘蛛痣，全身浅表淋巴结未触及肿大。心肺检查未见异常。腹平软，肝肋下 3 cm 可触及，质软，压痛（＋），脾肋下未触及，肝区叩击痛（＋），移动性浊音（＋）。双下肢无水肿，未引出病理征。

实验室检查：肝功能，ALT 425 U/L，AST 160 U/L；STB 129 μmol/L，CB 92 μmol/L，Alb 45 g/L。血常规，Hb 126 g/L，WBC 5.2×10^9/L，N 0.65，L 0.30，PLT 200×10^9/L。尿胆红素（＋），尿胆原（＋）。抗 HAV-IgM（＋）。

要求：请根据以上病历摘要，将初步诊断、诊断依据（如有两个或以上诊断，应分别列出各自诊断依据）、鉴别诊断、进一步检查与治疗原则写在答题纸上。

（一）初步诊断、诊断依据及鉴别诊断

1. 初步诊断　急性甲型病毒性肝炎（黄疸型）。

2. 诊断依据

（1）有不洁饮食史，有乏力、厌油腻食物、食欲减退、恶心、右上腹部不适等消化道症状；有发热等急性炎症反应表现；有皮肤巩膜黄染和尿色加深等表现。为急性肝炎典型症状。

（2）查体：皮肤黄染，肝脏增大，有压痛、叩击痛，提示肝脏炎症反应；移动性浊音阳性提示腹水形成。

（3）辅助检查：肝功能：ALT、AST、STB、CB 明显升高，提示肝细胞受损，尿胆红素（+）、尿胆原（+），尿双胆阳性提示为肝细胞性黄疸；STB、CB 明显升高，超过显性黄疸数值；抗 HAV-IgM（+），提示甲型肝炎病毒感染。

结合症状、体征、辅助检查，急性甲型黄疸型肝炎诊断成立。

3. 鉴别诊断　其他类型病毒性肝炎（乙肝、丙肝、戊肝）、肝外梗阻性黄疸、溶血性黄疸。

（二）进一步检查

（1）腹部 B 超，肝脏 CT，MRI 检查，乙、丙、戊肝炎病毒免疫标志物。

（2）凝血功能检查、血氨、血糖、血浆胆固醇、血 AFP、肾功能、电解质。

（3）必要时 Fibrotouch 检查。

（三）治疗原则

1. 消化道传染病管理

（1）消化道隔离（起病后 3 周满，查病毒消失）。

（2）转传染病院归口管理，报传染卡。

2. 一般治疗

（1）卧床休息。

（2）高热量、高维生素饮食，适当摄入蛋白质。

（3）避免应用肝损害药物，给予心理健康教育。

3. 药物治疗

（1）改善和恢复肝功能：选用维生素类、葡醛内酯、还原性谷胱甘肽等。

（2）降酶：选用五味子类（联苯双酯等）或甘草提取物、垂盆草等。

（3）退黄：选用腺苷蛋氨酸或熊去氧胆酸。

4. 其他治疗　必要时人工肝支持治疗。

5. 健康宣教

（1）养成良好卫生习惯，不食用生冷油腻、不易消化食物。

（2）做好环境卫生，加强饮水消毒。

（3）易感者接种灭活疫苗（保护期可持续 20 年以上）。

二十六、细菌性痢疾

患者，男性，32 岁。腹痛、腹泻 2 天，黏液脓血便 1 天。

患者 2 天前在小吃摊进食炒粉 2 小时后，突发下腹部疼痛，腹泻黄色稀水样便，每次量少，每日排便 10 余次，伴有里急后重、全身不适，无烦躁、抽搐，未予治疗。今日出现发热，最高体温 39.5 ℃，腹泻转为黏液脓血便，急来我院就诊。

起病以来，精神、食欲、睡眠一般，大便如上述，小便正常。

既往体健，否认传染病、遗传病史，无慢性腹泻病史。

查体：T 39.3 ℃，P 100 次 / 分，R 21 次 / 分，BP 120/76 mmHg。

神志清楚，步入病房，精神稍差，面色潮红，全身皮肤温暖干燥，弹性可，浅表淋巴结未触及肿大，皮肤巩膜无黄染，未见肝掌及蜘蛛痣。双肺呼吸音清，未闻及干性啰音。心界不大，心率100次/分，律齐，各瓣膜听诊区未闻及杂音。腹平软，左下腹有轻度压痛，无反跳痛，肝脾肋下未触及，移动性浊音（-），肠鸣音11次/分，音调正常。双下肢无水肿，未引出病理征。

辅助检查：血常规，Hb 151 g/L，RBC 4.7×10^{12}/L，WBC 12.4×10^{9}/L，N 0.90，PLT 205×10^{9}/L。粪常规，WBC 25个/HP，RBC 5个/HP，粪便隐血（+）。心电图示窦性心律，正常心电图。

要求：请根据以上病历摘要，将初步诊断、诊断依据（如有两个及以上诊断，应分别列出各自诊断依据）、鉴别诊断、进一步检查与治疗原则写在答题纸上。

（一）初步诊断、诊断依据及鉴别诊断

1. 初步诊断　急性细菌性痢疾（普通型）。

2. 诊断依据

（1）急性病程，有不洁饮食史，腹痛、腹泻、里急后重、发热、黏液脓血便为细菌性痢疾症状表现，排便10次，无明显毒血症状，分型考虑为普通型。

（2）查体：高热、面色潮红，全身皮肤温暖干燥，发热体征；左下腹有压痛，细性痢疾肠道病变多在乙状结肠和直肠；肠鸣音亢进，为炎性分泌物刺激肠壁所致，符合细菌性痢疾体征。

（3）血常规示白细胞和中性粒细胞比例升高，提示细菌感染；粪便常规示有大量白细胞和红细胞，隐血试验阳性，考虑为细菌侵袭肠黏膜后导致肠道炎性渗出和肠壁损伤所致。

结合病史、体征及辅助检查，急性细菌性痢疾（普通型）诊断成立。

3. 鉴别诊断　急性胃肠炎、急性阿米巴痢疾、溃疡性结肠炎、细菌性食物中毒。

（二）进一步检查

（1）粪便细菌培养 + 药敏试验，特异性核酸检测。

（2）血电解质，肝肾功能。

（3）必要时免疫学检查检测痢疾杆菌抗原。

（三）治疗原则

1. 消化道传染病隔离　隔日做一次大便培养。

2. 一般治疗　卧床休息，避免疲劳，易消化流质饮食。

3. 药物治疗

（1）抗感染：选用喹诺酮类药物口服（药敏试验完成后根据实验结果调整）。

（2）对症治疗：退热，（选用双氯芬酸钠缓释片口服）。

（3）维持水电解质及酸碱平衡：口服活动静脉补充液体及电解质。

4. 其他治疗　腹痛剧烈时解痉止痛治疗（慎用）：阿托品。

5. 健康宣教

（1）养成良好卫生习惯，不食用生冷油腻、不易消化的食物。

（2）治疗至大便培养为阴性。

（3）易感者可口服痢疾活菌苗获得免疫，保护期6～12个月。

第二节 外科（含急诊）病案分析

一、浅表软组织急性化脓性感染

患者，男性，25岁。左小腿胫前水肿性红斑，灼痛3天入院。

患者3天前出现不明原因畏寒发热，头痛，全身不适。自行服用感冒药物，未见明显好转，随后左侧小腿中段胫前区域皮肤发红、肿胀，与正常皮肤界限清楚、伴有灼烧样疼痛。今晨发现病变范围有扩大，疼痛加剧，入院就诊。发病以来精神稍差，饮食尚可，二便正常。

既往史：有足癣病史，未行规范化治疗，否认高血压、糖尿病、肝炎、结核病史。

查体：T 38.5 ℃，P 98次/分，R 18次/分，BP 125/80 mmHg。查心、肺、腹未见异常。

专科检查：左小腿伸侧片状皮肤红斑，范围约6 cm×8 cm，稍隆起，色鲜红，中心处红色变淡，皮损边缘界限清楚，可见散在小水疱，左侧腹股沟淋巴结肿大，触痛。

辅助检查：血常规示RBC 5.2×10^{12}/L，WBC 12.5×10^{9}/L，N 0.90。

要求：请根据以上病历摘要，将初步诊断、诊断依据（如有两个或以上诊断，应分别列出各自诊断依据）、鉴别诊断、进一步检查与治疗原则写在答题纸上。

（一）初步诊断、诊断依据及鉴别诊断

1.初步诊断

（1）左下肢丹毒。

（2）左侧腹股沟淋巴结炎。

2.诊断依据

（1）左下肢丹毒。

①青年男性，急性起病，足癣导致皮肤破损，符合丹毒起病特点。

②患者小腿皮肤起红斑、触痛，为丹毒的局部表现，伴畏寒发热、头痛，全身不适，符合丹毒所致全身中毒的症状。

③查体见左小腿胫前界限清楚的水肿型红斑，可见水疱，符合丹毒皮损特点。

④辅助检查：血常规示白细胞计数升高，中性粒细胞增多为主，符合细菌感染的指标。

结合病史、体征、辅助检查特点，左下肢丹毒诊断成立。

（2）左侧腹股沟淋巴结炎。

①患者有左下肢丹毒的基础疾病。

②查体见左侧腹股沟淋巴结肿大，触痛，为感染累及回流区左下腹股沟淋巴结所致的淋巴结炎。

结合病史、体征，左侧腹股沟淋巴结炎诊断成立。

3.鉴别诊断　急性蜂窝织炎、过敏性皮炎、接触性皮炎。

（二）进一步检查

（1）复查血常规。

（2）肝肾功能。

（3）胸部 X 线。

（4）血糖。

（三）治疗原则

（1）一般治疗：卧床休息，抬高患肢。

（2）局部处理：局部用 50% 硫酸镁溶液湿敷。

（3）药物治疗：全身应用抗菌药物，如静脉滴注青霉素、头孢菌素类敏感抗生素，用药致局部症状消退后 3 ～ 5 天，防止复发。青霉素过敏者，选用红霉素。

（4）治疗足癣，床边隔离，防止交叉感染。

（5）对症支持治疗：退热，维持水电解质、酸碱平衡，给予营养支持。

（6）健康宣教：

①保持皮肤清洁，及时处理小创口。

②注意手部卫生，防止交叉感染。

③治疗丹毒相关的足癣、溃疡、鼻窦炎等，避免复发。

二、急性乳腺炎

患者，女性，26 岁。左侧乳房肿痛 1 周余入院。

患者 4 周前正常分娩后母乳喂养，1 周前出现左侧乳房红肿疼痛，无发热，自行给予按摩、热敷等对症处理，病情稍有好转。今日左侧乳房较前增大，红肿更加明显，疼痛加重，发热，伴寒战，来院就诊。患者发病来饮食稍差，睡眠欠佳，大小便正常，体重无明显改变。

既往史：既往体健，否认肝炎、结核病史；否认高血压、冠心病、糖尿病病史。

查体：T 38.2 ℃，P 85次/分，R 20次/分，BP 110/60 mmHg。发育正常，营养中等，神志清醒，精神欠佳，左侧乳房红肿，压痛，波动感，左侧腋窝淋巴结可触及两个肿大淋巴结，压痛明显。双侧呼吸运动对称，听诊双肺呼吸音清，未闻及明显干湿啰音，心前区无隆起，心界无扩大，心率 85 次/分，心音有力，节律整齐，心脏听诊区未闻及异常杂音。腹部隆起，无腹壁静脉曲张，未见肠型及蠕动波。未触及明显包块，肝脾肋下未触及，肠鸣音正常。肛门及外生殖器无异常。

辅助检查：血常规，RBC 4.73×10^{12}/L，WBC 11.3×10^{9}/L，N 0.86；乳房彩超示左侧乳腺炎性改变，内有一 3 cm × 4 cm 液性暗区。

要求：请根据以上病历摘要，将初步诊断、诊断依据（如有两个或以上诊断，应分别列出各自诊断依据）、鉴别诊断、进一步检查与治疗原则写在答题纸上。

（一）初步诊断、诊断依据及鉴别诊断

1. 初步诊断　左侧急性乳腺炎（脓肿形成）。

2. 诊断依据

（1）哺乳期妇女，产后 3 ～ 4 周为乳腺炎高发期。

（2）患者左侧乳房肿痛，伴发热寒战，为急性乳腺炎典型表现。

（3）查体见左侧乳房压痛明显，波动感为乳腺炎脓肿形成后体征，同侧腋窝淋巴结肿痛为感染累及所致。

（4）辅助检查：血常规示白细胞升高，中性粒细胞升高为主，提示细菌感染。乳房彩超见液性暗区，为乳腺脓肿形成后影像特征。

结合病史、体征、辅助检查特点，左侧急性乳腺炎（脓肿形成）诊断成立。

3. 鉴别诊断　左侧炎性乳腺癌、丹毒、胸部皮肤软组织其他感染。

（二）进一步检查

（1）脓肿穿刺细菌培养 + 药敏试验。

（2）完善凝血功能，尿常规，大便常规，肝肾功能等检查。

（3）必要时胸部 CT。

（三）治疗原则

（1）病侧乳房立即停止哺乳，以吸乳器吸尽乳汁，促使乳汁通畅排出，全身使用抗生素。

（2）脓肿已经形成，选择正确切口，行乳房脓肿切开引流，术后每日更换敷料。若形成乳漏，使用药物终止乳汁分泌。

（3）对症支持治疗：维持水电解质、酸碱平衡，给予营养支持等。

（4）健康宣教：

①指导哺乳期妇女经常用温水、肥皂洗净两侧乳头。

②如有乳头内陷，可经常挤捏、提拉，矫正之。

③养成定时哺乳、婴儿不含乳头睡觉等良好习惯。

④每次哺乳应将乳汁吸空，如有淤积，可按摩或用吸乳器排尽乳汁。

⑤哺乳后应清洗乳头，乳头有破损或皲裂及时治疗。

⑥注意婴儿口腔卫生。

三、乳腺癌

患者，女性，48 岁。发现右侧乳房无痛性肿块 3 个月入院。

患者 3 个月前沐浴时无意间发现右侧乳房一指头大小无痛性肿块，未予以重视。近半个月发现该肿块逐步增大，同时发现同侧腋窝处也有一肿块，并伴有乏力、食欲减退、消瘦，今来院就诊。

查体：T 37.2 ℃，P 78次 / 分，R 18次 / 分，BP 130/85 mmHg。患者偏瘦，营养中等，神志清楚，查体合作，双肺呼吸音清，心律整齐，无杂音。腹部平坦，无胃肠型及蠕动波，肝脾未触及，无压痛、反跳痛及肌紧张，叩诊鼓音，肠音不亢进。脊柱及四肢运动正常。

专科检查：右乳腺外上象限可触及一个肿物，质地较硬，边界不清，活动度欠佳，肿物表面皮肤呈橘皮样，肿物约 3 cm×2 cm。同侧腋窝可触及一个 1 cm×0.5 cm 肿物，质地硬，不光滑，可推动。余未见异常。

辅助检查：血常规，WBC $5.2×10^9$/L，RBC $5.2×10^{12}$/L，Hb 102 g/L。胸部 X 线片未见异常。肝胆 B 超未见异常。

要求：请根据以上病历摘要，将初步诊断、诊断依据（如有两个或以上诊断，应分别列出各自诊断依据）、鉴别诊断、进一步检查与治疗原则写在答题纸上。

（一）初步诊断、诊断依据及鉴别诊断

1. 初步诊断　右侧乳腺癌（$T_2N_1M_0$、Ⅱ期）。

2. 诊断依据

（1）中年妇女，乳腺癌好发年龄阶段。

（2）患者乏力、食欲减退、消瘦为恶性肿瘤消耗症状。

（3）查体：右侧外上象限为乳腺癌好发区域。粘连、质硬、进行性增大的无痛性肿块为乳腺癌典型表现，"橘皮征"为乳腺癌特殊体征；肿物长径 3 cm，同侧腋窝肿块为乳腺癌淋巴结转移改变，尚可推动，暂未发现远处转移，属 $T_2N_1M_0$，临床Ⅱ期。

（4）辅助检查：Hb 102 g/L，轻度贫血，为肿瘤消耗导致。

结合病史、体征、辅助检查特点，右侧乳腺癌（$T_2N_1M_0$、Ⅱ期）诊断成立。

3. 鉴别诊断　右侧乳腺纤维腺瘤、右侧乳腺囊性增生病、右侧乳管内乳头状瘤、右侧乳房肉瘤。

（二）进一步检查

（1）右侧乳房钼靶摄片。

（2）穿刺活检。

（3）右侧乳腺 B 超、胸部 CT、胸部 MRI。

（三）治疗原则

（1）完善术前检查，进行手术评估，早期手术根治：结合患者本人意愿，行保留乳房的乳腺癌切除术或乳腺癌改良根治术等。

（2）术后辅以放化疗。

（3）其他治疗：靶向治疗、内分泌治疗、生物治疗。

（4）对症支持治疗：维持水电解质、酸碱平衡，营养支持等。

（5）健康宣教：

①指导患者保持心情舒畅，告知家属给予心理支持，促进患者身心全面康复。

②开展肢体功能锻炼、促进血液和淋巴液回流，减少肢体肿胀，早日恢复功能。

③规律复查，及时发现、应对复发或者转移情况，以获得最佳疗效。

四、颅脑损伤

患者，男性，27 岁。头部外伤后头痛，呕吐，意识障碍半小时入院。

患因骑车时被汽车撞倒，右颞部受伤半小时，急诊入院，患者摔倒后曾有约 3 分钟的昏迷，清醒后，自觉头痛，恶心。要求患者在急诊科留院观察。在随后 2 小时中，患者头疼逐渐加重，伴呕吐，烦躁不安，进而出现意识障碍，急送入脑外科进一步治疗。

既往史：既往体健，否认肝炎、结核病史，无药物过敏史及手术史，无烟酒嗜好。

查体：T 36.8 ℃，P 96 次 / 分，R 26 次 / 分，BP 135/80 mmHg。双肺呼吸音清晰，心界不大，律齐，未闻及杂音。腹部平软，全腹无压痛反跳痛，肝、脾肋下未触及，肠鸣音正常。神经系统检查：浅昏迷，右侧颞顶部可触及 6 cm×4 cm 大小头皮血肿，未触及颅骨骨折。双侧瞳孔不等大，左侧瞳孔 3 mm 光反应存在，右侧瞳孔 5 mm 光反射消失。左侧上下肢肌力 I 级，疼痛刺激有回缩，右侧肢体肌力正常。左侧 Babinski 征阳性，颈项有抵抗。

辅助检查：头颅 CT 示右侧颅骨内板下凸透镜形高密度占位病变，病灶附近颅骨有骨折线，未见脑膜中断。

要求：请根据以上病历摘要，将初步诊断、诊断依据（如有两个或以上诊断，应分别列出各自诊断依据）、鉴别诊断、进一步检查与治疗原则写在答题纸上。

（一）初步诊断、诊断依据及鉴别诊断

1. 初步诊断

（1）右侧颞叶急性硬膜外血肿。

（2）小脑幕切迹疝。

（3）右侧颞部颅骨线性骨折。

（4）右侧颞部头皮血肿。

2. 诊断依据

（1）右侧颞叶急性硬膜外血肿。

①青年男性、右侧颞部外伤史。

②伤后出现昏迷—清醒—再次昏迷，符合中间清醒期的特点，为硬膜外血肿形成过程中特有的意识障碍表现，头痛、恶心呕吐为颅内血肿引起的颅内压增高的表现。

③查体：左侧肢体肌力下降，疼痛刺激仅有回缩，符合硬膜外血肿导致的肢体运动及感觉障碍，左侧 Babinski 征阳性，为病理性锥体束征。

④辅助检查：头颅 CT 示右侧颅骨内板下凸透镜形高密度占位病变，为硬膜外血肿影像特征。

结合病史、体征、辅助检查特点，右侧颞叶急性硬膜外血肿诊断成立。

（2）小脑幕切迹疝。

①头部外伤史。

②伤后出现头痛、恶心呕吐，为颅内压增高的表现，是小脑幕切迹疝的基础病因。

③右侧瞳孔扩大，对光反射消失，为动眼神经核麻痹所致。左侧肢体肌力下降，病理性锥体束征阳性，符合小脑幕切迹疝运动障碍特征。

④头颅 CT 示右侧颅骨内板占位病变，导致脑组织受压移位。

（3）右侧颞部颅骨线性骨折　头部外伤史，头颅 CT 见颅骨骨折线。

（4）右侧颞部头皮血肿　头部外伤史，查体右侧颞顶部可触及 6 cm×4 cm 大小头皮血肿。

3. 鉴别诊断　右侧硬膜下血肿、脑内血肿、脑震荡、脑挫裂伤。

（二）进一步检查

（1）复查头颅 CT。

（2）颅内压测定。

（3）血常规、血型、凝血功能，肝肾功能、血糖、电解质。

（4）必要时头颅 MRI 检查。

（三）治疗原则

（1）一般治疗：禁饮食，生命体征持续监测，保持呼吸道通畅（必要时气管插管或切开）。

（2）药物治疗：降颅内压——脱水治疗（甘露醇、呋塞米），止血（止血敏、凝血酶），预防性使用抗感染（通过血脑屏障的药物），促醒及神经营养剂（纳洛酮、神经节苷脂）。

（3）对症支持治疗：维持水电解质、酸碱平衡，营养支持等。

（4）积极完善术前检查、术前准备，急诊行开颅血肿清创术 + 去骨瓣减压术。

（5）健康宣教：

①进行心理指导，解释病情，给予宽慰，树立康复信心。

②开展康复治疗，恢复运动神经功能，提高生活自理能力。

五、甲状腺功能亢进症

患者，女性，27 岁。颈部肿块伴多食消瘦 1 年，加重 2 个月入院。

患者 1 年前出现情绪急躁易激动，失眠多梦，双手颤动，多食易饥，体重减轻，心悸气短，喜冷怕热，同时出现眼球外突，到医院就诊，诊断为"甲亢"，给予"他巴唑"等药物治疗。服药后病情缓解，上述症状减轻，服药 1 个月自行停药。2 个月前，上述症状明显加重，同时颈部明显增粗，伴有稀便及大便次数增多，月经不调，再次来院就诊，门诊以"甲亢"收入外科治疗。

查体：T 36.8 ℃，P 130 次 / 分，R 18 次 / 分，BP 140/75 mmHg。神志清楚，查体合作。双眼球突出，巩膜无黄染。无颈静脉怒张及颈动脉异常搏动，甲状腺弥漫性肿大，可触及震颤，随吞咽上下活动，无结节，无触痛，可听到血管嗡鸣音。胸廓无畸形，双侧呼吸运动对称，双肺叩诊清音，听诊双肺无干湿啰音。心界叩诊不大，心率 130 次 / 分，心律齐，心前区可听到 3/6 级收缩期杂音。其余检查未见异常。

辅助检查：甲状腺功能提示 T3、T4 升高，TSH 下降。甲状腺摄 ^{131}I 率升高，心电图示窦性心动过速，130 次 / 分，电轴不偏。

要求：请根据以上病历摘要，将初步诊断、诊断依据（如有两个或以上诊断，应分别列出各自诊断依据）、鉴别诊断、进一步检查与治疗原则写在答题纸上。

（一）初步诊断、诊断依据及鉴别诊断

1. 初步诊断　原发性甲状腺功能亢进（重度）。

2. 诊断依据

（1）青年女性，为甲亢好发人群，且有甲亢病史1年余。

（2）患者情绪易激动，失眠多梦，双手颤动，多食善饥，消瘦等症状为甲状腺毒症所致的代谢亢进及兴奋性增高表现。

（3）查体：甲状腺无痛性弥漫性肿伴眼球突出为甲亢特有体征。

（4）辅助检查：甲状腺功能示T3、T4升高，TSH下降。甲状腺摄 ^{131} I率升高，符合甲亢实验室指标变化，心电图示心动过速，基础代谢率为+84%（>+20%），符合重度甲亢特征。

结合病史、体征、辅助检查特点，原发性甲状腺功能亢进诊断成立。

3. 鉴别诊断　多结节性甲状腺肿伴甲亢、甲状腺自主性高功能腺瘤、单纯性甲状腺肿、甲状腺癌。

（二）进一步检查

（1）甲状腺彩超。

（2）监测甲状腺激素水平。

（3）颈部X线。

（4）完善三大常规、肝肾功能、凝血功能、心电图、喉镜检查等。

（5）必要时行颈部MRI检查。

（三）治疗原则

（1）患者甲亢药物治疗无效，停药后复发，重度甲亢，符合手术指征，行双侧甲状腺次全切除术。

（2）完善术前检查，进行术前评估，合理药物准备，抗甲状腺药物加碘剂控制甲亢症状，等待手术时机。

（3）对症支持治疗，维持水电解质、酸碱平衡，营养支持，镇静安眠等。

（4）健康宣教：

①加强用药指导，执行术后替代性药物治疗。

②定期门诊复查甲状腺功能，防治术后并发症。

六、肺癌

患者，男性，56岁。阵发性咳嗽咳痰3个月，痰中带血半个月入院。

患者无明显诱因出现阵发性刺激性咳嗽、伴有咳白黏痰3个月，半月前出现痰中带血，曾在当地社区医院按"支气管炎"治疗一周，症状无明显缓解，今来院就诊。发病以来无发热、无盗汗、食欲下降、夜间咳嗽影响睡眠、体重减轻3kg。

既往史：无肺结核病史，吸烟35年，30支/天。

查体：T 37.2℃，P 83次/分，R 18次/分，BP 130/75 mmHg。神志清楚，营养中等，锁骨上窝、双腋窝无肿大淋巴结，气管居中，胸廓对称，双侧呼吸运动均等，叩诊双肺呈清音，右下肺可闻及干性啰音，无胸膜摩擦音，心率83次/分，心律整齐，腹软，肝脾不大，四肢感觉运动正常，无杵状指（趾）。

辅助检查：胸部正位片示右肺下叶外带可见 4 cm×3 cm、密度一致阴影，边界不光滑，侧位片示肿物阴影于右下叶，右肋膈角锐利，纵隔影不宽。肺 CT 片示下叶外基底段肿物，密度一致，边缘有毛刺，与胸膜壁层有间隙，肺门、纵隔淋巴结不大。

要求：请根据以上病历摘要，将初步诊断、诊断依据（如有两个或以上诊断，应分别列出各自诊断依据）、鉴别诊断、进一步检查与治疗原则写在答题纸上。

（一）初步诊断、诊断依据及鉴别诊断

1. 初步诊断　右侧支气管肺癌（周围型）。

2. 诊断依据

（1）中年男性，肺癌高发人群，长期大量吸烟史，为致病因素。

（2）患者无明显诱因出现阵发性刺激性干咳，伴有咳痰，痰中带血为肺癌早期常见表现。

（3）查体：早期肺癌一般无明显体征，右下肺干性啰音多为肿瘤所引起的支气管阻塞表现。

（4）辅助检查：胸部 X 线片提示肺叶周围占位性病变。肺 CT 片所见有毛刺的肿物多考虑恶性肿瘤改变。

结合病史、体征、辅助检查特点，右侧支气管肺癌（周围型）诊断成立。

3. 鉴别诊断　右侧肺结核、右侧支气管肺炎、右侧肺脓肿、右侧肺部良性肿瘤、右侧支气管腺瘤、右侧炎性假瘤。

（二）进一步检查

（1）经胸壁穿刺肺组织活检、经胸壁针吸细胞学或组织学检查。

（2）支气管镜检查。

（3）痰脱落细胞学、胸水检查。

（4）肺部 MRI、PET-CT、骨扫描、胸腔镜检查。

（三）治疗原则

（1）完善术前检查，进行手术评估，早期手术根治：胸腔镜下行解剖性肺叶切除和淋巴结清扫等。

（2）术后辅以放疗、化疗。

（3）其他治疗：肺癌靶向药物治疗、免疫治疗、中医中药治疗等。

（4）对症支持治疗：维持水电解质、酸碱平衡，营养支持等。

（5）健康宣教：

①使患者了解吸烟的危害，帮助其戒烟。

②规律复查，及时发现、应对复发或者转移情况，以获得最佳疗效。

七、胸部损伤

患者，男性，27 岁。车祸致左上胸部疼痛，伴呼吸困难 15 分钟急诊入院。

患者 15 分钟前驾车时发生严重车祸，当即感左上胸部剧烈疼痛，同时感胸闷气促，呼吸困难。立即拨打 120 后，急诊入院。伤后无昏迷，无恶心呕吐，无腹痛。

既往史：既往体健，否认肝炎、结核病史，无高血压、糖尿病史。

查体：T 37.8 ℃，P 148 次 / 分，R 40 次 / 分，BP 80/50 mmHg。神志清楚，查体合作，痛苦状，呼吸急促，吸氧下呼吸窘迫反而加重，伴口唇青紫，颈静脉怒张不明显。气管移向右侧。左胸廓饱满，呼吸运动较右胸弱。左胸壁有骨擦音（第 4 ～ 6 肋）局部压痛明显，皮下气肿，上自颈部、胸部直至上腹部均可触及皮下气肿，左胸叩诊鼓音，呼吸音消失，未闻及啰音，右肺呼吸音较粗，未闻及啰音。左心界叩诊不清，律齐，心音较弱，未闻及杂音。腹部平软，无压痛、肌紧张，肠鸣音正常，肝脾未及，下肢无浮肿，四肢活动正常，未引出病理反射。既往体健，无特殊异常病史。

辅助检查：暂缺。

要求：请根据以上病历摘要，将初步诊断、诊断依据（如有两个或以上诊断，应分别列出各自诊断依据）、鉴别诊断、进一步检查与治疗原则写在答题纸上。

（一）初步诊断、诊断依据及鉴别诊断

1. 初步诊断

（1）左侧张力性气胸。

（2）左侧第 4 ～ 6 肋骨骨折。

（3）心脏损伤？

2. 诊断依据

（1）左侧张力性气胸。

①青年男性，左上胸部车祸外伤史。

②伤后胸痛、呼吸困难为胸部损伤临床表现。

③查体：患者脉搏细速、血压降低，是张力性气胸所致的循环障碍。呼吸急促，气管右偏，左侧胸廓扩张、叩诊鼓音，呼吸音消失，提示右侧肺部受压萎陷，符合损伤性气胸表现。颈部、胸部、上腹部广泛的皮下气肿，说明胸膜腔内有高压气体，符合张力性气胸特征。

结合病史、体征特点，左侧张力性气胸诊断成立。

（2）左侧第 4 ～ 6 肋骨骨折。

①患者左侧上胸部外伤，为第 4 ～ 6 肋骨体表投影区。

②伤后胸部疼痛，为肋骨骨折主要临床表现。

③左侧胸部压痛，左侧第 4 ～ 6 肋骨出现骨擦音符合骨折专有体征，提示肋骨骨折。

（3）心脏损伤？

①患者左上胸部外伤，与心脏投影区域重合。

②患者出现口唇青紫，颈静脉怒张不明显，心音较弱，心界不清，血压下降，部分符合 Beck 三联征表现，不排除心脏钝性损伤可能。

3. 鉴别诊断　闭合性气胸、开放性气胸、损伤性血胸、创伤性窒息、肺挫裂伤。

（二）进一步检查

（1）胸部 X 线或肺部 CT。

（2）诊断性胸腔穿刺术。

（3）血常规，凝血功能，血气分析，术前检查等。

（4）心脏彩超。

（5）必要时行胸部 MRI 或者纤维支气管镜检查。

（三）治疗原则

（1）急诊处理：立即左侧胸骨第2肋间与锁骨中线交点，粗针头穿刺排气减压，并外接单向活瓣装置。

（2）患者症状缓解后，左侧安置胸腔闭式引流，并使用抗生素预防感染。

（3）监测患者生命体征，吸氧，胸腔闭式引流管理与计量。

（4）左侧肋骨骨折行多头胸带或弹性胸带固定胸廓，给予镇痛、祛痰、预防肺部感染治疗。

（5）必要时行剖胸探查术，修补损伤的支气管和肺组织。

（6）健康宣教：

①鼓励并协助患者有效咳嗽，防止肺部感染。

②及时更换胸腔闭式引流的敷料，保持敷料清洁干燥和引流管通畅。

八、胃十二指肠溃疡并出血

患者，男性，65岁。间断上腹痛8年，突发呕血、黑便6小时入院。

患者8年前开始无明显诱因间断上腹胀痛，餐后半小时最为明显，持续2小时左右，可自行缓解。自以为"胃炎"，自行服用"斯达舒"治疗，效果不佳。近2周来症状明显加重，纳差。6小时前突觉上腹胀疼痛剧烈、伴恶心、头晕，先后两次解柏油样便，共约800 g，并呕吐咖啡样胃内容物1次，约200 mL，此后心悸、头晕、出冷汗，发病来无眼黄、尿黄和发热，平素二便正常，睡眠好，自觉近期体重略下降。

既往史：30年前查体时发现肝功能异常，经保肝治疗后恢复正常，无手术、外伤和药物过敏史，无烟酒嗜好。

查体：T 36.7 ℃，P 108次/分，R 22次/分，BP 90/55 mmHg。神志清楚，面色稍苍白，四肢湿冷，皮下无出血点和蜘蛛痣，全身浅表淋巴结不大，巩膜无黄染，心肺无异常。腹平软，未见腹壁静脉曲张，上腹正中轻压痛，无肌紧张和反跳痛，全腹未触及包块，肝、脾未触及，移动性浊音（－），肠鸣音10次/分，双下肢不肿。

辅助检查：血常规示 Hb 82 g/L，WBC 5.5×10^9/L，N 0.69，L 0.28，M 0.03，PLT 300×10^9/L，大便隐血（＋＋）。

要求：请根据以上病历摘要，将初步诊断、诊断依据（如有两个或以上诊断，应分别列出各自诊断依据）、鉴别诊断、进一步检查与治疗原则写在答题纸上。

（一）初步诊断、诊断依据及鉴别诊断

1. 初步诊断

（1）胃溃疡并急性大出血。

（2）失血性休克。

2. 诊断依据

（1）胃溃疡并急性大出血。

①患者中老年，为胃溃疡好发年龄，既往有节律性饱餐后腹痛病史。

②患者出现典型的餐后上腹痛，符合胃溃疡饱餐疼痛的节律性特点，现突发上腹部剧痛，呕吐咖啡样胃内容物，伴黑便，提示胃肠道出血，同时出现心悸、头晕、出冷汗等失血表现，符合胃溃疡急性大出血的临床症状。

③查体：上腹部仅有轻压痛，无反跳痛，肌紧张等表现，排除胃溃疡穿孔情况；肠鸣音亢进，符合血液对肠道的刺激表现；无黄疸、无腹壁静脉曲张、无蜘蛛痣暂排除肝胆疾病可能。

④血常规 Hb 82 g/L，符合失血表现；大便隐血（++），提示胃肠道出血。

结合病史、体征、辅助检查，胃溃疡并急性大出血诊断成立。

（2）失血性休克。

①患者为典型的胃溃疡并发急性大出血。

②心悸、头晕、出冷汗、面色稍苍白、四肢湿冷，为循环血量不足、失血性休克的临床表现。

③ BP 90/55 mmHg，属于休克血压，血红蛋白 Hb 82 g/L，符合失血指标。

结合病史、体征、辅助检查，诊断成立。

3. 鉴别诊断

胃底食管静脉曲张破裂、胃癌、应激性溃疡。

（二）进一步检查

（1）胃镜检查。

（2）选择性动脉造影。

（3）复查血常规。

（4）完善术前检查：凝血功能、血型等。

（三）治疗原则

1. 一般治疗 禁饮食、监测生命体征、吸氧等。

2. 对症治疗 留置胃管冰盐水 + 去甲肾上腺素灌注；止血剂（巴曲酶）、H2 受体拮抗剂和质子泵抑制剂（西咪替丁、泮托拉唑）。

3. 支持治疗 抗休克治疗，迅速补充血容量，必要时输血。

4. 微创治疗 在胃镜下明确出血部位后，可通过电凝、喷撒止血粉、上血管夹等措施止血。

5. 必要时手术治疗 行出血部位的贯穿缝扎术或胃大部切除术。

6. 健康宣教

（1）与患者讨论并计划胃大部切除后的治疗性饮食方案。

（2）告知患者胃十二指肠溃疡的知识，使其配合术后长期治疗和自我护理。

九、胃十二指肠溃疡并穿孔

患者，男性，30 岁。突发上腹部剧痛 3 小时急诊入院。

患者晚餐后 1 小时出现上腹部不适及隐痛，尚可忍受，自服胃药，症状无缓解。2 小时后突然出现上腹部剧痛，呈持续性刀割样，向右肩及背部放射，伴恶心呕吐，上腹部疼痛转移至右下腹，很快扩散至全腹。1 小时前自觉腹痛略有减轻，随后出现发热，无寒战，疼痛再次加重。

既往史：既往有上腹部隐痛及反酸、嗳气史，自诉有 2 次黑便史，未行特殊检查及治疗。

查体：T 38.5 ℃，P 112 次 / 分，R 23 次 / 分，BP 100/60 mmHg。急性痛苦面容，面色苍白，被动体位。皮肤巩膜无黄染。胸廓无畸形，双侧呼吸运动对称，双肺叩诊清音，听诊无异常。心界叩诊不大，心率 112 次 / 分，心律齐，各瓣膜区未听到杂音。腹略胀，腹式呼吸减弱，全腹压痛、反跳痛、肌紧张均阳性，压痛以上腹部为著，腹部呈"木板样"硬，肝脾未触及，肝浊音界未叩出、肝区无叩痛，移动性浊音（±），听诊肠鸣音消失。

辅助检查：血常规示 WBC 15×10^9 /L，N 0.85。血清淀粉酶 128 U/L。腹部 X 线检查见腹部肠管积气，膈下可见游离气体。

要求：请根据以上病历摘要，将初步诊断、诊断依据（如有两个或以上诊断，应分别列出各自诊断依据）、鉴别诊断、进一步检查与治疗原则写在答题纸上。

（一）初步诊断、诊断依据及鉴别诊断

1. 初步诊断

（1）胃十二指肠溃疡并穿孔。

（2）急性弥漫性腹膜炎。

2. 诊断依据

（1）胃十二指肠溃疡并穿孔。

①青年男性患者，既往有反酸、嗳气、黑便，不排除胃十二指肠溃疡病史。

②患者饱餐后出现上腹部持续性刀割样疼痛，恶心呕吐，并向右肩及背部放射，为消化道穿孔特征性表现。

③患者迅速出现全腹压痛、反跳痛、板状腹，为消化道穿孔后消化液所致的腹膜刺激征的表现。

④辅助检查：腹部 X 线见膈下游离气体，为消化道穿孔影像学特征。血淀粉酶不高，暂排除胰腺炎可能。

结合病史、体征、辅助检查特点，胃十二指肠溃疡并穿孔诊断成立。

（2）急性弥漫性腹膜炎。

①患者胃肠道穿孔，腹腔严重污染。

②患者有发热，腹痛的腹膜炎表现。

③全腹压痛、反跳痛、板状腹，为典型的腹膜刺激征。

④血常规示白细胞升高，中性粒细胞升高为主，为感染表现。

结合病史、体征、辅助检查，诊断成立。

3.鉴别诊断 急性胆囊炎、急性胰腺炎、急性阑尾炎。

（二）进一步检查

（1）诊断性腹腔穿刺。

（2）腹部CT。

（3）腹部B超。

（三）治疗原则

（1）一般处理：半卧位，禁饮禁食，持续胃肠减压，严密监测生命体征变化、吸氧。

（2）对症支持治疗：开通静脉通道，补液抗休克，维持水电解质、酸碱平衡等。

（3）药物治疗：足量联合使用抗生素，抑制胃酸分泌（H2受体拮抗剂或质子泵抑制剂）。

（4）手术治疗：清除腹腔污染，行单纯穿孔缝合术或彻底胃大部切除术，术后充分引流。

（5）术后继续给予抗休克，维持水电解质平衡，营养支持治疗。

（6）健康宣教：

①与患者讨论并计划胃大部切除后的治疗性饮食方案。

②告知患者胃十二指肠溃疡的知识，使其配合术后长期治疗和自我护理。

十、胃癌

患者，男性，56岁。上腹部隐痛、体重减轻2月，黑便4天入院。

患者从2月前开始出现上腹部隐痛不适，进食后明显，伴饱胀感，食欲逐渐下降，无明显恶心、呕吐及呕血，在当地医院按"胃炎"进行治疗，服用护胃类药物后，腹痛稍好转。近半月自觉乏力，体重两个月来下降约4 kg。4天前发现大便色黑。来我院就诊，门诊检查大便隐血（＋），查血Hb 96 g/L，为进一步诊治收入院。

既往史：患者为夜班工人，饮食、作息不规律，吸烟20年，30支/天，其兄死于"消化道肿瘤"。

查体：T 37 ℃，P 90次/分，R 19次/分，BP 110/60 mmHg。慢性病面容，全身浅表淋巴结未及肿大，皮肤无黄染，结膜甲床苍白，心肺未见异常，腹平坦，未见胃肠型及蠕动波，腹软，肝脾未及，腹部未及包块，剑突下区域有深压痛，无肌紧张，移动性浊音（－），肠鸣音正常，直肠指检未及异常。

辅助检查：上消化道造影示胃窦小弯侧有直径2 cm大小的龛影，位于胃轮廓内，周围黏膜僵硬粗糙，腹部B超检查未见肝异常，胃肠部分显影不满意。

要求：请根据以上病历摘要，将初步诊断、诊断依据（如有两个或以上诊断，应分别列出各自诊断依据）、鉴别诊断、进一步检查与治疗原则写在答题纸上。

（一）初步诊断、诊断依据及鉴别诊断

1.初步诊断 胃癌。

2.诊断依据

（1）患者老年男性，饮食不规律，长期吸烟，消化道肿瘤家族史。

（2）患者表现为上腹部隐痛、食欲下降、乏力、消瘦、黑便，符合胃癌不典型的临床表现。

（3）查体：剑突下深压痛，为胃癌体征。

（4）辅助检查：血常规 Hb 96 g/L、患者结膜甲床苍白，提示轻度贫血为肿瘤消耗表现，大便潜血（＋），为肿瘤所致消化道出血，上消化道造影胃窦部龛影且周围黏膜僵硬粗糙，考虑胃部恶性溃疡性病变。

结合病史、体征、辅助检查特点，胃癌诊断成立。

3.鉴别诊断　胃良性溃疡、胃间质瘤、胃淋巴瘤、胃良性肿瘤。

（二）进一步检查

（1）胃镜检查，同时行活体组织病理学检查。

（2）上腹部螺旋增强 CT、MRI、PET。

（3）肿瘤标志物检测：CEA、CA19-9、CA125 等。

（三）治疗原则

（1）积极完善术前检查，择期行胃癌根治术、D2 淋巴结清扫的胃切除术。

（2）辅助化疗、免疫治疗、靶向治疗等。

（3）对症支持治疗：维持水电解质、酸碱平衡，营养支持等。

（4）健康宣教：

①保持良好的心理状态，适当锻炼，合理饮食。

②规律复查，及时发现、应对复发或者转移情况，以获得最佳疗效。

十一、胆管结石与胆管炎

患者，男性，40 岁。突发上腹部剧痛，伴寒战发热 2 天入院。

患者 2 天前突然出现上腹部疼痛，呈持续性剧痛，阵发性加剧，向右肩及右后背部放射，疼痛发作后约 1 小时出现寒战、高热，体温高达 40 ℃左右，伴有恶心、呕吐，呕吐 3 次，为胃内容，不含胆汁，无咖啡样液体，1 天后出现巩膜及皮肤黄染，患者发病后未排便，有排气，尿赤黄。

既往史：既往体检时发现胆囊多发小结石，曾服用鹅去氧胆酸溶石治疗，后未行复查。

查体：T 39.5 ℃，P 120 次/分，R 24 次/分，BP 90/60 mmHg。扶入病室，急性痛苦表情，表情淡漠，巩膜黄染，眼睑无水肿，皮肤黄染。双肺叩诊无异常，听诊未听到干湿啰音。心界不大，心律齐，心率 120 次/分，各瓣膜区无杂音。腹平坦，腹式呼吸减弱，右上腹压痛，反跳痛，肌紧张阳性，右上腹可触及肿大的胆囊，触痛阳性，肝区叩痛阳性，肝上界在右锁骨中线第 4 肋间，移动性浊音阴性，肠鸣音减弱。

辅助检查：血常规示 WBC 18×10^9/L，N 0.85，L 0.15。腹部 X 线平片示右侧膈肌明显增高，无膈下游离气体。肝胆 B 超见肝脏增大，肝内外胆管明显扩张，胆总管直径 2.0 cm，胆总管末端可见 2 个强回声光团，直径分别是 2.5 cm、2.0 cm，后方伴声影。

要求：请根据以上病历摘要，将初步诊断、诊断依据（如有两个或以上诊断，应分别列出各自诊断依据）、鉴别诊断、进一步检查与治疗原则写在答题纸上。

（一）初步诊断、诊断依据及鉴别诊断

1. 初步诊断

（1）急性梗阻性化脓性胆管炎（结石性）。

（2）急性腹膜炎（局限性）。

2. 诊断依据

（1）急性梗阻性化脓性胆管炎（结石性）。

①既往有胆囊结石病史，超声证实存在胆管结石，为 AOSC 的病因。

②患者在上腹部疼痛、寒战发热（体温 39.5 ℃）、黄疸（皮肤黄染、巩膜黄染）Charcot 三联症的基础上，出现休克（血压 90/60 mmHg）、神经系统抑制（表情淡漠），符合急性梗阻性化脓性胆管炎 Reynolds 五联症。

③辅助检查：血常规白细胞升高，中性粒细胞升高为主，提示细菌性感染；肝胆 B 超证实胆总管结石，胆道梗阻扩张，胆汁淤积。

结合病史、体征、辅助检查特点，急性梗阻性化脓性胆管炎诊断成立。

（2）急性腹膜炎（局限性）。

①急性梗阻性化脓性胆管炎病史。

②患者出现右上腹压痛，反跳痛，肌紧张腹膜刺激征表现。

3. 鉴别诊断 急性胆管炎、细菌性肝囊肿、急性阑尾炎。

（二）进一步检查

（1）PTC。

（2）ERCP。

（3）MRCP。

（4）完善术前检查：血型、凝血功能、肝肾功能、动态血气分析等。

（三）治疗原则

（1）一般治疗：吸氧、退热、监测生命体征，禁饮食、胃肠减压等。

（2）对症治疗：抗休克，恢复有效血容量；维持水电解质、酸碱平衡；联合应用足量抗生素，选用针对革兰氏阴性杆菌及厌氧菌的抗生素。

（3）支持治疗：营养支持，维持重要器官功能。

（4）积极完善术前检查，急诊行胆管引流术（胆总管切开探查、T 管引流），如患者一般情况恢复，宜在 1 ～ 3 个月后根据病因选择彻底的手术治疗。

（5）健康宣教：

①告知留置 T 管引流的目的，指导患者进行 T 管自我护理。

②指导患者选择低脂肪、高蛋白、高维生素易消化的饮食。

十二、胆囊结石与胆囊炎

患者，女性，50 岁。右上腹部间断隐痛 1 年，加重 3 小时入院。

患者近 1 年来间断出现上腹胀痛、不适，时有恶心，但无呕吐。半年前，劳累或进油腻食物后，上述症状时有加重，为右上腹胀痛，并向右肩背部放射，无发热寒战，可有恶心呕吐，呕吐物为胃内容混有胆汁，无咖啡样液体，每次发作后自行服用抗炎及消炎利胆药，可缓解。3小时前晚饭后再次出现，呈阵发性绞痛，伴恶心呕吐，自觉发热，畏寒，无寒战，无黄疸，二便无异常，遂来院急诊。

查体：T 37.6 ℃，P 78次/分，R 22次/分，BP 120/70 mmHg。神志清楚，巩膜无黄染，胸廓无畸形，双侧呼吸运动对称，双肺叩诊清音，听诊呼吸音无异常。心前区无隆起，心界不大，心律齐，心率78次/分，各瓣膜区未听到病理性杂音。腹平坦，腹式呼吸存在，右上腹轻度压痛，无反跳痛，无肌紧张，肝、脾、胆囊未触及，墨菲征阳性，肝区无叩痛，肝上界在右锁骨中线第4肋间，移动性浊音阴性，肠鸣音无异常。

辅助检查：血常规示 WBC 8.0×10^9/L。肝胆B超示肝正常大小，肝内外胆管无扩张，胆总管直径0.7 cm，胆囊增大，壁略厚，胆囊内可见2.0 cm×1.5 cm大小的强回声光团，后方伴声影。

要求：请根据以上病历摘要，将初步诊断、诊断依据（如有两个或以上诊断，应分别列出各自诊断依据）、鉴别诊断、进一步检查与治疗原则写在答题纸上。

（一）初步诊断、诊断依据及鉴别诊断

1. 初步诊断　急性结石性胆囊炎。

2. 诊断依据

（1）中老年妇女，胆石症好发人群，既往多次出现上腹部胀痛不适症状，劳累或进油腻食物后加重，并向右肩背部放射，符合胆石症特点。

（2）患者餐后再次出现上腹部不适，呈阵发性绞痛，考虑为胆石嵌顿所致的胆绞痛；伴有低热畏寒，符合胆囊炎表现。

（3）查体：右上腹胆囊区压痛，墨菲征阳性，为急性胆囊炎的特殊体征。

（4）辅助检查：血常规示白细胞升高，提示感染，肝胆B超肝外胆管无扩张，胆总管不粗，排除肝外胆管结石。胆囊增大，壁厚，有强回声光团，符合胆囊结石，胆囊炎的影像特征。

结合病史、体征、辅助检查特点，急性结石性胆囊炎诊断成立。

3. 鉴别诊断　急性阑尾炎、胃十二指肠溃疡穿孔、急性胰腺炎。

（二）进一步检查

（1）腹部CT、MRI。

（2）监测血常规。

（3）完善凝血功能、尿常规、大便常规、肝肾功能、血清淀粉酶、血型等术前检查。

（三）治疗原则

（1）一般治疗：半卧位、禁饮食、胃肠减压，严密监测生命体征变化、吸氧。

（2）对症治疗：联合足量应用敏感抗生素，同时应用解痉止痛、消炎利胆药物。

（3）支持治疗：维持水电解质、酸碱平衡，给予营养支持。

（4）积极完善术前检查，行胆囊切除术，病情危重，局部解剖不清，可先行胆囊造口、胆囊穿刺引流术。

（5）健康宣教：

①合理安排作息时间，劳逸结合，避免过度劳累。

②指导患者低脂饮食、少量多餐，避免饱食。

十三、腹部闭合性损伤：脾损伤

患者，男性，40岁。左下胸部撞伤10天，突发腹痛1小时入院。

患者入院前10天，骑自行车上班，不慎跌倒，左下胸部被车把撞伤，伤后自觉左上腹疼痛，尚能忍受，休息后缓解。今晨提重物时腹痛突然加剧，并感头晕、乏力、口渴，烦躁不安，急诊入院。

查体：T 36 ℃，P 110 次 / 分，R 24 次 / 分，BP 80/55 mmHg。急性痛苦面容，表情淡漠，贫血貌，颈软，心肺正常。左季肋部见 4 cm×6 cm 大小瘀斑、局部压痛明显，腹式呼吸减弱，全腹压痛，以左上腹为甚，轻度肌紧张及反跳痛，肝脾未触及，肝上界在右锁中线第5肋间，移动性浊音（＋），腹部听诊肠鸣音减弱。

辅助检查：血常规示 RBC 3×10^{12}/L，Hb 80 g/L，WBC 5×10^9/L。

要求：请根据以上病历摘要，将初步诊断、诊断依据（如有两个或以上诊断，应分别列出各自诊断依据）、鉴别诊断、进一步检查与治疗原则写在答题纸上。

（一）初步诊断、诊断依据及鉴别诊断

1.初步诊断

（1）迟发性脾破裂。

（2）失血性休克。

（3）左下胸壁软组织挫伤。

2.诊断依据

（1）迟发性脾破裂。

①青年男性，左下胸部车祸外伤，为脾脏体表投影区。

②患者外伤后伤区疼痛，10天后在提重物时，引起腹内压增高，使不完全性脾破裂转变为完全性脾破裂，随即出现剧烈腹痛及失血表现。

③查体：全腹压痛、反跳痛、肌紧张，为腹腔积血导致的腹膜刺激征，移动性浊音阳性表明出血量大于 1 000 mL，肠鸣音减弱为胃肠道刺激症状。

④辅助检查：红细胞和血红蛋白下降，符合脾破裂失血性改变。

结合病史、体征、辅助检查特点，迟发性脾破裂诊断成立。

（2）失血性休克。

①患者左下胸部外伤，致迟发性脾破裂。

②头晕、口渴、乏力符合有效循环血量不足的休克表现。

③贫血貌，血压 80/55 mmHg 为休克血压。

④血常规提示血红蛋白及红细胞下降，符合失血性休克表现。

结合病史、体征、辅助检查，诊断成立。

（3）左下胸部软组织损伤。

①左下胸部钝性外力撞击病史。

②伤后左下胸部疼痛，左季肋部皮下瘀斑符合软组织损伤特征。

结合病史、体征，诊断成立。

3. 鉴别诊断　肝破裂、肋骨骨折、损伤性血气胸、胃肠损伤、胰腺损伤。

（二）进一步检查

（1）诊断性腹腔穿刺术。

（2）腹部 B 超。

（3）腹部 CT。

（4）胸部 X 线。

（5）监测血常规，完善凝血功能、尿常规、大便常规、肝肾功能、血型等术前检查。

（三）治疗原则

（1）一般治疗：严密监测生命体征变化、吸氧、禁饮食、休克体位（中凹位）。

（2）抗休克治疗：开通静脉通道，液体复苏，输血，合理使用血管活性药物。

（3）积极抗休克治疗同时，完善术前检查，急诊手术行剖腹探查 + 脾切除术。

（4）术后继续给予抗休克，维持水电解质平衡，营养支持治疗。

（5）健康宣教：

①保护切口，防止切口裂开和感染，促进切口一期愈合；

②适当休息，加强锻炼，增加营养，促进康复。

十四、腹部闭合性损伤：肝破裂

患者，男性，28 岁。车祸后上腹部剧烈疼痛 20 分钟急诊入院。

患者驾驶货车时，发生严重车祸，伤后立即感上腹部剧烈的疼痛，呈持续刀割样，向右肩及后背部放射。并且迅速逐渐扩至全腹，随后出现头晕、眼花、心悸、面色逐渐苍白，120 急送入院。伤后患者未排尿排便。

既往史：既往无高血压、糖尿病病史，否认肝炎，传染病病史。

查体：T 36.5 ℃，P 110 次 / 分，R 24 次 / 分，BP 95/55 mmHg。急性痛苦面容，表情淡漠，面色苍白，四肢湿冷。胸廓无畸形，胸式呼吸减弱，右季肋部及剑突下软组织肿胀，胸廓挤压征（-），双肺叩诊清音，听诊呼吸音无减弱，无干湿啰音。心界不大，心率 110 次 / 分，心律齐，各瓣膜区无杂音。腹略胀，腹式呼吸减弱；全腹有压痛、反跳痛、肌紧张，肝、脾肋下未触及；肝区叩痛阳性，肝上界在右锁骨中线第 5 肋间，移动性浊音阳性，肠鸣音消失。

辅助检查：诊断性腹腔穿刺抽出不凝血并混有胆汁。血常规示 WBC 8.0×10^9/L，RBC 4×10^{12}/L，Hb 100 g/L。腹部 X 线示腹部肠管轻度积气，膈下未见游离气体。

要求：请根据以上病历摘要，将初步诊断、诊断依据（如有两个或以上诊断，应分别列出各自诊断依据）、鉴别诊断、进一步检查与治疗原则写在答题纸上。

（一）初步诊断、诊断依据及鉴别诊断

1. 初步诊断

（1）外伤性肝破裂。

（2）失血性休克。

（3）右侧胸腹部软组织损伤。

2. 诊断依据

（1）外伤性肝破裂。

①男性车祸伤者，上腹部（肝脏投影区）外伤。

②伤后立即出现上腹部疼痛，病情进展迅速。随后出现周围循环不足，血压下降等有效循环不足的表现。外伤、休克、腹痛为腹腔实质性脏器破裂典型表现，符合肝脏破裂表现。

③查体：全腹压痛、反跳痛、肌紧张，为肝破裂出血导致的腹膜刺激征表现，腹胀、移动性浊音阳性，表明腹腔积血大于 1 000 mL。

④辅助检查：诊断性腹腔穿刺抽出含有胆汁的不凝血为特征性表现，血常规符合外伤失血特征。

结合病史、体征、辅助检查特点，外伤性肝破裂诊断成立。

（2）失血性休克。

①患者外伤致肝破裂。

②头晕、眼花、面色苍白符合有效循环血量不足的休克表现。

③血压 95/55 mmHg 为休克血压。

④血常规血红蛋白及红细胞下降，符合失血性休克表现。

结合病史、体征，诊断成立。

（3）右侧胸腹部软组织损伤。

①右上腹部撞伤史。

②右季肋部及剑突下软组织肿胀。

结合病史、体征，诊断成立。

3. 鉴别诊断　脾破裂、肋骨骨折、损伤性血气胸、胰腺损伤。

（二）进一步检查

（1）腹部 B 超。

（2）腹部 CT。

（3）胸部 X 线。

（4）监测血常规，完善凝血功能、尿常规、大便常规、肝肾功能、血型等术前检查。

（三）治疗原则

（1）一般治疗：严密监测生命体征变化、吸氧、禁饮食、休克体位（中凹位）。

（2）抗休克治疗：开通静脉通道，液体复苏，输血，合理使用血管活性药物。

（3）抗休克治疗同时，急诊手术行剖腹探查 + 肝缝合修补术，消灭胆汁溢漏，术后充分引流。

（4）术后继续给予抗休克，维持水电解质、酸碱平衡，营养支持治疗，加强腹腔充分引流。

（5）健康宣教：

①保护切口，防止切口裂开和感染，促进切口一期愈合。

②适当休息，加强锻炼，增加营养，促进康复。

十五、急性重症胰腺炎

患者，男性，50 岁。突发上腹疼痛，伴腹胀、恶心、呕吐半天入院。

患者昨夜与同学聚餐，饮酒饱食，今晨感上腹部疼痛，初起时觉剑突下偏右呈发作性胀痛，下午腹痛迅速波及全腹部，为持续性、刀割样剧痛，并向后背放射，伴恶心、呕吐，为胃内容物。发病以来未曾排便及排气，不敢翻身也不敢深呼吸，腹部拒按。三年前体检时发现胆囊结石，从无症状，未予治疗。

既往史：既往体健，无类似腹痛病史。

查体：T 38.9 ℃，P 110 次 / 分，R 32 次 / 分，BP 100/60 mmHg。急性病容，右侧卧位，全身皮肤及巩膜可疑黄染，头颈心肺（-），全腹膨隆，伴明显肌紧张及广泛压痛，反跳痛。肝脾触诊不满意，肝浊音界在右第 6 肋间，移动性浊音（±），肠鸣音弱。

辅助检查：血常规示 Hb 140 g/L，WBC 16.9×10^9/L，N 0.92，血淀粉酶 680 U/L，血钙 1.75 mmol/L，血糖 13.2 mmol/L。卧位腹部平片示肠管充气扩张，肠间隙增宽。腹部 B 超：肝回声均匀，未发现异常病灶，胆囊 7 cm × 3 cm × 2 cm 大小，壁厚 0.4 cm，内有多发强光团，回声后有声影，胆总管直径 0.9 cm，胰腺形态失常，胰头、胰体明显肿大，胰周多量液性暗区，胰管增粗。

要求：请根据以上病历摘要，将初步诊断、诊断依据（如有两个或以上诊断，应分别列出各自诊断依据）、鉴别诊断、进一步检查与治疗原则写在答题纸上。

（一）初步诊断及诊断依据

1. 初步诊断

（1）重症急性胰腺炎（胆源性）。

（2）急性弥漫性腹膜炎。

（3）慢性胆囊炎并胆囊结石。

2. 诊断依据

（1）重症急性胰腺炎（胆源性）。

①中老年男性，胆囊结石病史，饮酒饱餐，为胰腺炎常见病因。

②初起腹痛胀痛，后迅速发展为上腹部持续性刀割样剧痛，向腰背部放射，伴恶心呕吐，为急性胰腺炎典型临床表现。

③查体：急性病容，强迫体位，腹部拒按，全腹部膨隆，广泛压痛，反跳痛，肌紧张为腹膜刺激表现，移动性浊音可疑阳性，肠鸣音减弱，为胰腺炎所致急性腹膜炎表现。

④辅助检查：血常规示白细胞增高，中性粒细胞增高为主，血淀粉酶升高，提示胰腺炎；血钙降低，血糖升高提示病情严重，符合重症胰腺炎。B 超提示胆总管扩张，胰管增粗，考虑胆源性胰腺炎；胰腺肿大，胰周积液，符合胰腺炎影像学改变。

结合病史、体征、辅助检查特点，重症急性胰腺炎（胆源性）诊断成立。

（2）急性弥漫性腹膜炎。

①患者初诊重症胰腺炎，全腹拒按，考虑炎症侵犯腹膜壁层。

②出现典型反跳痛、压痛、腹壁肌紧张，腹膜刺激征的表现。移动性浊音（±），肠鸣音弱为腹膜炎体征。

③B超提示肠管麻痹，胰周渗出，符合腹膜炎影像学表现。

结合病史：辅助检查，诊断成立。

（3）慢性胆囊炎并胆囊结石：既往胆囊结石病史，B超提示胆囊壁增厚，为慢性胆囊炎改变；胆囊内强光团，为胆囊结石。

结合病史：辅助检查，诊断成立。

3. 鉴别诊断　消化道穿孔、急性化脓性胆管炎、急性胆囊炎。

（二）进一步检查

（1）尿淀粉酶。

（2）诊断性腹腔穿刺，腹水常规及淀粉酶测定。

（3）腹部CT。

（4）完善肝功能、血气分析等术前检查。

（三）治疗原则

（1）一般治疗：禁食，持续胃肠减压，监测生命体征，吸氧。

（2）药物治疗：抑制胰酶分泌及胰酶抑制剂（抗胆碱能药物，胰酶抑制剂，H2受体拮抗剂）；早期使用抗感染药物（头孢菌素类，喹诺酮类）；解痉止痛（山莨菪碱、阿托品）。

（3）对症支持治疗：防治休克，维持水电解质、酸碱平衡，完全性肠外营养支持。

（4）积极完善术前检查，解除胆道梗阻，引流胰液，清除坏死胰腺组织。

（5）术后腹腔充分灌洗引流，防治并发症。

（6）健康宣教：

①积极治疗胆道结石和胆道疾病，防止诱发胰腺炎。

②养成良好的饮食习惯，清淡、规律饮食。

十六、急性肠梗阻

患者，男性，28岁。腹痛腹胀2天，加重3小时急诊入院。

患者于48小时前无明显诱因出现全腹胀痛，以右下腹更明显，3小时前进展为阵发性绞痛，伴有肠鸣音亢进，多次呕吐，开始为胃内容物，以后呕吐物有粪臭味。发病以来未进食，未排便排气，尿少。

既往史：既往有急性阑尾炎病史行阑尾切除。

查体：T 38 ℃，P 90次/分，R 22次/分，BP 100/60 mmHg。急性病容，神志清楚，全身皮肤无明显黄染，干燥，弹性差。心肺正常，腹膨隆，未见胃蠕动波，可见肠型，全腹轻压痛、反跳痛、肌紧张，右下腹为甚。未触及肿块，肝脾不大，肠鸣音高亢，有气过水音。直肠指诊未及异常。

辅助检查：血常规示 Hb 160 g/L，WBC 10.6×10^9/L，N 0.92。尿常规（−）。腹部透视可见多个气液平面。

要求：请根据以上病历摘要，将初步诊断、诊断依据（如有两个或以上诊断，应分别列出各自诊断依据）、鉴别诊断、进一步检查与治疗原则写在答题纸上。

（一）初步诊断、诊断依据及鉴别诊断

1. 初步诊断

（1）急性肠梗阻（机械性、粘连性、低位）。

（2）急性弥漫性腹膜炎。

2. 诊断依据

（1）急性肠梗阻（机械性、粘连性、低位）。

①青年男性，阑尾炎手术后可致腹膜粘连。

②患者出现腹痛、腹胀、呕吐、肛门停止排便排气，为肠梗阻四大典型症状，多次呕吐，早期为胃内容物，后期为粪臭味肠内容物，是低位肠梗阻的特征。

③查体：腹部膨隆，可见肠型，肠鸣音亢进，气过水声为典型机械性肠梗阻特点。

④辅助检查：腹部透视气液平面，为肠梗阻影像特征。

结合病史、体征、辅助检查特点，急性肠梗阻诊断成立。

（2）急性弥漫性腹膜炎　全腹轻压痛、反跳痛、肌紧张为腹膜刺激征；体温升高，白细胞升高，中性粒细胞升高为主，符合腹膜炎的特点。

3. 鉴别诊断　急性胃肠炎、泌尿系结石、消化道穿孔、急性胆囊炎。

（二）进一步检查

（1）腹部 CT。

（2）腹部 B 超。

（3）电解质、血气分析等。

（三）治疗原则

（1）一般治疗：禁饮食，持续胃肠减压，监测生命体征，吸氧。

（2）对症支持治疗：维持水电解质、酸碱平衡，全胃肠外营养。

（3）使用有效抗生素，控制腹腔感染；酌情使用解痉、镇痛药物。

（4）积极完善术前检查，必要时行粘连松解术，解除肠道梗阻。

（5）健康宣教：

①调整饮食，易消化饮食，保持大便通畅。

②避免暴饮暴食，饭后忌剧烈活动。

十七、结、直肠癌

患者，女性，52 岁。大便次数增加、带血 4 个月入院。

患者 4 月前无明显诱因，出现排便次数增多，4～6 次／天，不成形，间断出现暗红色血便。有中、下腹部疼痛，无明显腹胀及恶心呕吐。无发热，进食可。近来明显乏力，体重下降约 3 kg。为进一步诊治收入院。

既往史：既往体健，家族中无类似疾病患者。

查体：T 37.3 ℃，P 79 次／分，R 18 次／分，BP 125/75 mmHg。一般状况稍差，皮

肤无黄染，结膜苍白，浅表淋巴结未及肿大。心肺无明显异常。腹部平坦，未见胃肠型及蠕动波，腹软，无压痛，无肌紧张，肝脾肋下未触及。右下腹可触及约 $4\,cm\times6\,cm$ 质韧包块，可推动，边界不清，移动性浊音（-），肠鸣音正常，直肠指诊未及异常。

辅助检查：大便常规示潜血（＋），血常规示 WBC 4.6×10^9/L，Hb 86 g/L，CEA 46 ng/mL。

要求：请根据以上病历摘要，将初步诊断、诊断依据（如有两个或以上诊断，应分别列出各自诊断依据）、鉴别诊断、进一步检查与治疗原则写在答题纸上。

（一）初步诊断、诊断依据及鉴别诊断

1. 初步诊断　结肠癌（右侧）。

2. 诊断依据

（1）中老年女性，肿瘤好发人群。

（2）患者排便习惯改变，便次增加，不成形，腹痛符合结肠癌的典型临床表现。伴有乏力、消瘦等肿瘤消耗性症状。

（3）右下腹固定包块，边界不清，便中带血符合结肠癌体征。

（4）辅助检查：大便潜血（＋），肿瘤性贫血，癌胚抗原升高，提示胃肠道肿瘤。

结合病史、体征、辅助检查特点，结肠癌诊断成立。

3. 鉴别诊断　炎症性疾病、肠结核、结肠息肉、溃疡性结肠炎。

（二）进一步检查

（1）结肠镜检查，并取活检。

（2）钡剂灌肠造影。

（3）腹部 B 超。

（4）腹部 CT。

（三）治疗原则

（1）积极完善术前检查，限期行结肠癌根治术（右半结肠切除术）。

（2）术前术后可辅助化疗，免疫治疗，靶向治疗等。

（3）对症支持治疗：维持水电解质、酸碱平衡，给予营养支持等。

（4）健康宣教：

①调整饮食，避免高脂肪及辛辣、刺激性食物，保持大便通畅。

②参加适量体育锻炼，生活规律，保持心情舒畅。

③每 3～6 个月定期门诊复查，若行放、化疗，定期检测血常规。

十八、急性阑尾炎

患者，男性，28 岁。突发腹痛，伴发热、呕吐 20 小时入院。

患者入院前 24 小时，在路边摊吃饭，4 小时后，出现腹部不适，呈阵发性并伴有恶心，自服止痛片对症治疗，未见好转。并出现呕吐胃内容物，发热及腹泻数次，为稀便，无脓血，自测体温最高 38.8 ℃，现急诊入院。急查大便常规阴性，拟诊为"急性胃肠炎"，给予颠茄、黄连素等治疗。晚间，腹痛加重，伴发热 39.2 ℃，腹痛由胃部移至右下腹部，仍有腹泻。夜里再次就诊，急收入院。

既往史：既往体健，无肝肾病史，无结核病及疫水接触史，无药物过敏史。

查体：T 39.2 ℃，P 120 次 / 分，R 18 次 / 分，BP 100/70 mmHg。发育营养正常，全身皮肤巩膜无黄染，无出血点及皮疹，浅表淋巴结不大，眼睑无浮肿，结膜无苍白，颈软，甲状腺不大，心界大小正常，心率 120 次 / 分，律齐未闻及杂音，双肺清，未闻干湿啰音，腹平，肝脾未及，无包块，全腹压痛以右下腹麦氏点周围为著，有反跳痛，轻度肌紧张，肠鸣音 10 ～ 15 次 / 分。

辅助检查：血常规示 Hb 162 g/L，WBC 24.6×10^9/L，N 0.86；尿常规（－），大便常规示稀水样便、潜血（－），肝肾功能正常。

要求：请根据以上病历摘要，将初步诊断、诊断依据（如有两个或以上诊断，应分别列出各自诊断依据）、鉴别诊断、进一步检查与治疗原则写在答题纸上。

（一）初步诊断、诊断依据及鉴别诊断

1. 初步诊断　急性化脓性阑尾炎。

2. 诊断依据

（1）青年男性，阑尾炎好发人群，不洁饮食为诱因。

（2）主要症状为腹痛，为典型转移性右下腹疼痛，伴有恶性呕吐、腹泻等胃肠道症状，伴有发热全身症状，符合急性阑尾炎表现。

（3）麦氏点压痛明显，有反跳痛，肌紧张，符合腹膜刺激征表现，并出现肠鸣音亢进胃肠道刺激症状，符合急性化脓性阑尾炎表现。

（4）辅助检查：血常规白细胞明显增高，中性粒细胞增高为主，符合细菌感染指标。结合病史、体征、辅助检查特点，急性化脓性阑尾炎诊断成立。

3. 鉴别诊断　急性胃肠炎、急性胰腺炎、尿路结石并感染、急性胆囊炎。

（二）进一步检查

（1）B 超：回盲区，阑尾形态。

（2）必要时行腹部 CT 检查。

（3）复查血常规，大便常规，血清淀粉酶、脂肪酶，并立即完善其他术前检查。

（三）治疗原则

（1）一般治疗：禁饮食，监测生命体征，吸氧。

（2）药物治疗：全身应用抗生素；明确诊断后合理使用镇痛药。

（3）对症支持治疗：维持水电解质、酸碱平衡，营养支持。

（4）积极完善术前检查，立即行传统剖腹探查 + 阑尾切除术或腹腔镜下阑尾切除术。

（5）术后腹腔充分引流，防治术后并发症。

（6）健康宣教：

①干净饮食，避免辛辣、刺激性食物，保持大便通畅。

②术后早期下床活动，防止发生肠粘连甚至粘连性肠梗阻。

十九、肛管直肠良性疾病：内痔

患者，男性，34岁。间断便血2个月，肛门异物感1周入院。

患者为货车司机，于2个月前开始，每当便秘或大便干燥期间，排便时大便带鲜血，有时便后滴鲜血，血量少，排便通畅后症状好转。近1周来上述症状又出现，大便带血、量多，肛门口有质软暗紫色肿块脱出，便后肿块自行回纳，伴有排便不尽感，肛门周围时有瘙痒。

查体：T 36.6 ℃，P 70次/分，R 18次/分，BP 125/80 mmHg。神志清楚，营养良好，心肺腹未见异常。

专科检查：肛门直肠检查见肛周皮肤正常，未见肛裂或前哨痔，于截石位7点处可见静脉团块样物突出。直肠指检：直肠黏膜光滑、未见肿物、未触压痛。

辅助检查：肛门镜检查齿状线上方可见静脉团块样物，截石位7点处团块表面黏膜有破损、出血。

要求：请根据以上病历摘要，将初步诊断、诊断依据（如有两个或以上诊断，应分别列出各自诊断依据）、鉴别诊断、进一步检查与治疗原则写在答题纸上。

（一）初步诊断、诊断依据及鉴别诊断

1. 初步诊断　出血性内痔（Ⅱ度）。

2. 诊断依据

（1）中青年男性，货车司机，久坐、便秘为痔疮常见诱因。

（2）患者便时出现间歇性无痛性鲜血便为内痔的典型症状。

（3）近期出现便时质软的肿块脱出，为痔核脱出，便后自行回纳为内痔Ⅱ度特征。

（4）辅助检查：肛门镜检查齿状线上的静脉团块性肿物，确诊为内痔。

结合病史、体征、辅助检查特点，出血性内痔诊断成立。

3. 鉴别诊断　外痔、直肠息肉、直肠脱垂、肛门直肠良性肿瘤。

（二）进一步检查

（1）乙状结肠镜检查及纤维结肠镜检查。

（2）血常规。

（3）胃肠道肿瘤标记物。

（三）治疗原则

（1）保守治疗为主：增加纤维性食物，保持大便通畅，软化大便，防止便秘，高锰酸钾温水坐浴等。

（2）对症支持治疗：止血，预防感染等。

（3）非手术治疗：内痔栓塞治疗，胶圈套扎法。

（4）手术治疗：痔单纯切除术，PPH手术。

（5）健康宣教：

①保持心情愉快及规律的生活起居，养成定时排便习惯。

②适当增加运动量，促进肠蠕动，避免久坐、久蹲。

二十、肛管直肠良性疾病：肛瘘

患者，男性，25 岁。肛周瘘口流脓 2 月入院。

患者 8 个月前出现肛周疼痛不适、伴发热、寒战赴医院就诊。检查见肛门右侧（胸膝位），局部明显肿胀，皮肤发红，触痛明显，皮下波动感，肛门、直肠指检，右侧可触及压痛性包块，诊断为肛周脓肿，门诊行肛周脓肿切开引流，引流出臭味脓汁约 70 mL，术后经过 20 天换药治疗后伤口愈合。2 个月前，上述症状再次出现，发热及肛周疼痛较前次轻，并在原刀口上出现瘘口，排除多量脓液。此后从瘘口处，不断有少量脓性分泌物排出，伴有肛周皮肤瘙痒，不适。

查体：T 36.8 ℃，P 78 次 / 分，R 18 次 / 分，BP 125/75 mmHg。一般状态良好，心肺检查未见异常，腹平坦，无压痛，未触及肿物，移动性浊音阴性，肠鸣音正常。

专科体检：肛门检查（胸膝位）见肛门右侧外上及外下可见两个瘘管口，呈乳头状突起并有肉芽组织隆起、挤压时有少量脓液，有轻度触痛。直肠指诊：右侧壁可触到条索状瘘管，在距肛门 5 cm 处，可触及一内口，并有轻压痛。

辅助检查：暂无。

要求：请根据以上病历摘要，将初步诊断、诊断依据（如有两个或以上诊断，应分别列出各自诊断依据）、鉴别诊断、进一步检查与治疗原则写在答题纸上。

（一）初步诊断、诊断依据及鉴别诊断

1. 初步诊断　肛瘘（高位复杂性）。

2. 诊断依据

（1）青年男性，肛瘘好发人群，并有肛周脓肿病史。

（2）患者既往肛周脓肿，并行手术治疗，现肛周再次出现疼痛肿胀症状，考虑肛周脓肿复发，现皮肤破溃形成瘘管，持续排脓，肛周瘙痒不适，符合肛瘘临床表现。

（3）肛门检查（胸膝位）可见瘘管，挤压瘘口排脓。直肠指诊触及瘘管及齿状线上内口，为肛瘘特有体征。

结合病史、体征、辅助检查特点，肛瘘诊断成立。

3. 鉴别诊断　肛门周围化脓性汗腺炎、骶尾部骨结核、肛管直肠癌。

（二）进一步检查

（1）肛门镜检查。

（2）探针检查。

（3）染色检查、碘油瘘管造影。

（4）骶尾部 CT、MRI。

（三）治疗原则

（1）一般治疗：清淡易消化饮食，保持大便通畅，保持肛周卫生。

（2）积极完善术前检查：采用肛瘘挂线疗法。

（3）术后每日温水坐浴，更换敷料，保持局部清洁。

（4）防治感染。

（5）健康宣教：

①保持肛周皮肤清洁、干燥，避免皮肤损伤和感染。

②定期行直肠指诊，及时观察伤口愈合情况，防止肛门狭窄。

二十一、腹外疝：腹股沟斜疝

患者，男性，55岁。右下腹可复性包块3年，难复坠痛3天入院。

患者为工人，于3年前，劳动或久站后出现右下腹轻度坠胀感，并感症状逐步加重。此后右下腹逐渐出现一包块，开始为鸡蛋黄大小，逐渐增大。在站立行走、劳动及咳嗽时有出现，平卧休息或用手可还纳。患者因感该包块无特殊影响，未予以足够重视，未曾就诊。3天前，在一次劳动中，右下腹包块再次出现，并逐渐增大，进入右侧阴囊内；如拳头大小，下坠感及疼痛明显，平卧时还纳不全。发病以来伴有消化不良，便秘等症状，现肛门少量排便排气，小便正常。

查体：T 36.8 ℃，P 78次/分，R 18次/分，BP 135/80 mmHg。一般状态良好。胸廓无畸形，双侧呼吸运动对称，双肺叩诊清音，未闻及干湿啰音，心脏检查无异常。腹部无压痛，移动性浊音阴性，肠鸣音亢进，未闻及气过水声。站立可见右腹股沟区一肿物，能进入阴囊，平卧或用手可部分还纳，用手指通过阴囊皮肤伸入腹股沟管浅环，可触及浅环扩大并可通过二指尖，嘱患者咳嗽时指尖有冲击感。部分还纳肿物后，用手指紧压腹股沟管深环，嘱患者咳嗽，肿物并未增大，肿物质地软，叩诊呈鼓音，可听到肠鸣音。

辅助检查：腹部X线见肠管轻度积气，未见液气平面。

要求：请根据以上病历摘要，将初步诊断、诊断依据（如有两个或以上诊断，应分别列出各自诊断依据）、鉴别诊断、进一步检查与治疗原则写在答题纸上。

（一）初步诊断、诊断依据及鉴别诊断

1.初步诊断　右侧腹股沟难复性斜疝。

2.诊断依据

（1）中老年男性患者，腹壁强度降低；体力劳动，腹内压增高为腹外疝发生原因。

（2）患者早期出现腹股沟区突入阴囊可还纳的包块，伴有轻度坠胀感为易复性疝的典型表现；现出现包块还纳不全，伴有明显坠痛，考虑易复性疝进展为难复性疝；肛门少量排便排气，为难复性疝所致的不全性肠梗阻表现。

（3）查体：浅环扩大，压住深环后咳嗽肿物未增大，咳嗽时有冲击感，为腹股沟斜疝的特殊表现；肿物质软，叩诊鼓音，可听到肠鸣音，说明疝内容物为小肠。

（4）辅助检查：腹部X线肠管轻度积气为不完全性肠梗阻表现。

结合病史、体征、辅助检查特点，右侧腹股沟难复性斜疝诊断成立。

3.鉴别诊断　右侧腹股沟直疝、右侧睾丸鞘膜积液、右侧交通性鞘膜积液、右侧睾丸肿瘤。

（二）进一步检查

（1）腹股沟区及阴囊 B 超。

（2）腹部 CT。

（3）完善术前相关检查。

（三）治疗原则

（1）一般治疗：禁饮食，监测生命体征。

（2）局部热敷，可先试行手法复位。

（3）若手法复位失败，积极完善术前检查后，立即行无张力疝修补术。

（4）对症支持治疗：维持水电解质、酸碱平衡，营养支持，预防感染等。

（5）健康宣教：

①逐渐增加活动量，3 个月内避免重体力劳动或提举重物。

②避免腹内压升高因素，如剧烈咳嗽、用力排便等。

二十二、四肢长骨骨折

患儿，女性，6 岁。外伤致右肘关节疼痛肿胀，活动障碍 1 小时急诊入院。

患儿两小时前玩耍时不慎跌倒，右侧手掌着地后，患儿哭闹不止，自诉右肘部痛，不敢活动右上肢。急诊入院。

查体：T 36.8 ℃，P 72 次 / 分，R 18 次 / 分，BP 130/80 mmHg。哭闹不止，神志清楚，查体尚能合作。右肘向后突出处于半屈曲位，肘部肿胀，有皮下瘀斑，局部压痛明显，肘前方可及骨折近端，肘后三角关系正常。右桡动脉搏动稍弱。右手感觉运动正常。

辅助检查：暂无。

要求：请根据以上病历摘要，将初步诊断、诊断依据（如有两个或以上诊断，应分别列出各自诊断依据）、鉴别诊断、进一步检查与治疗原则写在答题纸上。

（一）初步诊断、诊断依据及鉴别诊断

1. 初步诊断　右肱骨髁上伸直型骨折。

2. 诊断依据

（1）患者为儿童，手掌着地所致右上肢外伤史。

（2）外伤后出现肘部肿痛，右上肢活动受限。

（3）查体：肘后三角关系正常，排除肘关节脱位。外伤后肘部半屈位为伸直型肱骨骨折移位特点，肘部皮下瘀斑，压痛，肘前方可及骨折近端明确肱骨髁上骨折。

结合病史、体征、辅助检查特点，右肱骨髁上伸直型骨折诊断成立。

3. 鉴别诊断　右侧肘关节后脱位、右肱骨髁上屈曲型骨折、右尺桡骨上段骨折。

（二）进一步检查

（1）右肘侧位 X 线片。

（2）必要时行右侧关节 CT 检查。

（3）术前检查。

（三）治疗原则

（1）手法复位，屈肘位石膏托固定4～5周。

（2）手法复位失败，肘关节提携角偏移过大，可采取切开复位内固定手术治疗。

（3）治疗过程中严密观察前臂肿胀程度及手的感觉运动功能，防治骨筋膜室高压；

（4）骨折愈合后，早期功能锻炼。

（5）健康宣教：

①注意观察患肢血供情况，防止缺血性损伤。

②定期检查夹板或石膏等固定是否松紧合适。

③合理功能锻炼，1周后握拳、伸指、腕关节屈伸，4～5周后去除外固定，进行肘关节屈伸功能锻炼。

二十三、关节脱位

患者，男性，45岁。右髋外伤后疼痛，活动障碍2小时入院。

患者4小时前乘公共汽车，左下肢搭于右下肢上，突然急刹车，右膝顶撞于前座椅背上，即感右髋部剧痛，不能活动，急诊入院。

既往史：患者平素身体健康。无特殊疾病，无特殊嗜好。

查体：T 36.8 ℃，P 85次/分，R 16次/分，BP 130/70 mmHg。全身情况良好，心肺腹未见异常。仰卧位，右下肢短缩，右髋呈屈曲内收内旋畸形。各项活动均受限。右股骨大转子上移。右膝踝及足部关节主动被动活动均可，右下肢感觉正常。

辅助检查：暂无。

要求：请根据以上病历摘要，将初步诊断、诊断依据（如有两个或以上诊断，应分别列出各自诊断依据）、鉴别诊断、进一步检查与治疗原则写在答题纸上。

（一）初步诊断、诊断依据及鉴别诊断

1.初步诊断　右侧髋关节后脱位。

2.诊断依据

（1）中年男性，右髋关节屈曲内收，遭受从前向后暴力外伤史。

（2）患者右髋部疼痛，为关节脱位常见症状。

（3）查体：右下肢缩短畸形，右股骨大转子上移，右髋呈屈曲内收内旋畸形，为典型的髋关节后脱位的体征。

结合病史、体征、辅助检查特点，右侧髋关节后脱位诊断成立。

3.鉴别诊断　右侧股骨颈骨折、右侧股骨转子间骨折、骨盆骨折。

（二）进一步检查

（1）右髋正侧位X线。

（2）必要时右侧髋关节CT。

（3）骨盆正侧位X线。

（三）治疗原则

（1）复位：早期在全身麻醉或椎管内麻醉下行手法复位，采用提拉法复位。

（2）固定：复位后皮牵引或穿矫形鞋固定伸直外展位 2～3 周。

（3）功能锻炼：卧床期间做股四头肌收缩动作，2～3 周后开始活动关节，4 周后扶双拐下地活动，3 个月后可完全承重。

（4）健康宣教：

①指导患者功能锻炼，预防并发症。

②指导患者使用轮椅、步行辅助物，提高患者自我照顾能力。

二十四、一氧化碳中毒

患者，男性，60 岁。突发昏迷半小时急诊入院。

患者晨起时，被儿子发现昏迷不醒，未见呕吐，房间有一煤火炉。患者一人单住，昨夜入睡前一切正常，仅常规服用降压药物，未用其他药物，未见异常药瓶。

既往史：有高血压病史 5 年，无肝、肾和糖尿病史，无药物过敏史。

查体：T 36.8 ℃，P 98 次/分，R 24 次/分，BP 160/90 mmHg。昏迷，呼之不应，皮肤黏膜无出血点，浅表淋巴未触及，巩膜无黄染，瞳孔等大等圆，直径 3 mm 光反射灵敏，口唇樱桃红色，颈软，无抵抗，甲状腺（-），心界不大，心率 98 次/分，律齐，无杂音，双肺叩诊呈清音，无啰音，腹部平软，肝脾肋下未触及，克氏征（-），布氏征（-），双侧巴氏征（+），四肢肌力对称。

辅助检查：血常规示 Hb 130 g/L，WBC 6.8×10^9/L，N 0.68，L 0.28，M 0.04；尿常规（-）；肝肾功能示 ALT 38 IU/L，TP 68 g/L，Alb 38 g/L，TBIL 18 μmol/L，DBIL 4 μmol/L，Scr 98 μmol/L，BUN 6 mmol/L；电解质 K^+ 4.0 mmol/L，Na^+ 140 mmol/L，Cl^- 98 mmol/L。

要求：请根据以上病历摘要，将初步诊断、诊断依据（如有两个或以上诊断，应分别列出各自诊断依据）、鉴别诊断、进一步检查与治疗原则写在答题纸上。

（一）初步诊断、诊断依据及鉴别诊断

1. 初步诊断

（1）急性一氧化碳中毒。

（2）高血压病 2 级、中危组。

2. 诊断依据

（1）急性一氧化碳中毒。

①老年男性，突发意识障碍；在密闭空间使用火炉，为一氧化碳中毒常见原因。

②患者昏迷，巩膜无黄染，排除肝性昏迷。瞳孔等大等圆，对光反射灵敏，排除脑血管以外情况。

③查体：口唇呈现樱桃红色，为一氧化碳中毒特征性表现。

④辅助检查：血常规、尿常规、肝肾功能、电解质无异常，暂排除其他疾病。

结合病史、体征、辅助检查特点，急性一氧化碳中毒诊断成立。

（2）高血压病 2 级、中危组　患者 60 岁老年男性，既往有高血压病史，药物控制血压，血压为 160/90 mmHg，符合高血压诊断。

3. 鉴别诊断　其他中毒、脑血管意外、糖尿病酮症酸中毒。

（二）进一步检查

（1）血液 COHb 测定。

（2）脑电图。

（3）头颅 CT。

（三）治疗原则

（1）一般治疗：保持呼吸道通畅，机械通气，高浓度吸氧，监测生命体征。

（2）特效疗法：高压氧治疗。

（3）对症支持治疗：防治脑水肿，脱水（甘露醇），糖皮质激素治疗；控制抽搐（地西泮）；促进脑细胞代谢（能量合剂），维持水电解质、酸碱平衡；营养支持治疗。

（4）防治急性 CO 中毒迟发脑病。

（5）健康宣教：

①屋内火炉安装烟囱，严格密封、防止中毒。

②加强心理疏导，建立康复信心。

二十五、有机磷农药中毒

患者，女性，22 岁。突发昏迷 20 分钟入院。

患者 1 个小时前因与家人发生矛盾，卧室内自服不明药水 1 小瓶，把药瓶打碎扔掉，半小时前被家人发现，患者出现腹痛、恶心，并呕吐一次，吐出物有大蒜味，送院过程中逐渐神志不清，并出现大小便失禁，大汗淋漓。

既往史：既往体健，无肝、肾、糖尿病史，无药物过敏史，月经史、个人史及家族史无特殊。

查体：T 36.5 ℃，P 98 次 / 分，R 30 次 / 分，BP 150/80 mmHg。平卧位，神志不清，呼之不应，压眶有反应，皮肤湿冷，全身肌肉颤动，巩膜不黄，瞳孔针尖样大小，对光反射弱，流涎、流泪。双肺叩诊清音，两肺较多哮鸣音和散在湿啰音，心界不大，心率 98 次 / 分，律齐，无杂音，腹平软，肝脾未触及，双下肢不肿。

辅助检查： 血常规示 Hb 125 g/L，WBC 7.4×10^9/L，N 0.68，L 0.30，M 0.02，PLT 156×10^9/L。

要求：请根据以上病历摘要，将初步诊断、诊断依据（如有两个或以上诊断，应分别列出各自诊断依据）、鉴别诊断、进一步检查与治疗原则写在答题纸上。

（一）初步诊断、诊断依据及鉴别诊断

1.初步诊断 急性有机磷农药中毒。

2.诊断依据

（1）青年女性，遭遇生活负性事件，自行服用不明药液。

（2）患者出现腹痛，恶心呕吐，大小便失禁，大汗淋漓，流涎流泪，瞳孔缩小为典型毒蕈碱样的症状；患者出现肌肉颤动，血压上升，心率增快为有机磷农药中毒烟碱样症状；患者出现渐进性意识障碍为中枢神经系统症状。

（3）查体：针尖样大小的瞳孔，大蒜臭味为有机磷农药中毒的典型特点。

（4）无其他引起昏迷的疾病史。

结合病史、体征、辅助检查特点，急性有机磷农药中毒诊断成立。

3. 鉴别诊断　镇静催眠药物中毒、急性脑血管意外、一氧化碳中毒。

（二）进一步检查

（1）全血胆碱酯酶活力测定。

（2）尿中有机磷农药分解产物的测定。

（3）血气分析。

（4）肝肾功能、血糖、电解质、心电监护等。

（三）治疗原则

（1）一般治疗：吸氧，必要时气管插管机械通气，监测生命体征。

（2）迅速清除体内毒物，促进已经吸收毒物的排泄：洗胃、导泻、血液净化治疗。

（3）特效解毒剂的使用，早期、足量、联合、重复用药，胆碱酯酶复活剂解磷定等；抗胆碱药：阿托品等。

（4）对症支持治疗：防治脑水肿，甘露醇和糖皮质激素脱水治疗；根据心律失常的类型选用适当的抗心律失常药物；维持水电解质、酸碱平衡；防治感染等。

（5）密切观察病情：警惕并防止出现反跳现象、迟发性多发性神经病和中间型综合征。

（6）健康宣教：

①清淡易消化流质、半流质饮食，少食多餐，促进胃肠道功能恢复。

②心理辅导，沟通安慰，帮助患者树立良好的心态，积极进行治疗。

第三节　儿科病案分析

一、小儿肺炎

患儿，男性，2岁，发热、咳嗽3天，加重伴气促及口唇发绀半天。

患儿于3天前受凉后出现流涕、鼻塞、喷嚏，伴有低热，体温波动于38～39 ℃，同时伴有轻微咳嗽，无气促及喘息，服药后症状无好转。入院前半天咳嗽加重，咳痰，伴有明显气促、喘息及口唇发绀，烦躁不安。剧烈咳嗽时伴呕吐，精神食欲明显下降，大便每日5次，黄色稀便，量不多，无黏液、无脓血。小便正常。

查体：T 38.5 ℃，P 168次/分，R 63次/分。发育正常，精神差，烦躁不安，气促，口唇及唇周发绀明显，可见鼻扇及吸气性三凹征，咽充血，胸廓饱满，叩诊呈过清音，双肺闻及固定的粗湿啰音，心率168次/分，心音有力，节律整齐，各瓣膜未闻及杂音。腹部平坦，肝脾未扪及。病理反射（－）。

辅助检查：胸片示双肺纹理增粗、气肿征明显。血常规示 WBC 14.0×10^9/L，N 0.69，L 0.31，PLT 350×10^9/L。血气分析示 pH 7.35，PaO_2 50 mmHg，$PaCO_2$ 75 mmHg，SaO_2 80%。

要求：请根据以上病历摘要，将初步诊断、诊断依据（如有两个或以上诊断，应分别列出各自诊断依据）、鉴别诊断、进一步检查与治疗原则写在答题纸上。

（一）初步诊断、诊断依据及鉴别诊断

1. 诊断

（1）支气管肺炎（重症，细菌性可能性大）。

（2）Ⅱ型呼吸衰竭。

2. 诊断依据

（1）支气管肺炎（重症，细菌性可能性大）。

①幼儿，急性起病；有受凉诱因，出现发热、咳嗽、咳痰、气促（为典型的呼吸道感染症状）；精神差，烦躁不安，轻度腹泻和呕吐（全身症状）。

②查体：咽充血，胸廓饱满，叩诊呈过清音，双肺闻及固定的粗湿啰音（典型的支气管肺炎的体征）。

③辅助检查：胸片示双肺纹理增粗、气肿征明显（提示肺气肿）；血常规示白细胞及中性粒细胞比例增高（提示细菌感染可能性大）。

结合病史、症状、体征及辅助检查，支气管肺炎诊断成立。

（2）Ⅱ型呼吸衰竭。

①患儿气促、发绀，鼻扇及吸气性三凹征阳性，R 63 次 / 分（有缺氧症状，呼吸频率增快）。

②血气分析示 pH 7.35，PaO_2 50 mmHg，$PaCO_2$ 75 mmHg，SaO_2 80%（低氧血症合并二氧化碳潴留满足Ⅱ型呼吸衰竭的诊断）。

综上所述，患儿支气管肺炎合并呼吸衰竭可诊断为重症肺炎。

3. 鉴别诊断 急性支气管炎、肺结核、支气管异物、支气管哮喘。

（二）进一步检查

（1）痰细菌培养 + 药敏试验。

（2）CRP，降钙素，血清电解质及肝肾功能、心肌酶谱检查。

（3）心电图。

（4）必要时 PPD 试验或痰查抗酸杆菌。

（三）治疗原则

1. 一般治疗 注意休息，合理饮食，室内空气流通。

2. 药物治疗

（1）抗生素治疗：首选青霉素类或头孢菌素类抗生素。

（2）抗病毒治疗：若合并有流感病毒感染，可用磷酸奥司他韦口服，部分可选用中药治疗。

（3）对症治疗：保持呼吸道通畅，祛痰、雾化、吸氧、降温、镇静。

（4）必要时应用糖皮质激素及生物制剂。

3. 其他治疗

（1）纠正酸碱失衡，必要时机械通气。

（2）防止并发症。

4. 健康宣教

（1）加强营养补充、体格锻炼，提高免疫力。

（2）注意保暖，避免着凉。

（3）注意室内通风，少到公共场合，避免被动吸烟，注意手卫生，预防交叉感染。

（4）定期健康检查，可对某些常见细菌、病毒，进行特异性的预防接种。

（5）积极预防和治疗营养障碍性疾病。

二、腹泻病

患儿，男性，7个月。发热3天，腹泻2天。于2022年11月3日入院。

患儿3天前无明显诱因出现发热，体温波动于38～39℃，后开始排黄色稀便，量较多，每日5余次，无腥臭味，无黏液及脓血，无呕吐。于昨日腹泻加重，为黄色稀水样便，每日10余次，精神差，食欲差，已12小时未解小便。既往体健，混合喂养，按时添加辅食，生长发育同正常儿，否认药物过敏史，按计划接种疫苗。

查体：T 38.5℃，P 155次/分，R 42次/分，BP 80/50 mmHg，体重7 kg。急性病容，嗜睡，精神差。皮肤干燥、弹性差，四肢冷，眼窝极凹陷，前囟1.2 cm×1.2 cm，深凹陷，口唇干燥，无发绀，咽部略充血，双肺呼吸音清，心音低钝，律齐，未闻及杂音，肝肋下1.0 cm，质软，脾肋下未触及，移动性浊音阴性。颈无抵抗，病理征阴性。

辅助检查：血常规示Hb 145 g/L，RBC $5.2×10^{12}$/L，WBC $3.9×10^9$/L，N 0.20，L 0.80，PLT $300×10^9$/L。粪常规未见WBC、RBC。

要求：请根据以上病历摘要，将初步诊断、诊断依据（如有两个或以上诊断，应分别列出各自诊断依据）、鉴别诊断、进一步检查与治疗原则写在答题纸上。

（一）初步诊断、诊断依据及鉴别诊断

1. 初步诊断

（1）腹泻病（重型，轮状病毒肠炎可能性大）。

（2）重度脱水。

2. 诊断依据

（1）腹泻病（重型，轮状病毒肠炎可能性大）。

①婴儿，急性起病；秋季起病，为轮状病毒性肠炎好发季节。

②发热、大便次数增多、大便性状改变、呈蛋花水样便，无腥臭味，无黏液、脓血（为典型的轮状病毒性肠炎症状）。

③查体：患儿精神差，嗜睡，皮肤口唇干燥、弹性差，四肢冷，眼窝、前囟凹陷（提示腹泻伴有全身中毒症状及脱水可诊断为重型腹泻）。

④辅助检查：粪常规示未见红、白细胞（提示病毒性、产毒性细菌或者非感性腹泻可能性大）；实验室检查血白细胞总数偏低、分类淋巴细胞比例增高（提示病毒性肠炎

可能性大）。

结合病史、症状、体征及辅助检查，重型腹泻病诊断成立，轮状病毒性肠炎可能性大。

（2）重度脱水。

①患儿发热、腹泻2天。

②查体：精神差，嗜睡，皮肤干燥、弹性差，四肢冷，眼窝、前囟深凹陷，尿极少，心音低钝、脉搏增快（为重度脱水的体征）。

综上所述，可诊断为重型腹泻病合并重度脱水。

3. 鉴别诊断 细菌性腹泻、生理性腹泻、肠吸收功能障碍性腹泻。

（二）进一步检查

（1）动脉血气分析、血清电解质检查。

（2）病毒抗原检测。

（3）大便细菌培养及药敏试验。

（4）必要时腹部X片及心电图检查。

（三）治疗原则

1. 饮食疗法 坚持继续母乳喂养，调整饮食性质（暂停乳类喂养，改为豆类代乳品或发酵奶或去乳糖配方奶粉喂养。腹泻停止后，逐渐恢复营养丰富的饮食）。

2. 液体疗法（静脉补液）

①第一天补液：定量：补液总量（定量）150～180 mL/kg[扩容：20 mL/kg；累计损失量：约总量（扣除扩容液量）的1/2；继续损失量和生理需要量：约总量（扣除扩容液量）的1/2]。定性：根据脱水性质选用不同张力的溶液。定速：快速扩容于30～60分钟内快速输入，累计损失量每小时8～10 mL/kg，继续损失量和生理需要量5 mL/（kg·h）。

②第二天及以后补液：主要补充继续损失量和生理需要量。

③纠正酸中毒、低钾、低钙、低镁。

3. 药物治疗

①控制感染：病毒性肠炎若为重症患儿可选用抗生素；若合并细菌感染可根据大便细菌培养和药敏试验结果选择合适的抗生素。

②肠道微生态疗法，如双歧杆菌、嗜酸乳杆菌等。

③用肠黏膜保护剂，如蒙脱石粉。

④补锌等微量元素治疗。

4. 健康宣教

①合理喂养，提倡母乳喂养，及时添加辅食。

②养成良好的卫生习惯，注意乳品的保存及奶具、玩具定期消毒。

③适当增加户外活动，预防疾病；注意天气变化，防止受凉或过热。

④避免长期滥用广谱抗生素，防止因肠道菌群失调发生难治性腹泻。

⑤轮状病毒性肠炎最常见，可进行疫苗接种。

三、维生素 D 缺乏性佝偻病

患儿，男性，4 个月。烦躁、哭闹 1 个月。

1 个月前，患儿无明显诱因出现烦躁不安，爱哭闹，以睡前明显，睡眠时间少，轻刺激即惊醒，常出现易惊、汗多。无发热、咳嗽、呕吐、腹泻。为进一步检查前来就诊。患病以来精神饮食如常，大小便正常。

个人史：为第一胎，36 周顺产，出生体重 2 700 g，出生在冬季，生后母乳喂养 2 个月改为混合喂养，未加其他辅食及鱼肝油，按时预防接种。2 个月余会抬头，母孕期体健，未服用维生素制剂，否认患儿抽搐史。

查体：T 37 ℃，P 110 次 / 分，R 35 次 / 分，BP 85/55 mmHg，体重 6 kg。睡眠状态，触之即惊醒，可见下颌及手抖动，全身皮肤温暖，无出血点、黄染，皮下脂肪厚 0.7 cm。头部枕骨有压乒乓球样感受。头围 40 cm，前囟 2.5 cm × 2.5 cm。头发稀少、色黄，枕秃明显、未出汗。呼吸平稳，双肺呼吸音清晰，心率 110 次 / 分，律齐，未闻及杂音。腹软，肝肋下 1 cm，质软，脾未触及。

要求：请根据以上病历摘要，将初步诊断、诊断依据（如有两个或以上诊断，应分别列出各自诊断依据）、鉴别诊断、进一步检查与治疗原则写在答题纸上。

（一）初步诊断、诊断依据及鉴别诊断

1.初步诊断　维生素 D 缺乏性佝偻病（活动期）。

2.诊断依据

（1）婴儿，3 个月发病，且冬季出生，为此病的好发年龄及好发时间。

（2）患儿混合喂养，未添加维生素制剂，易造成维生素 D 缺乏。

（3）出现易惊，烦躁、哭闹、多汗等神经兴奋性增高的初期症状。

（4）查体：患儿出现枕秃、颅骨软化（枕骨有压乒乓球样感受）的骨骼改变（提示此病处于激期，即活动期）。

结合病史、症状、体征，维生素 D 缺乏性佝偻病（活动期）诊断成立。

3.鉴别诊断　维生素 D 缺乏性手足搐搦症、维生素 D 依赖性佝偻病、肾性佝偻病、黏多糖病、软骨营养不良、脑积水、甲低。

（二）进一步检查

1.血生化：血清钙、磷、碱性磷酸酶、25-（OH）D_3 检测

2.骨骼 X 线片检查

3.必要时甲状旁腺激素、肝肾功能测定

（三）治疗原则

1.活动期治疗

（1）补给维生素 D：口服，2 000 ～ 5 000 IU/d 或 25-（OH）$_2D_3$ 0.5 ～ 2.0 μg，1 个月后改为预防量 400 IU/d。

（2）膳食补充钙剂，牛奶 500 mL/d，若合并低血钙则补充钙剂。

2.恢复期治疗　多晒太阳，改善营养，冬春季节口服维生素 D 预防量。

3. 后遗症矫正治疗 轻度骨骼畸形可加强体格锻炼促进畸形矫正，严重下肢畸形影响行走者，可考虑手术矫正。

4. 合理营养 供给富含蛋白质、维生素 D 和钙的食物，保持户外活动，多晒太阳。

5. 健康宣教

（1）提倡母乳喂养，及时添加辅食。

（2）多晒太阳，平均每日户外活动应在 1～2 小时。

（3）对于早产儿、低出生体重儿、双胎儿生后 1 周开始，每日口服维生素 D 800 IU，连续服用 3 个月后改预防量。足月儿生后 2 周开始补充维生素 D 400 IU，均补充至 2 周岁。

四、常见出疹性疾病

患儿，男性，2 岁。发热 3 天，皮疹 1 天。

患儿 3 天前无明显诱因发热，T 39 ℃，伴流涕、咳嗽、流泪。家长给予感冒冲剂和退热药口服后，体温仍不降。今起颜面、躯干出疹。仍有高热，咳嗽加重，气促，呕吐 2 次。患儿食欲差，精神不振。平素体弱，未按时预防接种，否认传染病接触史。

查体：T 39 ℃，P 150 次/分，R 52 次/分。神志清楚，精神差，呼吸急促，无三凹征，口唇红润，全身皮肤自头面部至躯干、四肢均可见散在分布的红色斑丘疹，压之褪色，部分融合成小片状，疹间可见正常皮肤。咽部充血，双侧颊黏膜可见散在少量白色斑点，不易拭去。双肺呼吸音粗，可闻及细湿啰音。心率 150 次/分，律齐，未闻及杂音。腹平软，肝肋下 1 cm，脾未触及。四肢肌张力正常。

要求：请根据以上病历摘要，将初步诊断、诊断依据（如有两个或以上诊断，应分别列出各自诊断依据）、鉴别诊断、进一步检查与治疗原则写在答题纸上。

（一）初步诊断、诊断依据及鉴别诊断

1. 初步诊断

（1）麻疹（出疹期）。

（2）肺炎。

2. 诊断依据

（1）麻疹（出疹期）。

①2 岁男孩，平素体弱，未按时预防接种（高危因素）。

②无诱因发热 3 天，伴流涕、咳嗽、流泪（发热、呼吸道卡他症状是麻疹的前驱期症状）。

③双侧颊黏膜少量白色斑点（麻疹黏膜斑，为麻疹早期特征性体征）；全身皮肤散在红色斑丘疹，压之褪色，且出疹期间仍有高热、卡他症状加重（为典型的麻疹出疹期的体征）。

结合高危因素、症状、体征，麻疹（出疹期）诊断成立。

（2）肺炎。

①患儿发热 3 天，皮疹 1 天，拟诊为麻疹。

②患儿有咳嗽、气促症状。

③查体：呼吸频率增快双肺呼吸音粗，可闻及细湿啰音。

结合症状、体征，提示麻疹合并肺炎。

3. 鉴别诊断　水痘、风疹、幼儿急疹、药物疹、猩红热。

（二）进一步检查

（1）血清麻疹特异性抗体。

（2）胸部 X 线。

（3）病毒抗原检测或病毒分离。

（4）血常规。

（三）治疗原则

1. 隔离　隔离观察至出疹后 10 天。

2. 一般治疗　卧床休息，保持房间通风，加强营养、多饮水；保持衣物、皮肤、黏膜清洁卫生。

3. 药物治疗

（1）对症治疗：退热，止咳、化痰。

（2）并发症治疗：合并肺炎时使用抗生素、吸氧等。

（3）抗病毒治疗。

4. 健康宣教

（1）在麻疹流行期间，易感者应避免到人群聚集的场所。

（2）被动免疫：接触麻疹后 5 天内给予免疫球蛋白 0.25 mL/kg 肌内注射。

（3）主动免疫：按时接种麻疹减毒活疫苗。

第四节　妇产科病案分析

一、产科疾病——异位妊娠

患者，女性，25 岁。因停经 50 天，刮宫术后 2 天，腹痛 2 小时就诊。

患者平时月经规律，末次月经为 2016 年 11 月 01 日，2016 年 12 月 18 日因停经 48 天、尿 HCG 阳性，拟诊为"早孕"在当地医院行人工流产术，手术记录不详。2016 年 12 月 20 日上午 10 时突然出现下腹坠痛、肛门坠胀，伴面色苍白、出汗、头晕，并晕厥两次，来我院急诊就诊。急诊 B 超提示：盆腔中等量积液，左附件区低回声包块，后穹隆穿刺抽出 2 mL 不凝固血液，急诊收入妇科病房。

既往史：患者有慢性盆腔炎 3 年，曾行对症治疗。否认传染病史和药物过敏史。月经史：13 岁初潮，月经周期 5/28 天，量中等，无痛经，未避孕，2011、2013 年分别行人工流产 1 次。个人史、家族史无特殊。

查体：T 37.3 ℃，P 104 次 / 分，R 24 次 / 分，BP 80/50 mmHg。

发育正常，营养中等，贫血貌，痛苦面容，神志清楚，检查合作；皮肤黏膜苍白，湿冷，无黄染；全身体表淋巴结未触及肿大；头颅五官无异常，巩膜无黄染；颈软，气管居中，颈静脉无怒张，甲状腺无肿大；胸廓无畸形，心肺未发现异常；腹部略膨隆，下腹部有压痛、反跳痛及肌紧张，以左侧为剧，移动性浊音阳性，未触及包块，肠鸣音正常；脊柱四肢正常；神经系统检查正常。

妇科检查：外阴已婚未产式；阴道：畅，少量陈旧性血液；宫颈光滑，举痛阳性；子宫：后位，饱满，压痛，质地软，有漂浮感；附件：左附件区似可触及直径 6 cm 的包块，双附件区压痛，以左侧为著。

辅助检查：血常规示 Hb 65 g/L，WBC 9×10^9/L，PLT 230×10^9/L。尿 HCG 阳性。

请根据以上病历摘要，将初步诊断、诊断依据（如有两个或以上诊断，应分别列出各自诊断依据）、鉴别诊断、进一步检查与治疗原则写在答题纸上。

（一）初步诊断、诊断依据及鉴别诊断

1. 初步诊断

（1）异位妊娠（左侧输卵管妊娠破裂）。

（2）失血性休克。

2. 诊断依据

（1）异位妊娠（左侧输卵管妊娠破裂）。

①患者生育年龄，已婚妇女；有慢性盆腔炎病史、2 次人流史。

②发病前 3 天有人工流产手术史，记录不详，不能明确是否见到绒毛，提示妊娠但不能确定为宫内妊娠。

③术后 3 天突然出现下腹坠痛、肛门坠胀，伴面色苍白、出汗、头晕，并晕厥两次，提示可能腹腔内有脏器出血引起休克，结合有妊娠史，考虑宫外孕病灶破裂发生内出血可能性极大。

④腹部略膨隆，下腹部有压痛、反跳痛及肌紧张，移动性浊音阳性，提示腹腔内有大量液体，存在内出血可能。宫颈举痛，子宫正常大小、软，左附件触及 6 cm 直径的包块，压痛，提示左侧输卵管妊娠；后穹隆穿刺抽出 2 mL 不凝固血液，尿 HCG 阳性，符合左侧输卵管妊娠破裂，腹腔内出血情况。

（2）失血性休克。

①面色苍白、出汗、头晕，并晕厥 2 次。

②P 104 次 / 分，R 24 次 / 分，BP 80/50 mmHg，休克指数为 1.3，提示失血量 1 000 ～ 1 500 mL。

③Hb 65 g/L。

3. 鉴别诊断 黄体破裂、卵巢囊肿蒂扭转、卵巢囊肿破裂、妊娠流产、急性阑尾炎。

（二）进一步检查

（1）急诊盆腔 B 超、HCG 测定、孕激素测定。

（2）急查血型、交叉配血试验、电解质等。

（三）治疗原则

（1）严密观察生命体征、禁食、中凹卧位、保暖、吸氧。

（2）开放静脉通道，输晶体和胶体液，必要时输血进行抗休克治疗。

（3）在抗休克同时，做好术前准备，行剖腹探查术，根据探查情况决定手术方式。术后行支持、对症、预防感染治疗。

（4）健康宣教：

①术后早期下床活动，可预防深静脉血栓形成，促进肠蠕动恢复及伤口愈合。

②向患者解释术后由于子宫蜕膜剥脱，出现少量的阴道出血，属正常现象。注意保持外阴清洁，勤换卫生垫。

③术后留置尿管应保持外阴清洁，防止尿道感染，拔除尿管后适当饮水，定期小便，尽快自解小便。

④异位妊娠多有内出血及失血的症状，术后肠胃功能恢复后，注意饮食调养，进食容易消化、高蛋白、高维生素及含铁丰富的食物，如鸡、猪瘦肉、鱼、蛋类等。

二、产科疾病——流产

患者，女性，31岁，已婚，患者因经量增多2年就诊。

患者既往月经规律，6～7/26～28天，量中，无痛经，近2年经量明显增多，有血块，每次需用卫生巾4包，近2月经期伴心慌乏力，食欲、大小便均正常。末次月经为2017年6月5日，月经干净3天就诊。

既往史：患者结婚8年，曾怀孕3次，均于孕12～16周自然流产，末次流产时间为2016年6月，未避孕。否认肝炎、结核病等传染病史。否认食物、药物过敏史，个人史、家族史无特殊。

查体：T 36.5 ℃，P 86次/分，R 20次/分，BP 105/70 mmHg。发育正常，营养中等，贫血貌，皮肤巩膜无黄染；全身体表淋巴结未触及肿大；心肺无异常，腹平软，肝脾未扪及，耻骨联合上可触及一肿物，质硬，活动无压痛。

盆腔检查：外阴已婚型，阴道畅，黏膜无充血，少量白色分泌物、无异味。宫颈光滑，宫体前位，增大如孕3月大小，前壁有明显结节凸起，质硬，活动好，无压痛，双附件未扪及肿物，无压痛。

辅助检查：血常规示 Hb 92 g/L，WBC 8.5×10^9/L，PLT 210×10^9/L。尿常规无异常。

要求：请根据以上病历摘要，将初步诊断、诊断依据（如有两个或以上诊断，应分别列出各自诊断依据）、鉴别诊断、进一步检查与治疗原则写在答题纸上。

（一）初步诊断、诊断依据及鉴别诊断

1.初步诊断

（1）子宫肌瘤。

（2）复发性流产。

（3）失血性贫血（轻度）。

2. 诊断依据

（1）子宫肌瘤。

①患者为生育年龄女性。

②月经量增多 2 年，为子宫肌瘤最常见症状。

③耻骨联合上可触及一肿物，质硬，活动无压痛；子宫增大、形状不规则，质硬活动好，为子宫肌瘤典型体征。

（2）复发性流产：已婚女性连续三次中期自然流产，符合复发性流产诊断。

（3）失血性贫血（轻度）：

①女性，月经增多 2 年，近 2 月出现心慌乏力，提示失血过多。

②贫血貌，血常规 Hb 92 g/L，支持轻度贫血的诊断。

3. 鉴别诊断　子宫腺肌病、卵巢肿瘤、妊娠子宫、盆腔炎性包块。

（二）进一步检查

（1）盆腔 B 超、凝血功能、肝肾功能检查。

（2）宫腔镜检查、血清 CA125 测定、腹腔镜检查。

（三）治疗原则

（1）支持对症治疗：加强营养，给予铁剂纠正贫血。

（2）行子宫肌瘤切除术，术后行止血、预防感染等治疗。

（3）针对复发性流产原因进行治疗，中期流产常见原因为宫颈内口松弛，可于妊娠前行宫颈内口修补术或于妊娠 14～18 周行宫颈内环扎术，术后定期随诊，提前入院待产。

（4）健康宣教：

①在受孕前，男女双方应进行全面的身体检查，并改掉吸烟、酗酒等不良生活习惯。

②妊娠期保持良好的情绪、乐观的心态。饮食宜清淡易消化，多吃新鲜的蔬菜和水果。

③妊娠后避免到公共场所，减少感染的发生。避免劳累、剧烈运动，妊娠 12 周内禁止性生活。

④妊娠期保持会阴部清洁，维持良好的卫生习惯。注意有无腹痛、阴道流血等异常情况，如有发生，及时就诊。

三、产科疾病——产后出血

孕妇，29 岁，产后阴道大量出血 20 分钟。

患者平素月经规律，孕期正常，无合并症及并发症。因孕 2 产 0，孕 40 周，枕左前位，先兆临产于 2017 年 5 月 20 日 8 时入院待产。5 月 20 日 10 时自然临产，产程顺利，于 5 月 21 日 2 时自娩一女婴，3 900 g，后 20 分钟胎盘自行娩出，查胎盘胎膜完整。阴道活动性出血，色鲜红，约 600 mL。

查体：T 36.2 ℃，P 96 次/分，R 20 次/分，BP 90/60 mmHg。一般情况尚可，神志清楚，面色苍白，轻度贫血貌，皮肤黏膜未见出血点；心肺体检无异常；腹平软，宫底脐上一指，子宫软，轮廓不清。阴道检查可见阴道活动性出血，查宫颈及阴道壁无裂伤，无血肿。

辅助检查：血常规示 RBC 2.88×10^{12}/L，WBC 7.9×10^{9}/L，Hb 85 g/L，PLT 106×10^{9}/L。

要求：请根据以上病历摘要，将初步诊断、诊断依据（如有两个或以上诊断，应分别列出各自诊断依据）、鉴别诊断、进一步检查与治疗原则写在答题纸上。

（一）初步诊断、诊断依据及鉴别诊断

1. 初步诊断

（1）孕 2 产 1 孕 40 周，自然分娩。

（2）产后出血（宫缩乏力）。

（3）失血性贫血（中度）。

2. 诊断依据

（1）孕 2 产 1 孕 40 周，自然分娩、患者平素月经规律，因孕 2 产 0，孕 40 周阴道顺产一女婴。

（2）产后出血（宫缩乏力）。

①产后阴道出血 20 分钟，约 600 mL，符合产后出血的诊断（胎儿娩出后 24 小时内，出血量超过 500 mL）。

②子宫软，轮廓不清，分析导致产后出血的原因为宫缩乏力。

③查宫颈及阴道壁无裂伤，无血肿，可排除软产道损伤所致出血；皮肤黏膜未见出血点，可基本排除凝血功能异常所致出血；胎盘自行娩出，查胎盘胎膜完整，可排除胎盘因素所致出血。

（3）失血性贫血（中度）。

①阴道出血约 600 mL。

②血常规 Hb 85 g/L。

3. 鉴别诊断　软产道损伤所致产后出血、胎盘因素所致产后出血、凝血功能异常所致出血、子宫破裂。

（二）进一步检查

（1）盆腔 B 超、凝血功能、肝肾功能检查。

（2）血型、交叉配血试验。

（三）治疗原则

（1）严密观察生命体征、阴道出血情况，输液补充血容量，给予铁剂纠正贫血。

（2）针对宫缩乏力进行治疗。

①按摩子宫同时使用宫缩剂，包括静脉滴注缩宫素或宫体注射、米索前列醇 200 μg 舌下含服等。

②在缩宫素使用无效且无急诊手术条件时考虑宫腔纱条填塞压迫止血。

③在缩宫素使用无效时，可行急诊手术子宫动脉上行支结扎或子宫动脉或髂内动脉；经积极抢救无效、危及产妇生命时可考虑子宫切除术。

（3）必要时输血，应用抗生素预防感染。

（4）健康宣教：

①妊娠期：加强孕期保健，及时治疗全身性疾病。

②分娩期：定期健康宣教，消除孕妇紧张情绪，密切观察产程进展，及时应用缩宫素预防产后出血。

③产褥期：在产房内观察 2 小时，注意产妇一般情况、生命体征、宫缩、阴道出血、膀胱充盈情况，鼓励产妇按时排尿、尽早哺乳。

四、妇科疾病——盆腔炎性疾病

患者，女性，25 岁，已婚。因人流术后 5 天，下腹痛伴发热 1 天就诊。

平时月经规律 5/30 天。5 天前因停经 50 天行人工流产术，手术情况不详。术后一直有少量阴道出血，色暗红。1 天前感右下腹疼痛渐加剧，波及全下腹，自测体温 37.8 ℃，阴道出血增多，有明显气味。

患病以来，精神较差，食欲不佳，大便次数增加、呈黄褐色糊状便、无里急后重感，小便、体重无明显变化。

既往史：23 岁结婚，孕 3 产 0，未避孕。一年前末次人工流产术后，常有下腹疼痛，未进行诊治。否认结核等传染病史及手术外伤史，否认药物过敏史。家族史无特殊。

查体：T 38 ℃，P 106 次 / 分，BP 120/80 mmHg，一般情况尚可，面色红，屈曲位，心肺（－）。下腹肌紧张（＋），压痛（＋），反跳痛（＋），以右下腹为显著，移动性浊音（－）。

妇科检查：外阴已婚未产型，阴道畅，有少量暗红色血，宫颈中糜，肥大、举痛（＋），子宫后位，大小无异常，质软，活动差，压痛（＋），双附件增厚，压痛，右附件区可扪及 6 cm×3 cm×2 cm 大小的腊肠形包块，活动差，压痛明显。

辅助检查：血常规示 Hb112 g/L，WBC $19×10^9$/L，N 0.85，L 0.15，PLT $180×10^9$/L。

根据以上病历摘要，请将初步诊断、诊断依据（如有两个或以上诊断，应分别列出各自诊断依据）、鉴别诊断、进一步检查与治疗原则写在答题纸上。

（一）初步诊断、诊断依据及鉴别诊断

1. 初步诊断

（1）盆腔炎性疾病。

（2）慢性宫颈炎。

（3）人流术后。

2. 诊断依据

（1）盆腔炎性疾病。

①患者已婚年轻女性，多次人流史；近 1 年有下腹疼痛，排除其他原因导致，提示盆腔炎性疾病可能。

②人流术后出现右下腹疼痛向全腹波及、发热、阴道出血增多，有明显气味，提示感染部位延及子宫内膜、盆腔腹膜、盆腔结缔组织。

③下腹肌紧张，有压痛及反跳痛，提示盆腔感染，有腹膜刺激征。

④宫颈举痛、宫体及附件压痛，为盆腔炎症最低诊断标准，右侧附件腊肠形包块，提示存在右侧输卵管积液或输卵管卵巢脓肿可能。

⑤白细胞总数增加，中性粒细胞增多，提示感染。

（2）慢性宫颈炎　已婚年轻女性，多次人流史，宫颈肥大，提示慢性宫颈炎。

（3）人流术后　5 天前因停经 50 天行人工流产术。

3. 鉴别诊断　异位妊娠、吸宫不全并感染、卵巢囊肿蒂扭转、急性阑尾炎。

（二）进一步检查

（1）盆腔 B 超检查、血沉、C 反应蛋白、宫颈分泌物检查。

（2）HCG 测定、宫颈分泌物培养及药敏试验。

（3）必要时行磁共振（MRI）检查。

（三）治疗原则

（1）取半卧位、降温、补液等支持对症治疗。

（2）抗生素治疗，根据经验进行药物配伍或根据药敏试验调整抗生素应用。

（3）药物治疗无效、包块持续存在，应及时手术治疗。

（4）健康宣教：

①注意经期、产褥期、流产后的卫生保健，经期勤换经垫及内裤，经期禁性生活、盆浴及游泳，以防感染。

②平时保持外阴清洁，勤换内裤，养成良好的卫生习惯。

③避免不洁性交及滥交，丈夫有性病者，需同时治疗。

④注意劳逸结合，保证睡眠时间。

⑤正确认识疾病，急性盆腔炎应积极彻底治疗。慢性盆腔炎因病程较长，病情反复，应解除思想顾虑，树立战胜疾病的信心，配合治疗。

五、妇科疾病——卵巢肿瘤蒂扭转

患者，女性，20 岁，未婚。因下腹疼痛 1 小时入院。

平素月经规则，末次月经 2017 年 1 月 20 日，无痛经，月经量中等。今为月经第 3 天，1 小时前，起床后突然下腹剧烈绞窄性疼痛伴恶心、呕吐，为胃内容物，非喷射样呕吐，不伴有发热，无腹泻，急来就诊。

既往史：否认性生活史，否认结核病等传染病史及手术外伤史，否认药物过敏史。家族史无特殊。

查体：T 37.2 ℃，P 92 次 / 分，R 22 次 / 分，BP 90/60 mmHg。痛苦面容，平车入病房，强迫体位，查体欠合作，心、肺未见异常，下腹平坦，右下腹压痛（＋），反跳痛（－），移动性浊音（－）。

妇科检查：（未婚，肛查）外阴未婚未产型，阴道口可见鲜红血迹，量中等。子宫前位，大小正常，活动可，右侧附件区可触及一直径 6 cm × 5 cm 包块，边界清，囊实感，欠活动，有明显压痛；左附件未触及异常。

请根据以上病历摘要，将初步诊断、诊断依据（如有两个或以上诊断，应分别列出各自诊断依据）、鉴别诊断、进一步检查与治疗原则写在答题纸上。

（一）初步诊断、诊断依据及鉴别诊断

1.初步诊断　右侧卵巢囊肿蒂扭转。

2.诊断依据

（1）突然下腹剧烈绞窄性疼痛，为卵巢囊肿蒂扭转的典型临床症状。

（2）右下腹压痛（＋），右侧附件区可触及包块，边界清，囊实感，欠活动，有明显压痛，提示可能为右侧卵巢囊肿。

3.鉴别诊断　流产、黄体破裂、异位妊娠、急性阑尾炎。

（二）进一步检查

（1）急诊经腹行盆腔 B 超检查、血常规。

（2）HCG 测定、肿瘤标志物检查。

（三）治疗原则

（1）卧床休息、严密观察生命体征、禁食水，注意腹痛情况。

（2）蒂扭转一经确诊，应尽快行手术治疗。

（3）术后行支持、对症及抗感染治疗。

（4）健康宣教：

①定期进行身体健康检查，早发现、早诊断、早治疗。

②发现卵巢有异常不能确诊者，应定期随访。

③保持良好情绪，注意劳逸结合，加强身体锻炼，增强体质，养成良好的饮食和卫生习惯。

第三章 实验室检查结果判读

第一节 临床常用检测

一、血液一般检测

（一）血红蛋白和测定红细胞计数

【正常参考值】

血红蛋白（成年男性 120～160 g/L，成年女性 110～150 g/L，新生儿 170～200 g/L）；红细胞数（成年男性 $4.0～5.5×10^{12}$/L，成年女性 $3.5～5.0×10^{12}$/L，新生儿 $6.0～7.0×10^{12}$/L）。

【结果判读】

1. 红细胞及血红蛋白增多　见于严重呕吐、腹泻、大量出汗、大面积烧伤、尿崩症、慢性肾上腺皮质功能减退、甲状腺功能亢进危象、糖尿病酮症酸中毒等相对性增多和胎儿及新生儿、高原地区居民等生理性增多及严重的慢性心、肺疾病，肾癌、肝细胞癌、卵巢癌、肾上腺皮质腺瘤、子宫肌瘤、肾胚胎瘤以及肾盂积水、多囊肾、真性红细胞增多症等病理性原因。

2. 红细胞及血红蛋白减少　见于婴幼儿及 15 岁以下的儿童（红细胞及血红蛋白一般比正常成人低 10%～20%）或部分老年人，妊娠中、晚期等生理性贫血及各种疾病所致的病理性贫血。

（二）白细胞计数

【正常参考值】

成人（4～10）×10^9/L；新生儿（15～20）×10^9/L；6个月～2岁（11～12）×10^9/L。

【结果判读】

白细胞总数高于正常值（成人为$10×10^9$/L）称为白细胞增多，低于正常值（成人为$4×10^9$/L）称为白细胞减少。白细胞总数的增多或减少主要受中性粒细胞数量的影响，淋巴细胞等数量的改变也会引起白细胞总数的变化。故白细胞总数变化需与白细胞分类计数结合判断。

（三）白细胞分类计数

【正常参考值】

中性粒细胞（N）0.5～0.7，嗜酸性粒细胞（E）0.005～0.05，嗜碱性粒细胞（B）0～0.01，淋巴细胞（L）0.2～0.4，单核细胞（M）0.03～0.08。

【结果判读】

1. 中性粒细胞增多　主要见于急性感染，特别是化脓性球菌（如金黄色葡萄球菌、溶血性链球菌、肺炎链球菌等）感染；急性化学药物中毒，如急性铅、汞中毒及安眠药中毒等；代谢紊乱所致的代谢性中毒，如糖尿病酮症酸中毒、尿毒症和妊娠中毒症；生物性中毒，如蛇毒、昆虫毒、毒蕈中毒等；在急性大出血后1～2小时内，特别是内出血时，白细胞计数可高达$20×10^9$/L；严重创伤，大面积烧伤，大手术后，急性心肌梗死及严重的血管内溶血后12～36小时；白血病、骨髓增殖性疾病及恶性肿瘤；各类恶性肿瘤，特别是消化道肿瘤，如肝癌、胃癌等。

2. 中性粒细胞减少　白细胞总数低于$4×10^9$/L时称为白细胞减少。当中性粒细胞绝对值低于$1.5×10^9$/L时，称为粒细胞减少症，低于$0.5×10^9$/L时称为粒细胞缺乏症。中性粒细胞减少主要见于革兰氏阴性杆菌感染，如伤寒、副伤寒杆菌感染，某些病毒感染性疾病，如流感、水痘、风疹、病毒性肝炎、巨细胞病毒感染，某些原虫感染，如疟疾、黑热病等；物理、化学损伤如X射线、γ射线、放射性核素等物理损伤，化学物质如苯、铅、汞等，以及化学药物如氯霉素、抗肿瘤药、磺胺类药、抗糖尿病及抗甲状腺药物等；再生障碍性贫血、恶性组织细胞病、巨幼细胞贫血、非白血性白血病、严重缺铁性贫血、阵发性睡眠性血红蛋白尿，以及骨髓转移癌等血液系统疾病；系统性红斑狼疮等自身免疫性疾病；各种原因引起的脾脏肿大及其功能亢进等。

3. 嗜酸性粒细胞增多　主要见于过敏性疾病，如支气管哮喘、药物过敏、食物过敏、荨麻疹、血管神经性水肿、血清病等；皮肤病，如湿疹、天疱疮、剥脱性皮炎、银屑病等；血液病，如慢性粒细胞白血病、嗜酸粒细胞白血病、多发性骨髓瘤、淋巴瘤、嗜酸性粒细胞肉芽肿等；寄生虫病，如蛔虫病、钩虫病、血吸虫病等；某些传染病，如猩红热；某些恶性肿瘤，如肺癌及风湿性疾病、肾上腺皮质功能减低症、脑腺垂体功能减低症、过敏性间质性肾炎等疾病。

4. 嗜酸性粒细胞减少　常见于伤寒、副伤寒初期，大手术、烧伤等应激状态，或长期应用肾上腺皮质激素后，其临床意义甚小。

5. 嗜碱性粒细胞增多　主要见于过敏性疾病、恶性肿瘤、骨髓纤维化、糖尿病、传染性疾病，如水痘、结核、流感等。

6. 淋巴细胞增多　主要见于病毒感染，如风疹、水痘、麻疹、流行性腮腺炎、病毒性肝炎、传染性单核细胞增多症、流行性出血热、传染性淋巴细胞增多症，以及柯萨奇（Coxsackie）病毒、巨细胞病毒、腺病毒等；也可见于百日咳杆菌、结核分枝杆菌、弓形虫、布鲁菌、梅毒螺旋体等的感染，急性和慢性淋巴细胞白血病、淋巴瘤等肿瘤性疾病，急性传染病的恢复期，移植排斥反应等。

7. 淋巴细胞减少　主要见于应用肾上腺皮质激素、抗淋巴细胞球蛋白、烷化剂等的治疗以及放射线损伤、免疫缺陷性疾病、丙种球蛋白缺乏症等。

8. 单核细胞病理性增多　常见于疟疾、黑热病、感染性心内膜炎、活动性肺结核、急性感染的恢复期等感染及某些血液病，如多发性骨髓瘤、淋巴瘤、恶性组织细胞病、单核细胞白血病、粒细胞缺乏症恢复期、骨髓增生异常综合征等。

（四）网织红细胞测定

【正常参考值】

$0.5\% \sim 1.5\%$；绝对数（$24 \sim 84$）$\times 10^9$/L。

【结果判读】

1. 网织红细胞增多　常见于急性失血、溶血性贫血；巨幼细胞贫血、缺铁性贫血及某些贫血患者治疗后，如补充铁或维生素 B_{12} 及叶酸后。

2. 网织红细胞减少　表示骨髓造血功能减低，常见于再生障碍性贫血，某些骨髓病性贫血（如急性白血病等）时，骨髓中异常细胞大量浸润，使红细胞增生受到抑制，网织红细胞也减少。

（五）血小板测定

【正常参考值】

血小板计数（$100 \sim 300$）$\times 10^9$/L。

【结果判读】

1. 血小板减少　可见于血小板的生成障碍，如再生障碍性贫血、巨幼细胞贫血、急性白血病、放射性损伤、骨髓纤维化晚期等；血小板破坏或消耗增多，如原发性血小板减少性紫癜（ITP）、恶性淋巴瘤、风疹、SLE、新生儿血小板减少症、DIC、TTP、上呼吸道感染、输血后血小板减少症、先天性血小板减少症等；血小板分布异常，如肝硬化、Banti 综合征所致的脾肿大、输入大量库存血或大量血浆所致血液稀释等。

2. 血小板增多　主要见于骨髓增殖性疾病，如真性红细胞增多症和原发性血小板增多症、骨髓纤维化早期及慢性粒细胞白血病及急性溶血、急性感染、某些癌症患者等。

（六）血小板平均容积（MPV）和血小板分布宽度（PDW）测定

【正常参考值】

MPV 为 $7 \sim 11$ fl；PDW 为 $15\% \sim 17\%$。

【结果判读】

1. MPV　①增加见于造血功能恢复及血小板破坏增加而骨髓代偿功能良好者。②降低见于骨髓造血功能不良，血小板生成减少。MPV 随血小板数量的下降而持续下降，是骨髓造血功能衰竭的指标之一，有半数白血病患者 MPV 减低。

2. PDW 反映血小板容积大小的离散度，用所测单个血小板容积大小的变易系数（CV%）表示。PDW减小表明血小板的均一性高。PDW增高表明血小板大小悬殊，常见于慢性粒细胞白血病、急性髓系白血病、巨幼细胞贫血、血栓性疾病、脾切除、巨大血小板综合征等。

（七）血沉

血沉即红细胞沉降率（ESR），是指红细胞在一定条件下沉降的速率。

【正常参考值】

男性 0 ～ 15 mm/1 h；女性 0 ～ 20 mm/1 h。

【结果判读】

1. 血沉增快 包括生理性增快如12岁以下的儿童、60岁以上的高龄者、妇女月经期、妊娠3个月以上等。

病理性增快主要见于：

（1）各种炎症性疾病 急性细菌性炎症时，炎症发生后2～3天即可见血沉增快。结核病、风湿热时，因免疫球蛋白及纤维蛋白原增加，血沉明显增快。

（2）恶性肿瘤 增长迅速的恶性肿瘤血沉增快，可能与肿瘤细胞分泌糖蛋白、肿瘤组织坏死、继发感染或贫血等因素有关。

（3）组织损伤及坏死 如急性心肌梗死时血沉增快，而心绞痛时则无改变。

（4）各种原因导致血浆球蛋白相对或绝对增高时，血沉均可增快，如慢性肾炎、肝硬化、多发性骨髓瘤、巨球蛋白血症、淋巴瘤、系统性红斑狼疮、亚急性感染性心内膜炎、黑热病等。

（5）其他 部分贫血患者，血沉可轻度增快。动脉粥样硬化、糖尿病、肾病综合征、黏液水肿等患者，血中胆固醇高，血沉亦见增快。

2. 血沉减慢 一般临床意义较小。

二、尿液检测

（一）尿液标本的收集与保存

成年女性留尿时，应避开月经期，防止阴道分泌物混入。用清洁干燥容器留取标本，避免污染。标本应在半小时之内送检。

1. 晨尿 指清晨起床、未进早餐和做运动之前第一次排出的尿液。该标本可获得较多信息，如蛋白、细胞和管型等。

2. 随机尿 用于门诊和急诊患者的临时检验。

3. 24小时尿 如果需要测定24小时期间溶质的排泄总量，如尿蛋白、尿糖、电解质等定量检测，需要留取24小时尿液，并且记录尿量。

4. 餐后尿 通常在午餐后2小时收集尿标本。此标本对病理性糖尿、蛋白尿检测较敏感。

5. 清洁中段尿 女性用肥皂水或碘伏清洗外阴，再收集中段尿标本10～20 mL于灭菌容器内，男性清洗阴茎头后留取中段尿标本。

6. 尿液标本的保存 尿液常规检查的标本收集后应在2小时内检查完毕，以免细菌繁殖、蛋白质变性、有形成分破坏等影响结果的准确性。

（二）一般性状检测

1.尿量

【正常参考值】

成人为 1 000 ～ 2 000 mL/24 h，儿童按体重计算，比成人多 3 ～ 4 倍。

【结果判读】

（1）尿量减少　成人尿量低于 400 mL/24 h 或 17 mL/h，称为少尿；而低于 100 mL/24 h 或 12 小时无尿液排出，则称为无尿。少尿根据病因分为肾前性、肾性和肾后性少尿。肾前性少尿见于休克、心力衰竭、脱水等引起的有效血容量减少，进而导致肾小球滤过不足。肾性少尿见于各种肾脏实质性改变。肾后性少尿见于结石、尿路狭窄、肿瘤压迫等引起的尿路梗阻或排尿功能障碍。

（2）尿量增多　成人 24 小时尿量超过 2 500 mL，称为多尿。见于水摄入过多、尿崩症、溶质性利尿（如糖尿病、使用利尿剂或脱水剂）等。

2.尿液外观　正常新鲜尿液清澈透明。

【结果判读】

病理性尿液外观可见于下列情况：

（1）血尿　尿液内含有一定量的红细胞，可呈淡红色云雾状、洗肉水样或混有血凝块。每升尿液中含血量超过 1 mL，即可出现淡红色，称为肉眼血尿。如尿液外观变化不明显，离心沉淀后，镜检时红细胞平均大于 3 个 /HPF，称为镜下血尿。血尿多见于泌尿系统炎症、结石、肿瘤、结核、外伤等，也可见于血液系统疾病，如血友病、血小板减少性紫癜等。

（2）血红蛋白尿及肌红蛋白尿　正常尿液隐血试验为阴性，当血红蛋白和肌红蛋白出现于尿液中时，可使尿液呈浓茶色、红葡萄酒色或酱油色。血红蛋白尿主要见于严重的血管内溶血，如溶血性贫血、血型不合的输血反应、阵发性睡眠性血红蛋白尿等。肌红蛋白尿常见于挤压综合征、缺血性肌坏死等。正常人剧烈运动后，也可偶见肌红蛋白尿。

（3）胆红素尿　尿液中含有大量的结合胆红素，尿液呈豆油样改变，振荡后出现黄色泡沫且不易消失，常见于胆汁淤积性黄疸和肝细胞性黄疸。

（4）脓尿和菌尿　当尿液中含有大量的脓细胞、炎性渗出物或细菌时，新鲜尿液呈白色浑浊（脓尿）或云雾状（菌尿）。加热或加酸均不能使浑浊消失。脓尿和菌尿见于泌尿系统感染，如肾盂肾炎、膀胱炎等。

（5）乳糜尿和脂肪尿　尿液中混有淋巴液而呈稀牛奶状称为乳糜尿，若同时混有血液，则称为乳糜血尿。尿液中出现脂肪小滴则称为脂肪尿。用乙醚等有机溶剂抽提乳糜微粒、脂肪小滴，尿液变清，可与其他浑浊尿鉴别。乳糜尿和乳糜血尿可见于丝虫病及肾周围淋巴管梗阻。脂肪尿见于脂肪挤压损伤、骨折和肾病综合征等。

3.尿液气味　正常尿液的气味来自尿中的挥发性酸性物质。

【结果判读】

尿液长时间放置后，尿素分解可出现氨臭味。若新鲜尿液即有氨臭味，则主要见于慢性膀胱炎及尿潴留等。有机磷中毒者，尿液带蒜臭味。糖尿病酮症酸中毒时尿液呈烂苹果味，苯丙酮尿症者尿液有鼠臭味。

4. 酸碱反应（pH 值）

【正常参考值】

pH 值约 6.5，波动在 4.5 ~ 8.0。

【结果判读】

（1）尿 pH 值降低　见于酸中毒、高热、痛风、糖尿病及口服氯化铵、维生素 C 等酸性药物。低钾性代谢性碱中毒排酸性尿为其特征之一。

（2）尿 pH 值增高　见于碱中毒、尿潴留、膀胱炎、应用利尿剂、肾小管性酸中毒等。

5. 尿液比重（SG）

【结果判读】

尿液比重增高（比重大于 1.025）主要见于血容量不足导致的肾前性少尿、糖尿病、急性肾小球肾炎、肾病综合征等。尿液比重降低（比重小于 1.015）见于大量饮水、慢性肾小球肾炎、慢性肾衰竭、肾小管间质性疾病、尿崩症等。尿比重固定在 1.010 ± 0.003，称为等渗尿，表示肾脏浓缩与稀释功能均受损害。

（三）尿液化学检测

1. 蛋白质

【正常参考值】

尿蛋白定性试验阴性；定量试验 0 ~ 80 mg/24 h。

【结果判读】

定性尿蛋白 ± ~ +，定量 0.2 ~ 1.0 g/24 h；+ ~ + + 常为 1 ~ 2 g/24 h；+ + + ~ + + + + 常 >3 g/24 h。

蛋白尿包括生理性蛋白尿和病理性蛋白尿两种。

（1）生理性蛋白尿　一般持续时间较短，如机体在剧烈运动、发热、寒冷、精神紧张、交感神经兴奋及血管活性剂等刺激下所致血流动力学改变，肾血管痉挛、充血，导致肾小球毛细血管壁通透性增加而出现的蛋白尿。

（2）病理性蛋白尿　主要因各种肾脏及肾外疾病所致的蛋白尿，多为持续性蛋白尿。

①肾小球性蛋白尿　常见于肾小球肾炎、肾病综合征等原发性肾小球损害性疾病，糖尿病、高血压、系统性红斑狼疮、妊娠高血压综合征等继发性肾小球损害性疾病。

②肾小管性蛋白尿　常见于肾盂肾炎、间质性肾炎、肾小管性酸中毒、重金属（如汞、镉、铋）中毒、药物（如庆大霉素、多黏菌素 B）损害及肾移植术后等疾病。

③混合性蛋白尿　肾小球和肾小管同时受损所致的蛋白尿，如肾小球肾炎或肾盂肾炎后期，以及可同时累及肾小球和肾小管的全身性疾病，如糖尿病、系统性红斑狼疮等。

④溢出性蛋白尿　见于溶血性贫血和挤压综合征等。

⑤组织性蛋白尿 肾组织被破坏或肾小管分泌蛋白增多所致的蛋白尿，多为低分子量蛋白尿，以 T-H 糖蛋白为主要成分。

另外还有假性蛋白尿，主要由于尿液中混有大量血、脓、黏液等成分而导致蛋白定性试验呈阳性。一般不伴有肾本身的损害，经治疗后很快恢复正常。肾以下泌尿道疾病如膀胱炎、尿道炎、尿道出血及尿内掺入阴道分泌物时，尿蛋白定性试验可呈阳性。

2. 尿糖

【正常参考值】

尿糖定性试验阴性，定量为 0.56 ～ 5.0 mmol/24 h。

【结果判读】

尿糖定性试验阳性，称为糖尿，一般是指葡萄糖尿。

（1）血糖增高性糖尿 见于糖尿病；其他使血糖升高的内分泌疾病，如库欣综合征、甲状腺功能亢进、嗜铬细胞瘤、肢端肥大症等继发性高血糖性糖尿；肝硬化、胰腺炎、胰腺癌等。

（2）血糖正常性糖尿 血糖浓度正常，但肾小管病变导致葡萄糖的重吸收能力降低所致，即肾阈值下降产生的糖尿，又称为肾性糖尿，常见于慢性肾炎、肾病综合征、间质性肾炎和家族性糖尿等。

（3）暂时性糖尿 包括生理性糖尿，如大量进食碳水化合物或静脉注射大量的葡萄糖后可一时性血糖升高，尿糖呈阳性；应激性糖尿，见于颅脑外伤、脑出血、急性心肌梗死时，肾上腺素或胰高血糖素分泌过多或延脑血糖中枢受到刺激，可出现暂时性高血糖和糖尿。

（4）假性糖尿 尿中很多物质具有还原性，如维生素 C、尿酸、葡萄糖醛酸或一些随尿液排出的药物，如异烟肼、链霉素、水杨酸等，可出现假阳性反应。

（5）其他糖尿 乳糖、半乳糖、果糖等，进食过多或体内代谢失调使血中浓度升高时，可出现相应的糖尿。

3. 酮体

【正常参考值】

阴性。

【结果判读】

（1）糖尿病性酮尿 常伴有酮症酸中毒，酮尿是糖尿病性昏迷的前期指标，此时多伴有高糖血症和糖尿，而对接受苯乙双胍等双胍类药物治疗者，虽然出现酮尿，但血糖、尿糖正常。

（2）非糖尿病性糖尿 高热、严重呕吐、腹泻、长期饥饿、禁食、过分节食、妊娠剧吐、酒精性肝炎、肝硬化等，因糖代谢障碍而出现酮尿。

4. 尿胆红素与尿胆原

【正常参考值】

正常人尿胆红素定性阴性，定量为≤ 2 mg/L；尿胆原定性为阴性或弱阳性，定量为≤ 10 mg/L。

【结果判读】

尿胆红素增高见于急性黄疸型肝炎、阻塞性黄疸；门脉周围炎、纤维化及药物所致的胆汁淤积；先天性高胆红素血症 Dubin-Johnson 综合征和 Rotor 综合征。尿胆原增高见于肝细胞性黄疸和溶血性黄疸。尿胆原减少见于阻塞性黄疸。

（四）尿液显微镜检查

1.红细胞

【正常参考值】

玻片法平均 0～3 个 /HP，定量检查 0～5 个 /μL。

【结果判读】

尿沉渣镜检红细胞 >3 个 /HP，称为镜下血尿。多形性红细胞 >80% 时，称为肾小球源性血尿，常见于急性肾小球肾炎、急进性肾炎、慢性肾炎、紫癜性肾炎、狼疮性肾炎等。多形性红细胞 <50% 时，称为非肾小球源性血尿，见于肾结石、泌尿系统肿瘤、肾盂肾炎、多囊肾、急性膀胱炎、肾结核等。

2.白细胞和脓细胞

【正常参考值】

玻片法平均 0～5 个 /HP。

【结果判读】

若有大量白细胞，多为泌尿系统感染，如肾盂肾炎、肾结核、膀胱炎或尿道炎。成年女性生殖系统有炎症时，常有阴道分泌物混入尿内，除有成团脓细胞外，还伴有大量扁平上皮细胞。

3.上皮细胞

（1）肾小管上皮细胞　常提示肾小管病变。在某些慢性炎症时，可见肾小管上皮细胞发生脂肪变性，胞质中充满脂肪颗粒，称为脂肪颗粒细胞。观察尿中肾小管上皮细胞，对肾移植术后有无排斥反应也有一定意义。

（2）移行上皮细胞　正常尿中无或偶见移行上皮细胞，在输尿管、膀胱、尿道有炎症时可出现。大量出现时应警惕移行上皮细胞癌。

（3）复层扁平上皮细胞　亦称鳞状上皮细胞，来自尿道前段。女性尿道有时混有来自阴道的复层扁平上皮细胞。尿中大量出现或片状脱落且伴有白细胞、脓细胞，见于尿道炎。

（4）管型

①透明管型。正常人 0～偶见 /LP，老年人清晨浓缩尿中也可见到。在运动、重体力劳动、麻醉、用利尿剂、发热时可出现一过性增多。在肾病综合征、慢性肾炎、恶性高血压和心力衰竭时亦可见增多。

②颗粒管型。提示肾单位有淤滞现象。粗颗粒管型，见于慢性肾炎、肾盂，以及肾炎或某些（药物中毒等）原因引起的肾小管损伤；细颗粒管型，见于慢性肾炎或急性肾小球肾炎后期。

③细胞管型。细胞含量超过管型体积的 1/3，称为细胞管型。包括肾小管上皮细胞管型，在各种原因所致的肾小管损伤时出现；红细胞管型，常与肾小球性血尿同时存在，

临床意义与血尿相似；白细胞管型，常见于肾盂肾炎、间质性肾炎等；混合管型，同时含有各种细胞和颗粒物质的管型，可见于各种肾小球疾病。

④蜡样管型。由颗粒管型、细胞管型在肾小管中长期停留变性或直接由淀粉样变性的上皮细胞溶解后形成。该类管型多提示有严重的肾小管变性坏死，预后不良。

⑤脂肪管型。因管型中含有椭圆形脂肪小球而得名，常见于肾病综合征、慢性肾小球肾炎急性发作及其他肾小管损伤性疾病。

⑥宽幅管型。由蛋白质及坏死脱落的上皮细胞碎片构成。常见于慢性肾衰竭少尿期，提示预后不良，故又称为肾功能不全管型。

⑦细菌管型。含有大量的细菌、真菌的管型，见于感染性疾病。

三、粪便检测

（一）标本采集

（1）用干燥洁净盛器留取新鲜标本，不得混有尿液或其他物质，如做细菌学检查应将标本盛于加盖无菌容器内立即送检。

（2）粪便标本有脓血时，应当挑取脓血及黏液部分涂片检查，外观无异常的粪便要多点取样检查。

（3）对某些寄生虫及虫卵的初筛检测，应采取三送三检，因为许多肠道原虫和某些蠕虫卵都有周期性排出现象。

（4）从粪便中检测阿米巴滋养体等寄生原虫，应在收集标本后30分钟内送检，并注意保温。

（5）粪便隐血检测，病人应素食3天，并禁服铁剂及维生素C，否则易出现假阳性。

（二）一般性状检测

粪便标本首先要肉眼观察，通常根据粪便性状即能作初步诊断。

1.量　正常人每日排便1次，为100～300g，因食物种类、进食量及消化器官功能状态而异。

2.颜色与性状　正常成人的粪便排出时为黄褐色圆柱形软便，婴儿粪便呈黄色或金黄色糊状便。

病理情况可见于如下改变：

（1）鲜血便　见于直肠息肉、直肠癌、肛裂及痔疮等。痔疮时常在排便之后有鲜血滴落，而其他疾患则鲜血附着于粪便表面。

（2）柏油样便　稀薄、黏稠、漆黑、发亮的黑色粪便，形似柏油称为柏油样便，见于消化道出血。服用活性炭、铋剂等之后也可排出黑便，但无光泽且隐血试验阴性，若食用较多动物血、肝或口服铁剂等也可使粪便呈黑色，隐血试验亦可呈阳性，应注意鉴别。

（3）白陶土样便　见于各种原因引起的胆管阻塞。

（4）脓性及脓血便　当肠道下段有病变，如痢疾、溃疡性结肠炎、结肠或直肠癌，常表现为脓性及脓血便。

（5）米泔样便　粪便呈白色淘米水样，内含有黏液片块，量大、稀水样，见于重症霍乱、副霍乱。

（6）黏液便　正常粪便中的少量黏液与粪便均匀混合不易察觉。肠道病变时粪便黏液增多，见于各类肠炎、细菌性痢疾，阿米巴痢疾等。

（7）稀糊状或水样便　见于各种感染性和非感染性腹泻：小儿肠炎时粪便呈绿色稀糊状；含有膜状物时见于假膜性肠炎；艾滋病患者伴发肠道隐孢子虫感染时，可排出大量稀水样粪便；副溶血性弧菌食物中毒，排出洗肉水样便；出血坏死性肠炎排出红豆汤样便。

（8）细条样便　排出细条样或扁片状粪便，提示直肠狭窄，多见于直肠癌。

（9）乳凝块　乳儿粪便中见有黄白色乳凝块，亦可见蛋花汤样便，常见于婴儿消化不良、婴儿腹泻。

3.气味　正常粪便有臭味，因含蛋白质分解产物，如吲哚、粪臭素、硫醇、硫化氢等所致。患慢性肠炎、胰腺疾病、结肠或直肠癌溃烂时有恶臭；阿米巴肠炎粪便呈血腥臭味；脂肪及糖类消化或吸收不良时粪便呈酸臭味。

4.寄生虫　蛔虫、蛲虫及绦虫等较大虫体或其片段肉眼即可分辨，钩虫虫体需将粪便冲洗过筛方可见到。服驱虫剂后应查粪便中有无虫体，驱绦虫后应仔细寻找其头节。

5.结石　粪便中可见到胆石、胰石、胃石、肠石等，最重要且最常见的是胆石，常见于应用排石药物或碎石术后。

（三）显微镜检查

在显微镜下观察粪便中的有形成分，有助于诊断消化系统各种疾病，因此粪便的显微镜检测是常规检测的重要手段。

1.细胞　正常情况下无各种细胞。

出现以下细胞见于：

（1）白细胞　细菌性痢疾，可见大量白细胞、脓细胞或小吞噬细胞。过敏性肠炎、肠道寄生虫病，可见较多的嗜酸性粒细胞。

（2）红细胞　下消化道出血、痢疾、溃疡性结肠炎、结肠和直肠癌，粪便中可见红细胞。细菌性痢疾，红细胞少于白细胞，散在分布，形态正常。阿米巴痢疾，红细胞多于白细胞，多成堆出现并有残碎现象。

（3）巨噬细胞　见于细菌性痢疾和溃疡性结肠炎。

（4）肠黏膜上皮细胞　正常粪便中见不到，结肠炎、假膜性肠炎时可见增多。

（5）肿瘤细胞　取乙状结肠癌、直肠癌患者的血性粪便及时涂片染色，可能发现成堆的癌细胞。

2.寄生虫和寄生虫卵　肠道寄生虫病时，从粪便中能见到的相应病原体，主要包括阿米巴、鞭毛虫、孢子虫和纤毛虫几类单细胞寄生虫；蠕虫包括如血吸虫等成虫虫体或虫卵。

（四）化学检查

粪便隐血试验（facal occult blood test，FOBT）

【正常参考值】

阴性。

【结果判读】

隐血试验对消化道出血鉴别诊断有一定意义，消化性溃疡，呈间歇性阳性；消化道恶性肿瘤，如胃癌、结肠癌，呈持续性阳性；急性胃黏膜病变、肠结核、克罗恩（Crohn）病、溃疡性结肠炎、钩虫病及流行性出血热等，FOBT均常为阳性。

第二节　凝血功能检测

一、抗凝系统检测

（一）病理性抗凝物质筛检试验

1. 血浆凝血酶时间（TT）

【正常参考值】

手工法16～18秒；也可用血液凝固分析仪检测。必须指出本试验需设正常对照值。受检TT值超过正常对照值3秒以上为延长。

【结果判读】

TT延长见于低（无）纤维蛋白原血症[hypo（a）firinogenemia]和异常纤维蛋白原血症（dysfibrinogenemia）；血中有肝素或类肝素物质存在，如肝素治疗中、SLE和肝脏疾病等；血中纤维蛋白（原）降解产物（FDPs）增高。TT缩短无临床意义。

2. 甲苯胺蓝纠正试验或血浆游离肝素时间

【正常参考值】

TT延长的受检血浆中加入甲苯胺蓝后，TT缩短5秒以上，提示受检血浆中有类肝素或肝素物质增多；如果TT不缩短，提示TT延长不是肝素类物质所致。

【结果判读】

血中类肝素物质增多见于严重肝病、DIC、过敏性休克、放疗后、肝叶切除后、使用氮芥类药物、肝移植后等。临床应用肝素时，TT延长也被甲苯胺蓝纠正。

3. APTT交叉纠正试验　本试验是用于鉴别凝血因子缺乏或有抗凝物质存在。APTT延长，若能被1/2量的正常新鲜血浆所纠正，表示受检血浆中可能缺乏凝血因子；若不能纠正则表示受检血浆中可能存在抗凝物质（图3-1）。

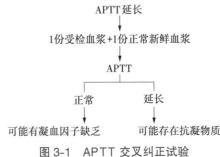

图3-1　APTT交叉纠正试验

（二）病理性抗凝物质的诊断试验

1. 狼疮抗凝物质测定

【正常参考值】

凝固法：Lupo 试验 Ⅱ 为 31 ～ 44 秒；Lucor 试验为 30 ～ 38 秒；Lupo 试验 Ⅱ /Lucor 试验比值为 1.0 ～ 1.2。

【结果判读】

本试验阳性见于有狼疮抗凝物质存在的患者，如 SLE、某些血栓性疾病、自发性流产以及抗磷脂抗体综合征等。

2. 抗心磷脂抗体测定

【正常参考值】

阴性。

【结果判读】

原发性抗磷脂抗体综合征（anti-phospholipid antibody syndrome，APS），如动 / 静脉血栓、免疫性溶血、自发性流产等。继发性 APS，如 SLE（本试验阳性率 70% ～ 80%）、类风湿关节炎（阳性率 33% ～ 49%）、脑血管意外、免疫性血小板减少和特发性血小板减少性紫癜等。

（三）生理性抗凝因子检测

1. 血浆抗凝血酶活性测定

【正常参考值】

发色底物法：108.5% ± 5.3%。

【结果判读】

增高见于白血病、血友病和再生障碍性贫血等的急性出血期，也见于口服抗凝药治疗过程；减低见于先天性和获得性抗凝血酶缺陷症，后者见于血栓前状态、血栓性疾病、肝脏疾病和 DIC 等。

2. 血浆蛋白 C 活性测定

【正常参考值】

100.24% ± 13.18%。

【结果判读】

PC 是一种依赖维生素 K 的天然抗凝因子。在凝血酶（T）与凝血酶调节蛋白（TM）复合物（T-TM）的作用下，PC 转变为活化蛋白 C（APC），后者灭活因子Ⅷa 和 Ⅴa 和促进纤溶活性，起到抗凝血作用。减低：遗传性见于遗传性或先天性 PC 缺陷症；获得性见于 DIC、肝病、急性呼吸窘迫综合征、手术后、口服抗凝剂和 DIC 等。

3. 血浆游离蛋白 S 抗原和总蛋白 S 抗原测定

【正常参考值】

免疫火箭电泳法：FPS 为 100.9% ± 29.1%；TPS 为 96.6% ± 9.8%。

【结果判读】

FPS 减低见于先天性和获得性 PS 缺陷症，后者见于肝病、口服抗凝剂和 DIC 等。

4. 血浆凝血酶——抗凝血酶复合物测定

【正常参考值】

酶标法：（1.45±0.4）µg/L。

【结果判读】

本试验是反映凝血酶活性的试验。增高见于不稳定型心绞痛、急性心肌梗死、DIC、深静脉血栓形成、脑梗死、急性白血病等。

二、纤溶活性检测

（一）纤溶活性筛检试验

1. 优球蛋白溶解时间

【正常参考值】

加钙法：（129.8±41.1）分钟；加酶法：（157.0±59.1）分钟。一般认为 <70 分钟为异常。

【结果判读】

本试验敏感性低，特异性高。纤维蛋白凝块在 70 分钟内完全溶解，表明纤溶活性增强，见于原发性和继发性纤溶亢进，后者常见手术、创伤、休克、应激状态、变态反应、前置胎盘、羊水栓塞、胎盘早期剥离、恶性肿瘤广泛转移、晚期肝硬化、急性白血病、DIC 和应用溶血栓药（rt-PA、UK）。纤维蛋白凝块超过 120 分钟还不溶解，表明纤溶活性减低，见于血栓前状态、血栓性疾病和应用抗纤溶药等。

2. D- 二聚体定性试验

【正常参考值】

胶乳颗粒比阴性对照明显粗大者为阳性，正常人为阴性。

【结果判读】

D-D 阴性是排除深静脉血栓（DVT）和肺血栓栓塞（PE）的重要试验，阳性也是诊断 DIC 和观察溶血栓治疗的有用试验。凡有血块形成的出血，本试验均可呈阳性，但在陈旧性血块时，本试验又呈阴性。故其特异性低，敏感度高。

3. 血浆纤维蛋白（原）降解产物定性试验

【正常参考值】

胶乳凝集法：阴性。

【结果判读】

FDPs 阳性或增高见于原发性纤溶（primary fibrinolysis）和继发性纤溶（sencondary fibrinolysis），后者如 DIC、肺血栓栓塞、深静脉血栓形成、恶性肿瘤、急性早幼粒细胞白血病、肾脏疾病、肝脏疾病、器官移植的排斥反应、溶血栓治疗等。

（二）纤溶活性诊断试验

1. 血浆组织型纤溶酶原激活物测定

【正常参考值】

发色底物法：0.3～0.6 活化单位 /mL。

【结果判读】

增高表明纤溶活性亢进，见于原发性纤溶和继发性纤溶（如 DIC）等。减低表明纤溶活性减弱，见于血栓前状态和血栓性疾病，如动脉血栓形成、深静脉血栓形成、缺血性脑卒中、糖尿病、口服避孕药和高脂血症等。

2. 血浆纤溶酶原活性测定

【正常参考值】

发色底物法：75% ～ 140%。

【结果判读】

PLG：A 增高表示纤溶活性减低，见于血栓前状态和血栓性疾病。PLG：A 减低表示纤溶活性增高，见于原发性纤溶、继发性纤溶和先天性血浆纤溶酶原活性缺乏症。

3. 血浆纤溶酶原激活抑制物 -1 活性测定

【正常参考值】

发色底物法：0.1 ～ 1.0 抑制单位 /mL。

【结果判读】

PAI-1 增高表示纤溶活性减低，见于血栓前状态和血栓性疾病。PAI-1 减低表示纤溶活性增高，见于原发性和继发性纤溶。

4. 血浆硫酸鱼精蛋白副凝固试验（plasma protamine paracoagulation test，3P 试验）

【正常参考值】

阴性。

【结果判读】

阳性见于 DIC 的早、中期，但在恶性肿瘤、上消化道出血、败血症、肾小球疾病、外科大手术后、人工流产、分娩等时也可出现假阳性。阴性也可以见于晚期 DIC 和原发性纤溶症等。

本试验是鉴别原发性纤溶症和继发性纤溶症（DIC）的试验之一。

5. 血浆纤溶酶——抗纤溶酶复合物测定

【正常参考值】

ELISA 法：0 ～ 150 ng/mL。

【结果判读】

本试验是反映纤溶酶活性较好的试验。增高见于血栓前状态和血栓性疾病，如 DIC、肺梗死、急性心肌梗死、肾病综合征、脑血栓形成、深静脉血栓形成等。

6. 血浆 D- 二聚体定量测定

【正常参考值】

ELISA 法：0 ～ 0.256 mg/L。

【结果判读】

同 D- 二聚体定性试验。

7. 血清 FDPs 定量测定

【正常参考值】

ELISA 法：<5 mg/L。

【结果判读】

同 FDPs 定性试验。

第三节　分泌物及体液检测

一、痰液病原学检查

1. 直接涂片检测

（1）白细胞　中性粒细胞增多，见于呼吸道化脓性炎症或有混合感染；嗜酸性粒细胞增多，见于支气管哮喘、过敏性支气管炎、肺吸虫病等；淋巴细胞增，多见于肺结核。

（2）红细胞　脓性痰中可见少量红细胞，呼吸道疾病及出血性疾病，痰中可见大量红细胞。

（3）上皮细胞　正常情况下，痰中可有少量来自口腔的鳞状上皮细胞或来自呼吸道的柱状上皮细胞。在有炎症或患其他呼吸系统疾病时，上皮细胞大量增加。

（4）肺泡巨噬细胞　吞噬炭粒者称为炭末细胞，见于炭末沉着症及吸入大量烟尘者。吞噬含铁血黄素者称为含铁血黄素细胞，又称为心力衰竭细胞，见于心力衰竭引起的肺淤血、肺梗死及肺出血。

（5）硫黄样颗粒　肉眼可见的黄色小颗粒，将该颗粒放在载玻片上压平，镜下检查中心部位可见菌丝放射状排列呈菊花形，称为放线菌，见于放线菌病。

（6）寄生虫及虫卵　找到肺吸虫卵可诊断为肺吸虫病，找到溶组织阿米巴滋养体，可诊断为阿米巴肺脓肿或阿米巴肝脓肿穿破入肺。偶可见钩虫蚴、蛔虫蚴及肺包囊虫病的棘球蚴等。

2. 染色涂片

（1）脱落细胞检测　对肺癌有较大诊断价值。痰液必须是从肺部咳出，并十分新鲜，不得混入唾液、鼻咽分泌物等；送检标本应在 1 小时内涂片固定，以防细胞自溶。正常痰涂片以鳞状上皮细胞为主，若痰液确系肺部咳出，则多见纤毛柱状细胞和尘细胞。支气管炎、支气管扩张、肺结核等急、慢性呼吸道炎症，均可引起上皮细胞发生一定程度的形态改变，有时需要与癌细胞鉴别。

（2）细菌学检测。

①涂片检查：可用来检测细菌和真菌、结核杆菌、支原体等。

②细菌培养：痰细菌培养应争取在应用抗生素之前进行。

二、脑脊液常规及生化检查

（一）常规检查

1. 颜色　正常脑脊液为无色透明液体。病理状态下可有如下颜色改变。

（1）红色　常因出血引起，主要见于穿刺损伤、蛛网膜下腔或脑室出血。前者在留取 3 管标本时，第 1 管为血性，以后 2 管颜色逐渐变浅，离心后红细胞全部沉至管底，上清液则无色透明。如为蛛网膜下腔或脑室出血，则 3 管均呈血性，离心后上清液为淡红色或黄色。

（2）黄色　又称黄变症，常因脑脊液中含有变性血红蛋白、胆红素或蛋白量异常增高引起，见于蛛网膜下腔出血；血清或脑脊液中胆红素过高，可使脑脊液黄染；椎管阻塞（如髓外肿瘤）、多神经炎和脑膜炎时，由于脑脊液中蛋白质含量升高而呈黄变症。

（3）乳白色　多因白细胞增多所致，常见于各种化脓菌引起的化脓性脑膜炎。

（4）微绿色　见于绿脓杆菌、肺炎链球菌、甲型链球菌引起的脑膜炎等。

（5）褐色或黑色　见于脑膜黑色素瘤等。

2. 透明度　正常脑脊液清晰透明。病毒性脑膜炎、流行性乙型脑膜炎、中枢神经系统梅毒等由于脑脊液中细胞数仅轻度增加，脑脊液仍清晰透明或微浊；结核性脑膜炎时细胞数中度增加，呈毛玻璃样浑浊；化脓性脑膜炎时，脑脊液中细胞数极度增加，呈乳白色浑浊。

3. 凝块或薄膜　正常脑脊液不含有纤维蛋白原，放置 24 小时后不会形成薄膜及凝块。急性化脓性脑膜炎时，脑脊液静置 1～2 小时即可出现凝块或沉淀物；结核性脑膜炎的脑脊液静置 12～24 小时后，可见液面有纤细的薄膜形成，取此膜涂片检查结核杆菌阳性率极高。蛛网膜下腔阻塞时，由于阻塞远端脑脊液蛋白质含量高，脑脊液呈黄色胶冻状。

4. 压力　脑脊液压力增高见于化脓性脑膜炎、结核性脑膜炎等颅内各种炎症性病变；脑肿瘤、脑出血、脑积水等颅内非炎症性病变；高血压、动脉硬化等颅外因素；还有其他如咳嗽、哭泣、低渗溶液的静脉注射等。脑脊液压力减低主要见于脑脊液循环受阻；脑脊液流失过多；脑脊液分泌减少等。

（二）化学检查

1. 蛋白质测定

【正常参考值】

蛋白定性试验（Pandy 试验）：阴性或弱阳性。

蛋白定量试验：腰椎穿刺 0.20～0.45 g/L，小脑延髓池穿刺 0.10～0.25 g/L，脑室穿刺 0.05～0.15 g/L。

【结果判读】

蛋白含量增加见于：

（1）脑神经系统病变使血脑屏障通透性增加，常见原因有脑膜炎（化脓性脑膜炎时显著增加，结核性脑膜炎时中度增加，病毒性脑膜炎时轻度增加）、出血（蛛网膜下腔出血和脑出血等）、内分泌或代谢性疾病（糖尿病性神经病变，甲状腺及甲状旁腺功能减退，尿毒症等）、药物中毒（乙醇、吩噻嗪、苯妥英钠中毒等）。

（2）脑脊液循环障碍，如脑部肿瘤或椎管内梗阻。

（3）鞘内免疫球蛋白合成增加伴血脑屏障通透性增加，如胶原血管疾病、慢性炎症性脱髓鞘性多发性神经根病等。

2. 葡萄糖测定

【正常参考值】

2.5 ～ 4.5 mmol/L（腰池）。

【结果判读】

脑脊液中葡萄糖含量降低主要的原因是病原菌或破坏的细胞释出葡萄糖分解酶使糖无氧酵解增加；或是中枢神经系统代谢紊乱，使血糖向脑脊液转送障碍，导致脑脊液中糖降低。主要见于：

（1）化脓性脑膜炎：脑脊液中糖含量可显著减少，但其敏感性约为55%，因此，糖含量正常亦不能排除细菌性脑膜炎。

（2）结核性脑膜炎：糖含量减少不如化脓性脑膜炎显著。

（3）其他：累及脑膜的肿瘤（如脑膜白血病）、结节病、梅毒性脑膜炎、风湿性脑膜炎、症状性低血糖等都可有不同程度的糖含量减少。

脑脊液中葡萄糖含量增高主要见于病毒性神经系统感染、脑出血、下丘脑损害、糖尿病等。

3. 氯化物测定

【正常参考值】

120 ～ 130 mmol/L（腰池）。

【结果判读】

结核性脑膜炎时脑脊液中氯化物明显减少，可降至102 mmol/L以下；化脓性脑膜炎时减少不如结核性脑膜炎明显，多为102 ～ 116 mmol/L；非中枢系统疾病，如大量呕吐、腹泻、脱水等造成血氯降低时，脑脊液中氯化物亦可减少。其他中枢系统疾病则多数正常。脑脊液中氯化物含量增高主要见于慢性肾功能不全、肾炎、尿毒症、呼吸性碱中毒等。

4. 酶学测定　正常脑脊液中含有多种酶，如天门冬氨酸氨基转移酶（AST）、肌酸激酶（CK）、乳酸脱氢酶（LDH）等，其含量低于血清，绝大多数酶不能通过血脑屏障。在炎症、肿瘤、脑血管障碍疾病时，由于脑组织破坏，脑细胞内酶的溢出或血脑屏障通透性增加，血清酶向脑脊液中移行；或肿瘤细胞内酶释放等均可使脑脊液中酶活性增高。

（1）乳酸脱氢酶（LDH）及其同工酶测定　LDH有5种同工酶形成，即LDH1 ～ LDH5。

【正常参考值】

成人 3 ～ 40 U/L。

【结果判读】

①细菌性脑膜炎脑脊液中的 LDH 活性多增高，同工酶以 LDH4 ～ LDH5 为主，有利于与病毒性脑膜炎鉴别。

②颅脑外伤因新鲜外伤的红细胞完整，脑脊液中 LDH 活性正常；脑血管疾病活性多明显增高。

③脑肿瘤、脱髓鞘病的进展期脑脊液中 LDH 活性增高，缓解期下降。

（2）天门冬氨酸氨基转移酶（AST）测定。

【正常参考值】

5 ～ 20 U/L。

【结果判读】

脑脊液中 AST 活性增高见于脑血管病变、中枢神经系统感染、脑肿瘤、脱髓鞘病、颅脑外伤等。

（3）肌酸激酶（CK）测定　CK 有 3 种同工酶，在脑脊液中同工酶全部是 CK-BB。

【正常参考值】

0.94 ± 0.26 U/L。

【结果判读】

CK-BB 增高主要见于化脓性脑膜炎，其次为结核性脑膜炎、脑血管疾病及肿瘤。病毒性脑膜炎 CK-BB 正常或轻度增高。

其他：溶菌酶（LZM）在结核性脑膜炎时，脑脊液中 LZM 活性多显著增高，可达到正常值的 30 倍。腺苷脱氨酶（ADA）脑脊液中参考值范围为 0 ～ 8 U/L，结核性脑膜炎则明显增高，常用于该病的诊断和鉴别诊断。

三、胸水、腹水常规及生化检查

人体的胸腔、腹腔、心包腔统称为浆膜腔，在生理状态下，腔内有少量液体，据估计，正常成人胸腔液 <20 mL，腹腔液 <50 mL，心包腔液 10 ～ 50 mL，在腔内主要起润滑作用。病理状态下，腔内有多量液体潴留，称为浆膜腔积液。

（一）常规检查

1.颜色　漏出液多为淡黄色。渗出液的颜色随病因而变化，如血性积液可为淡红色、红色或暗红色，见于恶性肿瘤、急性结核性胸、腹膜炎、风湿性及出血性疾病、外伤或内脏损伤等；淡黄色脓性见于化脓菌感染；绿色可能是铜绿假单胞菌感染；乳白色可见于胸导管或淋巴管阻塞。

2.透明度　漏出液多清晰透明；渗出液因含有大量细胞、细菌而呈不同程度浑浊。

3.比重　漏出液比重多在 1.018 以下；渗出液因含有多量蛋白及细胞，比重多高于 1.018。

4.凝固性　漏出液中纤维蛋白原含量少，一般不易凝固；渗出液因含有纤维蛋白原等凝血因子、细菌和组织裂解产物，易凝固。

（二）化学检查

1. 黏蛋白定性试验（Rivalta 试验）　漏出液黏蛋白含量很少，多为阴性反应；渗出液中因含有大量黏蛋白，多呈阳性反应。

2. 蛋白定量试验　总蛋白是鉴别渗出液和漏出液最有用的试验。漏出液蛋白总量常小于 25 g/L，而渗出液常在 30 g/L 以上。如为 25 ～ 30 g/L，则难以判明其性质。

3. 葡萄糖测定　漏出液中葡萄糖含量与血糖相似；渗出液中葡萄糖常因细菌或细胞酶的分解而减少，如化脓性胸（腹）膜炎、化脓性心包炎，积液中葡萄糖含量明显减少，甚至无糖。大部分结核性渗出液、癌性积液中葡萄糖含量可减少。类风湿性浆膜腔积液糖含量常 <3.33 mmol/L，红斑狼疮积液糖含量基本正常。

4. 乳酸测定　当乳酸含量 >10 mmol/L 以上时，高度提示为细菌感染，尤其是在应用抗生素治疗后的胸水，一般细菌检查又为阴性时更有价值。风湿性、心功能不全及恶性肿瘤引起的积液中乳酸含量可见轻度增高。

5. 乳酸脱氢酶（LDH）　化脓性胸膜炎病人 LDH 活性显著升高，可达正常血清的 30 倍。癌性积液中度增高，结核性积液略高于正常值。

（三）漏出液与渗出液的鉴别诊断

区别积液性质对某些疾病的诊断和治疗均有重要意义。

漏出液与渗出液的鉴别要点见表 3-1。

表 3-1　漏出液与渗出液的鉴别要点

鉴别要点	漏出液	渗出液
原因	非炎症所致	炎症、肿瘤、化学或物理刺激所致
外观	淡黄，浆液性	可为血性、脓性、乳糜性等
透明度	透明或微浑	多浑浊
比重	低于 1.018	高于 1.018
凝固	不自凝	能自凝
黏蛋白定性	阴性	阳性
蛋白定量	<25 g/L	>30 g/L
积液 / 血清总蛋白	<0.5	>0.5
LDH	<200 U/L	>200 U/L
积液 / 血清 LDH	<0.6	>0.6
葡萄糖	与血糖相近	常低于血糖水平
细胞计数	常 $<100 \times 10^6/L$	$>500 \times 10^6/L$
细胞分类	以淋巴、间皮细胞为主	不同病因，分别以中性或淋巴细胞为主
细菌检查	−	+

第四节　肝功能检测

（一）蛋白质代谢功能检测

【正常参考值】

正常成人血清总蛋白 60 ～ 80 g/L，白蛋白 40 ～ 55 g/L，球蛋白 20 ～ 30 g/L，A/G 为（1.5 ～ 2.5）∶1。

【结果判读】

（1）血清总蛋白及白蛋白增高　主要由于血清水分减少，单位容积总蛋白浓度增加，而全身总蛋白含量并未增加，如各种原因导致的血液浓缩（严重脱水、休克、饮水量不足）、肾上腺皮质功能减退等。

（2）血清总蛋白及白蛋白降低　可见于①肝细胞损害影响总蛋白与白蛋白合成，常见于亚急性重症肝炎、慢性中度以上持续性肝炎、肝硬化、肝癌等，以及缺血性及毒素诱导性肝损伤。白蛋白持续下降，提示肝细胞坏死进行性加重，预后不良；治疗后白蛋白上升，提示肝细胞再生，治疗有效。血清总蛋白 <60 g/L 或白蛋白 <25 g/L 称为低蛋白血症，临床上常出现严重水肿及胸、腹水。②营养不良，如蛋白质摄入不足或消化吸收不良。③蛋白丢失过多，如肾病综合征（大量肾小球性蛋白尿）、蛋白丢失性肠病、严重烧伤、急性大失血等。④消耗增加，见于慢性消耗性疾病，如重症结核、甲状腺功能亢进及恶性肿瘤等。

（3）血清总蛋白及球蛋白增高　当血清总蛋白 >80 g/L 或球蛋白 >35 g/L 时，分别称为高蛋白血症（hyperproteinemia）或高球蛋白血症（hyperglobinemia）。总蛋白增高主要是因球蛋白增高，其中又以 γ 球蛋白增高为主。主要见于：①慢性肝脏疾病，包括自身免疫性慢性肝炎、慢性活动性肝炎、肝硬化、慢性酒精性肝病等；②M 球蛋白血症，如多发性骨髓瘤、淋巴瘤、原发性巨球蛋白血症等；③自身免疫性疾病，如系统性红斑狼疮、类风湿关节炎等；④慢性炎症与慢性感染，如结核病、疟疾、麻风病及慢性血吸虫病等。

（4）A/G 倒置　清蛋白降低和 / 或球蛋白增高均可引起 A/G 倒置，见于严重肝功能损伤及 M 蛋白血症，如肝硬化、原发性肝癌、多发性骨髓瘤、原发性巨球蛋白血症等。

（二）血清蛋白电泳

【正常参考值】

醋酸纤维素膜法：清蛋白 0.62 ～ 0.71（62% ～ 71%），α1 球蛋白 0.03 ～ 0.04（3% ～ 4%），α2 球蛋白 0.06 ～ 0.10（6% ～ 10%），β 球蛋白 0.07 ～ 0.11（7% ～ 11%），γ 球蛋白 0.09 ～ 0.18（9% ～ 18%）。

【结果判读】

1.肝脏疾病　急性及轻症肝炎时电泳结果多无异常。慢性肝炎、肝硬化、肝细胞肝癌（常合并肝硬化）时，清蛋白降低，α1、α2、β 球蛋白也有减少倾向；γ 球蛋白增加，在慢性活动性肝炎和失代偿的肝硬化时增加尤为显著。

2. M 蛋白血症　如骨髓瘤、原发性巨球蛋白血症等，清蛋白浓度降低，单克隆 γ 球蛋白明显升高。大部分病人在 γ 区带、β 区带或 β 区带与 γ 区带之间可见结构均一、基底窄、峰高尖的 M 蛋白。

3. 肾病综合征、糖尿病、肾病　由于血脂增高，可致 α2 及 β 球蛋白（是脂蛋白的主要成分）增高，白蛋白及 γ 球蛋白降低。

4. 其他　结缔组织病伴有多克隆 γ 球蛋白增高，先天性低丙种球蛋白血症 γ 球蛋白降低，蛋白丢失性肠病表现为白蛋白及 γ 球蛋白降低，α2 球蛋白则增高。

（三）胆红素代谢检测

1. 血清总胆红素（STB）测定

【正常参考值】

新生儿 0 ～ 1 天，34 ～ 103 μmol/L，1 ～ 2 天 103 ～ 171 μmol/L，3 ～ 5 天 68 ～ 137 μmol/L，成人 3.4 ～ 17.1 μmol/L。

【结果判读】

（1）判断有无黄疸、黄疸程度及演变过程　当 STB＞17.1 μmol/L，且 ＜34.2 μmol/L 时为隐性黄疸或亚临床黄疸；34.2 ～ 171 μmol/L 时为轻度黄疸，171 ～ 342 μmol/L 时为中度黄疸，＞342 μmol/L 时为重度黄疸。在病程中检测可以判断疗效和指导治疗。

（2）根据黄疸程度推断黄疸病因　溶血性黄疸通常 ＜85.5 μmol/L，肝细胞黄疸为 17.1 ～ 171 μmol/L，不完全性梗阻性黄疸为 171 ～ 265 μmol/L，完全性梗阻性黄疸通常 ＞342 μmol/L。

（3）根据总胆红素，结合及非结合胆红素升高程度判断黄疸类型　若 STB 增高伴非结合胆红素明显增高提示为溶血性黄疸，总胆红素增高伴结合胆红素明显升高为胆汁淤积性黄疸，三者均增高为肝细胞性黄疸。

2. 血清结合胆红素（CB）与非结合胆红素（UCB）测定

【正常参考值】

结合胆红素 0 ～ 6.8 μmol/L；非结合胆红素 1.7 ～ 10.2 μmol/L。

【结果判读】

根据结合胆红素与总胆红素比值，可协助鉴别黄疸类型，如 CB/STB＜20% 提示为溶血性黄疸，20% ～ 50% 常为肝细胞性黄疸，＞50% 为胆汁淤积性黄疸。肝炎的黄疸前期、无黄疸型肝炎、失代偿期肝硬化、肝癌等，30% ～ 50% 患者表现为 CB 增加，而 STB 正常。

（四）血清酶检测

1. 血清氨基转移酶及其同工酶测定

【正常参考值】

终点法（赖氏法）速率法（37 ℃）：

ALT 5 ～ 25 卡门单位，5 ～ 40 U/L，AST 8 ～ 28 卡门单位，8 ～ 40 U/L，ALT/AST ≤ 1。

【结果判读】

（1）急性病毒性肝炎 ALT 与 AST 均显著升高，可达正常上限的 20～50 倍，甚至 100 倍，但 ALT 升高更明显。通常 ALT>300 U/L、AST>200 U/L，ALT/AST>1，是诊断急性病毒性肝炎重要的检测手段。在肝炎病毒感染后 1～2 周，转氨酶达高峰，在第 3 到第 5 周逐渐下降，ALT/AST 的值逐渐恢复正常。但转氨酶的升高程度与肝脏损伤的严重程度无关。在急性肝炎恢复期，如转氨酶活性不能降至正常或再上升，提示急性病毒性肝炎转为慢性。急性重症肝炎时，胆红素明显升高，转氨酶反而降低，即出现"胆酶分离"现象，提示肝细胞严重坏死，预后不佳。

（2）慢性病毒性肝炎 转氨酶轻度上升（100～200 U/L）或正常，ALT/AST>1。若 AST 升高较 ALT 显著，即 ALT/AST<1，提示慢性肝炎可能进入活动期。

（3）酒精性肝病、药物性肝炎、脂肪肝、肝癌等非病毒性肝病 转氨酶轻度升高或正常，且 ALT/AST<1。酒精性肝病 AST 显著升高，ALT 接近正常。

（4）肝硬化 转氨酶活性取决于肝细胞进行性坏死程度，终末期肝硬化转氨酶活性正常或降低。

（5）急性心肌梗死 其值可达参考值上限的 4～10 倍，4～5 天后恢复，若再次增高提示梗死范围扩大或有新的梗死发生。

（6）其他疾病 如骨骼肌疾病（皮肌炎、进行性肌萎缩）、肺梗死、胰梗死、休克及传染性单核细胞增多症，转氨酶轻度升高（50～200 U/L）。

2. 碱性磷酸酶（ALP）测定

【正常参考值】

磷酸对硝基苯酚速率法（37 ℃）：

女性 1～12 岁 <500 U/L，15 岁以上 40～150 U/L。

男性 1～12 岁 <500 U/L，12～15 岁 <700 U/L，25 岁以上 40～150 U/L。

【结果判读】

（1）肝胆系统疾病 各种肝内、外胆管阻塞性疾病，如胰头癌、胆道结石等引起的胆管阻塞、原发性胆汁性肝硬化等，ALP 明显升高，且与血清胆红素升高相平行；累及肝实质细胞的肝胆疾病（如肝炎、肝硬化），ALP 轻度升高。

（2）黄疸的鉴别诊断 胆汁淤积性黄疸，ALP 和血清胆红素明显升高，转氨酶仅轻度增高；肝细胞性黄疸，血清胆红素中等程度增加，转氨酶活性很高，ALP 正常或稍高；肝内局限性胆道阻塞（如原发性肝癌、转移性肝癌、肝脓肿等），ALP 明显增高，ALT 无明显增高，血清胆红素大多正常。

（3）骨骼疾病 如纤维性骨炎、佝偻病、骨软化症、成骨细胞瘤及骨折愈合期，血清 ALP 升高。

（4）生长中儿童、妊娠中晚期血清 ALP 生理性增高。

3. γ- 谷氨酰转移酶（γ-GGT）测定

【正常参考值】

γ- 谷氨酰 -3- 羧基 - 对硝基苯胺法（37 ℃）：男性 11～50 U/L，女性 7～32 U/L。

【结果判读】

（1）胆道阻塞性疾病 原发性胆汁性肝硬化、硬化性胆管炎等所致的慢性胆汁淤积，原发性及转移性肝癌时 GGT 明显升高，可达参考值上限的 10 倍以上。此时 GGT、ALP、5′- 核苷酸酶（5′-NT）、亮氨酸氨基肽酶（LAP）及血清胆红素呈平行增加。

（2）急性和慢性病毒性肝炎、肝硬化　急性肝炎时，GGT 呈中等程度升高；慢性肝炎、肝硬化，若 GGT 持续升高，提示病变活动或病情恶化。

（3）急性和慢性酒精性肝炎、药物性肝炎　GGT 可呈明显或中度以上升高（300 ～ 1 000 U/L），ALT 和 AST 仅轻度增高，甚至正常。酗酒者戒酒后 GGT 可下降。

（4）其他　脂肪肝、胰腺炎、胰腺肿瘤、前列腺肿瘤等 GGT 亦可轻度增高。

第五节　肾功能检测

一、肾小球功能

（一）内生肌酐清除率（Ccr）测定

【正常参考值】

成人 80 ～ 120 mL/min，老年人随年龄增长，有自然下降趋势。西咪替丁、甲苯嘧啶、长期限制剧烈运动均会使 Ccr 下降。

【结果判读】

1. 判断肾小球损害的敏感指标　当 GFR 降低到正常值的 50%，Ccr 测定值可低至 50 mL/min，但血肌酐、尿素氮测定仍可在正常范围，因肾有强大的储备能力，故 Ccr 是较早反映 GFR 的敏感指标。

2. 评估肾功能损害程度　临床常用 Ccr 代替 GFR，根据 Ccr 一般可将肾功能分为 4 期：

第 1 期（肾衰竭代偿期）Ccr 为 80 ～ 51 mL/min；

第 2 期（肾衰竭失代偿期）Ccr 为 50 ～ 20 mL/min；

第 3 期（肾衰竭期）Ccr 为 19 ～ 10 mL/min；

第 4 期（尿毒症期或终末期肾衰竭）Ccr＜10 mL/min。

另一种分类是：轻度损害 Ccr 在 70 ～ 51 mL/min；中度损害 Ccr 在 50 ～ 31 mL/min；Ccr 小于 30 mL/min 为重度损害。

3. 指导治疗　慢性肾衰竭时，Ccr 小于 30 ～ 40 mL/min，应开始限制蛋白质摄入；Ccr 小于 30 mL/min，用氢氯噻嗪等利尿剂治疗常无效，不宜应用；Ccr 小于 10 mL/min 应结合临床进行肾替代治疗，对袢利尿剂（如呋塞米、利尿酸钠）的反应已极差。此外，肾衰竭时凡由肾代谢或经肾排出的药物也可根据 Ccr 降低的程度来调节用药剂量和决定用药的时间间隔。

（二）血清肌酐测定

【正常参考值】

全血 Cr 为 88.4 ～ 176.8 μmol/L；血清或血浆 Cr，男性 53 ～ 106 μmol/L，女性 44 ～

97 μmol/L。

【结果判读】

1. 血 Cr 增高　见于各种原因引起的肾小球滤过功能减退：

（1）急性肾衰竭　血 Cr 明显进行性升高为器质性损害的指标，可伴少尿或非少尿。

（2）慢性肾衰竭　血 Cr 升高程度与病变严重性一致：肾衰竭代偿期，血 Cr<178 μmol/L；肾衰竭失代偿期，血 Cr>178 μmol/L；肾衰竭期，血 Cr 明显升高，>445 μmol/L。

2. 鉴别肾前性和肾实质性少尿

（1）器质性肾衰竭　血 Cr 常超过 200 μmol/L。

（2）肾前性少尿　如心衰、脱水、肝肾综合征、肾病综合征等所致的有效血容量下降，使肾血流量减少，血肌酐浓度上升多不超过 200 μmol/L。

3. BUN/Cr（单位为 mg/dL）的意义

（1）器质性肾衰竭　BUN 与 Cr 同时增高，因此 BUN/Cr≤10∶1。

（2）肾前性少尿　肾外因素所致的氮质血症，BUN 可较快上升，但血 Cr 不相应上升，此时 BUN/Cr 常 >10∶1。

4. 血肌酐减低　见于老年人、肌肉消瘦者可能偏低，也可见于进行性肌肉萎缩、白血病、贫血、肝功能障碍及妊娠等。

（三）血尿素氮测定

【正常参考值】

成人 3.2～7.1 mmol/L；婴儿、儿童 1.8～6.5 mmol/L。

【结果判读】

血中尿素氮增高：

1. 器质性肾功能损害　急性肾衰竭肾功能轻度受损时，BUN 可无变化，但 GFR 下降至 50% 以下，BUN 才能升高。因此，血 BUN 测定不能作为早期肾功能指标。但对慢性肾衰竭，尤其是尿毒症 BUN 增高的程度一般与病情严重性一致：肾衰竭代偿期 GFR 下降至 50 mL/min，血 BUN<9 mmol/L；肾衰竭失代偿期，血 BUN>9 mmol/L；肾衰竭期，血 BUN>20 mmol/L。

2. 肾前性少尿　如严重脱水、大量腹水、心脏循环功能衰竭、肝肾综合征等导致的血容量不足、肾血流量减少灌注不足致少尿。此时 BUN 升高，但肌酐升高不明显，经扩容尿量多能增加，BUN 可自行下降。

3. 蛋白质分解或摄入过多　如急性传染病、高热、上消化道大出血、大面积烧伤、严重创伤、大手术后和甲状腺功能亢进、高蛋白饮食等，但血肌酐一般不升高。

二、肾小管功能

（一）血、尿 β₂- 微球蛋白测定

【正常参考值】

成人血清 1～2 mg/L。成人尿低于 0.3 mg/L。

【结果判读】

1. 肾小球滤过功能受损　在评估肾小球滤过功能上，血 β_2-MG 升高比血肌酐更灵敏，在 Ccr 低于 80 mL/min 时即可出现，而此时血肌酐浓度多无改变。若同时出现血和尿 β_2-MG 升高，血 β_2-MG ＜5 mg/L，则可能肾小球和肾小管功能均受损。

2. 肾小管功能　根据 β_2-MG 的肾排泄过程，尿 β_2-MG 增多能较敏感地反映近端肾小管重吸收功能受损，如肾小管 - 间质性疾病、药物或毒物所致早期肾小管损伤，以及肾移植后急性排斥反应早期。

3. IgG 肾病、恶性肿瘤，以及多种炎性疾病如肝炎、类风湿关节炎等可致 β_2-MG 生成增多。

（二）α_1- 微球蛋白测定

【正常参考值】

成人尿 α_1-MG＜15 mg/24 h 尿，或 ＜10 mg/g 肌酐；血清游离 α_1-MG 为 10 ～ 30 mg/L。

【结果判读】

1. 近端肾小管功能损害　尿 α_1-MG 升高是反映各种原因包括肾移植后排斥反应所致早期近端肾小管功能损伤的特异、敏感指标。

2. 评估肾小球滤过功能　血清 α_1-MG 升高提示 GFR 降低所致的血潴留。其比血 Cr 和 β_2-MG 检测更灵敏，在 Ccr＜100 mL/min 时，血清 α_1-MG 即出现升高。血清和尿中 α_1-MG 均升高，表明肾小球滤过功能和肾小管重吸收功能均受损。

3. 血清 α_1-MG 降低　见于严重肝实质性病变所致生成减少，如重症肝炎、肝坏死等。

综上所述，在评估各种原因所致的肾小球和近端肾小管功能特别是早期损伤时，β_2-MG 和 α_1-MG 均是较理想的指标，尤以 α_1-MG 为佳，有取代 β_2-MG 的趋势。

（三）昼夜尿比重试验

【正常参考值】

成人尿量 1 000 ～ 2 000 mL/24 h，其中夜尿量 ＜750 mL，昼尿量（晨 8 时至晚 8 时的 6 次尿量之和）和夜尿量比值一般为（3 ～ 4）：1；夜尿或昼尿中至少 1 次尿比重 ＞1.018，昼尿中最高尿比重与最低尿比重差值 ＞0.009。

【结果判读】

用于诊断各种疾病对远端肾小管稀释 - 浓缩功能的影响。

1. 浓缩功能早期受损　夜尿 ＞750 mL 或昼夜尿量比值降低，而尿比重值及变化率仍正常，为浓缩功能受损的早期改变，可见于间质性肾炎、慢性肾小球肾炎、高血压肾病和痛风性肾病早期主要损害肾小管时。

2. 稀释 - 浓缩功能严重受损　夜尿增多及尿比重无 1 次 ＞1.018 或昼尿比重差值 ＜0.009，提示稀释 - 浓缩功能严重受损。

3. 稀释 - 浓缩功能完全丧失　每次尿比重均固定在 1.010 ～ 1.012 的低值，称为等渗尿（与血浆比），表明肾只有滤过功能，而稀释 - 浓缩功能完全丧失。

4. 肾小球病变　尿量少而比重增高、固定在 1.018 左右（差值 ＜0.009），多见于急性肾小球肾炎及其他影响减少 GFR 的情况，因为此时原尿生成减少而稀释 - 浓缩功能相对正常。

5. 尿崩症　尿量明显增多（>4 L/24 h）而尿比重均低于 1.006，为尿崩症的典型表现。

上述试验结果解释时，还应考虑尿中其他成分干扰及气温影响。夏季高温时大量出汗，可致尿量减少而比重升高，反之寒冷气候可产生相反的影响。

（四）尿渗量（尿渗透压）测定

【正常参考值】

禁饮后尿渗量为 600 ～ 1 000 mOsm/（kg·H_2O），平均为 800 mOsm/（kg·H_2O）；血浆为 275 ～ 305 mOsm/（kg·H_2O），平均为 300 mOsm/（kg·H_2O）。尿 / 血浆渗量比值为（3 ～ 4.5）∶1。

【结果判读】

1. 判断肾浓缩功能　禁饮尿渗量在 300 mOsm/（kg·H_2O）左右时，即与正常血浆渗量相等，称为等渗尿；若 <300 mOsm/（kg·H_2O），称为低渗尿；正常人禁水 8 小时后尿渗量 <600 mOsm/（kg·H_2O），且尿 / 血浆渗量比值≤1，均表明肾浓缩功能障碍。肾浓缩功能见于慢性肾盂肾炎、多囊肾、尿酸性肾病等慢性间质性病变，也可见于慢性肾炎后期，以及急、慢性肾衰竭累及肾小管和间质。

2. 一次性尿渗量检测用于鉴别肾前性、肾性少尿　肾前性少尿时，肾小管浓缩功能完好，故尿渗量较高，常 >450 mOsm/（kg·H_2O）。肾小管坏死致肾性少尿时，尿渗量降低，常 <350 mOsm/（kg·H_2O）。

（五）血尿酸检测

【正常参考值】

成人酶法血清（浆）尿酸浓度：男性 150 ～ 416 μmol/L，女性 89 ～ 357 μmol/L。

【结果判读】

1. 血尿酸浓度升高

（1）肾小球滤过功能损伤：血尿酸比血肌酐和血尿素检测在反映早期肾小球滤过功能损伤上敏感。

（2）体内尿酸生成异常增多：常见于原发性痛风以及多种血液病、恶性肿瘤等因细胞大量破坏所致的继发性痛风。此外亦见于长期使用利尿剂和抗结核药吡嗪酰胺、慢性铅中毒和长期禁食者。

2. 血尿酸浓度降低　各种原因致肾小管重吸收尿酸功能损害，尿中大量丢失，以及肝功能严重损害尿酸生成减少，如急性肝坏死、肝豆状核变性等。此外，慢性镉中毒、使用磺胺及大剂量糖皮质激素、参与尿酸生成的黄嘌呤氧化酶、嘌呤核苷酸化酶先天性缺陷等，亦可致血尿酸降低。

第六节 血清电解质检测

（一）血钾检测

【正常参考值】

3.5 ～ 5.5 mmol/L。

【结果判读】

1. 血钾增高 血清钾超过 5.5 mmol/L 时称为高钾血症（hyperkalemia）。其常见的机制和原因见表 3-2。

表 3-2 血钾增高的常见机制和原因

机制	原因
摄入过多	高钾饮食、静脉输注大量钾盐、输入大量库存血液等
排出减少	①急性肾功能衰竭少尿期、肾上腺皮质功能减退症，导致肾小球排钾减少 ②长期使用螺内酯、氨苯蝶啶等潴钾利尿剂 ③远端肾小管上皮细胞泌钾障碍，如系统性红斑狼疮、肾移植术后、假性低醛固酮血症等
细胞内钾外移增多	①组织损伤和血细胞破坏，如严重溶血、大面积烧伤、挤压综合征等 ②缺氧和酸中毒 ③β-受体阻滞剂、洋地黄类药物可抑制 Na^+，K^+-ATP 酶，使细胞内钾外移 ④家族性高血钾性麻痹 ⑤血浆晶体渗透压增高，如应用甘露醇、高渗葡萄糖盐水等静脉输液，可使细胞内脱水，导致细胞内钾外移增多
假性高钾	①采血时上臂压迫时间过久（几分钟）、间歇性握拳产生的酸中毒，引起细胞内钾释放 ②血管外溶血 ③白细胞增多症：WBC $> 500 \times 10^9$/L，标本放置后可因凝集而释放钾 ④血小板增多症：PLT $> 600 \times 10^9$/L，可引起高钾血症

2. 血钾减低 血清钾低于 3.5 mmol/L 时称为低钾血症（hypokalemia）。血钾 < 2.5 mmol/L 时称为重度低钾血症。常见的发生机制和原因见表 3-3。

表 3-3 血钾减低常见的发生机制和原因

机制	原因
分布异常	①细胞外钾内移，如应用大量胰岛素、低钾性周期性麻痹、碱中毒等 ②细胞外液稀释，如心功能不全、肾性水肿或大量输入无钾盐液体时，导致血钾减低

164

续表

机制	原 因
丢失过多	①频繁呕吐、长期腹泻、胃肠引流等 ②肾衰竭多尿期、肾小管性酸中毒、肾上腺皮质功能亢进症、醛固酮增多症等使钾丢失过多 ③长期应用速尿、利尿酸和噻嗪类利尿剂等排钾利尿剂
摄入不足	长期低钾饮食、禁食和厌食等

（二）血钠检测

【正常参考值】

135 ～ 145 mmol/L。

【结果判读】

血钠超过 145 mmol/L，并伴有血液渗透压过高者，称为高钠血症。血钠低于 135 mmol/L 称为低钠血症。其常见的机制和原因见表 3-4、表 3-5。

表 3-4　高钠血症发生的常见机制和原因

机制	原 因
水分摄入不足	水源断绝、进食困难、昏迷等
水分丢失过多	大量出汗、烧伤、长期腹泻、呕吐、糖尿病性多尿、胃肠引流等
内分泌病变	抗利尿激素分泌增加，排尿排钠减少，肾上腺皮质功能亢进症、原发性或继发性醛固酮增多症，肾小管排钾保钠，使血钠增高
摄入过多	进食过量钠盐或输注大量高渗盐水；心脏复苏时输入过多的碳酸氢钠等

表 3-5　低钠血症发生的常见机制和原因

机制	原 因
丢失过多	①肾性丢失：慢性肾衰竭多尿期和大量应用利尿剂 ②皮肤黏膜性丢失：大量出汗、大面积烧伤时血浆外渗，丢失钠过多 ③医源性丢失：浆膜腔穿刺丢失大量液体等 ④胃肠道丢失：严重的呕吐、反复腹泻和胃肠引流等
细胞外液稀释	常见于水钠潴留 ①饮水过多而导致血液稀释，如精神性烦渴等 ②慢性肾衰竭、肝硬化失代偿期、急性或慢性肾衰竭少尿期 ③尿崩症、剧烈疼痛、肾上腺皮质功能减退症等的抗利尿激素分泌过多 ④高血糖或使用甘露醇，细胞外液高渗，使细胞内液外渗，导致血钠减低
消耗性低钠或摄入不足	①肺结核、肿瘤、肝硬化等慢性消耗性疾病，由于细胞内蛋白质分解消耗，细胞内液渗透压降低，水分从细胞内渗到细胞外，导致血钠减低 ②饥饿、营养不良、长期低钠饮食及不恰当的输液等

（三）血钙检测

【正常参考值】

总钙 2.25 ～ 2.58 mmol/L。离子钙 1.10 ～ 1.34 mmol/L。

【结果判读】

血清总钙超过 2.58 mmol/L 称为高钙血症。血清总钙低于 2.25 mmol/L 称为低钙血症。

血钙增高发生的机制和原因，以及磷、尿钙、尿磷变化的临床意义见表 3-6、表 3-7。血钙减低及血磷、尿钙、尿磷变化的临床意义见表 3-8、表 3-9。

表 3-6　高钙血症发生的常见机制和原因

机制	原因
溶骨作用增强	①原发性甲状旁腺功能亢进症 ②多发性骨髓瘤、骨肉瘤等伴有血清蛋白质增高的疾病 ③急性骨萎缩骨折后和肢体麻痹 ④分泌前列腺素 E_2 的肾癌、肺癌；分泌破骨细胞刺激因子（OSF）的急性白血病、多发性骨髓瘤、Burkitt 淋巴瘤等
肾功能损害	急性肾功能不全少尿期，钙排出减少而沉积在软组织中；多尿期时沉积于软组织的钙大量释放
摄入过多	静脉输入钙过多、饮用大量牛奶
吸收增加	大量应用维生素 D、溃疡病长期应用碱性药物治疗等

表 3-7　血钙增高及血磷、尿钙、磷变化的临床意义

血钙	血磷	尿钙	尿磷	临床意义
增高	增高 / 正常	增高	增高 / 正常	乳腺癌、肺癌、肾癌、胰腺癌、前列腺癌、多发性骨髓瘤
增高	减低 / 正常	增高 / 正常	正常	原发性甲状旁腺功能亢进症
增高	正常 / 增高	正常 / 增高	正常	摄入过量维生素 D
增高	正常 / 增高	正常 / 增高	正常	摄入过量维生素 A
增高	正常 / 增高	正常 / 增高	正常 / 增高	牛奶碱性综合征
增高	正常	减低	正常	应用噻嗪类利尿剂
增高	正常	正常 / 增高	正常	甲状腺功能亢进症
增高	正常 / 增高	正常 / 增高	正常 / 增高	结节病
增高	正常 / 增高	减低	正常	Addison 病
增高	正常	减低	正常	家族性低尿钙性高血钙
增高	正常	正常 / 增高	正常	制动引起的高血钙

表 3-8 低钙血症发生的常见机制及原因

机制	原因
成骨作用增强	甲状旁腺功能减退症、恶性肿瘤骨转移等
吸收减少	佝偻病、婴儿手足搐搦症、骨质软化症等
摄入不足	长期低钙饮食
吸收不良	乳糜泻或小肠吸收不良综合征、阻塞性黄疸等，可因钙及维生素 D 吸收障碍，使血钙减低
其他	①急性和慢性肾衰竭、肾性佝偻病、肾病综合征、肾小管性酸中毒等 ②急性坏死性胰腺炎（ANP）可因血钙与 FFA 结合形成皂化物，也可使血钙减低 ③妊娠后期及哺乳期需要钙量增加，若补充不足时，使血钙减低

表 3-9 血钙减低及血磷、尿钙、尿磷变化的临床意义

血钙	血磷	尿钙	尿磷	临床意义
减低	减低	减低 / 正常	减低	钙吸收不良（维生素 D 缺乏钙吸收不良综合征）
减低	增高	减低	正常	甲状旁腺功能减退症
减低	增高	减低	正常	假性甲状旁腺功能减退症
减低	增高	减低	减低	各种原因所致的慢性肾衰竭
减低	正常	减低	正常	肾病综合征
减低	正常	正常 / 减低	正常	肝硬化
减低	减低 / 正常	正常 / 减低	正常 / 减低	成骨细胞转移性肿瘤
减低	正常	正常 / 减低	正常	急性胰腺炎
减低	减低	正常 / 增高	增高	肾上腺增生或糖皮质激素治疗

（四）血氯检测

【正常参考值】

95 ~ 105 mmol/L。

【结果判读】

1. 血氯增高　血清氯含量超过 105 mmol/L 称为高氯血症。常见的发生机制和原因见表 3-10。

表 3-10 高氯血症的发生机制和原因

机制	原因
排出减少	急性或慢性肾衰竭的少尿期、尿道或输尿管梗阻、心功能不全等
血液浓缩	频繁呕吐、反复腹泻、大量出汗等导致水分丧失、血液浓缩

续表

机制	原因
吸收增加	肾上腺皮质功能亢进，如库欣综合征及长期应用糖皮质激素等，使肾小管对NaCl吸收增加
代偿性增高	呼吸性碱中毒过度呼吸，使CO_2排出增多，HCO_3^-减少，血氯代偿性增高
低蛋白血症	肾脏疾病时的尿蛋白排出增加，血浆蛋白质减少，使血氯增加，以补充血浆阴离子
摄入过多	食入或静脉补充大量的$NaCl$、$CaCl_2$、NH_4Cl溶液等

2.血氯减低　血清氯含量低于95 mmol/L称为低氯血症。主要见于：

（1）摄入不足　饥饿、营养不良、低盐治疗等。

（2）丢失过多　①严重呕吐、腹泻、胃肠引流等，丢失大量胃液、胰液和胆汁，使氯的丢失大于钠和HCO_3^-的丢失。②慢性肾衰竭、糖尿病以及应用噻嗪类利尿剂，使氯由尿液排出增多。③慢性肾上腺皮质功能不全，由于醛固酮分泌不足，氯随钠丢失增加。④呼吸性酸中毒，血HCO_3^-增高，使氯的重吸收减少。

（五）血磷检测

【正常参考值】

0.97 ～ 1.61 mmol/L。

【结果判读】

血磷增高和血磷减低的发生机制和原因见表3-11、表3-12。

表3-11　血磷增高发生的机制和原因

机制	原因
内分泌疾病	原发性或继发性甲状旁腺功能减退症
排出障碍	肾衰竭等所致的磷酸盐排出障碍
吸收增加	摄入过多维生素D，可促进肠道吸收钙、磷，导致血清钙、磷均增高
其他	肢端肥大症、多发性骨髓瘤、骨折愈合期、Addison病、急性重症肝炎等

表3-12　血磷减低的发生机制和原因

机制	原因
摄入不足或吸收障碍	饥饿、恶病质、吸收不良、活性维生素D缺乏、长期应用含铅制剂等
丢失过多	大量呕吐、腹泻、血液透析、肾小管性酸中毒、Fanconi综合征、应用噻嗪类利尿剂等
转入细胞内	静脉注射胰岛素或葡萄糖、过度换气综合征、碱中毒、AMI等
其他	乙醇中毒、糖尿病酮症酸中毒、甲状旁腺功能亢进症、维生素D抵抗性佝偻病等

第七节 常用生化检测

一、血糖及其代谢产物检测

（一）空腹血糖（FBG）

空腹血糖（FBG）是诊断糖代谢紊乱的最常用和最重要的指标。

【正常参考值】

成人空腹葡萄糖氧化酶法：3.9 ～ 6.1 mmol/L。

【结果判读】

血糖检测是目前诊断糖尿病的主要依据，也是判断糖尿病病情和控制程度的主要指标。

1. FBG 增高

（1）FBG 增高而又未达到诊断糖尿病标准时，称为空腹血糖受损；FBG 增高超过 7.0 mmol/L 时称为高糖血症（hyperglycemia）。根据 FBG 水平将高糖血症分为 3 度：FBG 7.0 ～ 8.4 mmol/L 为轻度增高；FBG 8.4 ～ 10.1 mmol/L 为中度增高；FBG > 10.1 mmol/L 为重度增高。当 FBG > 9 mmol/L（肾糖阈）时尿糖即可呈阳性。

（2）病理性增高主要见于：①各型糖尿病；②内分泌疾病，如甲状腺功能亢进症、巨人症、嗜铬细胞瘤和胰高血糖素瘤等；③应激性因素，如颅内压增高、心肌梗死、大面积烧伤、急性脑血管病等；④药物影响，如噻嗪类利尿剂、泼尼松等；⑤肝脏和胰腺疾病，如严重的肝病、坏死性胰腺炎等；⑥其他，如高热、呕吐、腹泻、脱水等。

2. FBG 减低　FBG < 3.9 mmol/L 时为血糖减低，当 FBG < 2.8 mmol/L 时称为低糖血症（hypoglycemia）。

（1）生理性减低　饥饿、长期剧烈运动、妊娠期等。

（2）病理性减低　①胰岛素过多，如胰岛素用量过大、口服降糖药、胰岛 β 细胞增生或肿瘤等；②对抗胰岛素的激素分泌不足，如肾上腺皮质激素、生长激素缺乏；③肝糖原贮存缺乏，如急性重症肝炎、肝癌等；④急性乙醇中毒；⑤先天性糖原代谢酶缺乏，如 Ⅰ、Ⅲ 型糖原累积病（glucose storage disease）等；⑥消耗性疾病，如严重营养不良等；⑦非降糖药物影响，如磺胺药、水杨酸等；⑧特发性低血糖。

（二）葡萄糖耐量试验（GTT）

GTT 主要用于诊断症状不明显或血糖升高不明显的可疑糖尿病。

【正常参考值】

① FPG 3.9 ～ 6.1 mmol/L。②口服葡萄糖后 0.5 ～ 1 小时，血糖达高峰（一般为 7.8 ～ 9.0 mmol/L），峰值 < 11.1 mmol/L。③ 2 小时血糖（2 小时 PG）< 7.8 mmol/L。④ 3 小时血糖恢复至空腹水平。⑤各检测时间点的尿糖均为阴性。

第三章　实验室检查结果判读　169

【结果判读】

临床上主要用于诊断糖尿病、判断糖耐量异常（impaired glucose tolerance，IGT）、鉴别尿糖和低糖血症，OGTT 还可用于胰岛素和 C- 肽释放试验。

1. 诊断糖尿病　临床上有以下条件者，即可诊断为糖尿病。

（1）具有糖尿病症状，FPG ≥ 7.0 mmol/L。

（2）OGTT 血糖峰值≥ 11.1 mmol/L，OGTT 2 小时 PG ≥ 11.1 mmol/L。

（3）具有临床症状，随机血糖≥ 11.1mmol/L，且伴有尿糖阳性者。

临床症状不典型者，需要隔 1 天重复检测确诊，但一般不主张做第 3 次 OGTT。

2. 判断 IGT　FPG ＜ 7.0 mmol/L，2 小时 PG 为 7.8～11.1 mmol/L，且血糖到达高峰的时间延长至 1 小时后，血糖恢复正常的时间延长至 2～3 小时以后，同时伴有尿糖阳性者为 IGT。IGT 长期随诊观察，约 1/3 能恢复正常，1/3 仍为 IGT，1/3 最终转为糖尿病。IGT 常见于 2 型糖尿病、肢端肥大症、甲状腺功能亢进症、肥胖症及皮质醇增多症等。

3. 平坦型糖耐量曲线　FPG 降低，口服葡萄糖后血糖上升也不明显，2 小时 PG 仍处于低水平状态。常见于胰岛 B 细胞瘤、肾上腺皮质功能减退症、腺垂体功能减退症。

4. 储存延迟型糖耐量曲线　口服葡萄糖后血糖急剧升高，提早出现峰值，且＞ 11.1 mmol/L，而 2 小时 PG 又低于空腹水平。常见于胃切除或严重肝损伤。

5. 鉴别低血糖

（1）功能性低血糖　FPG 正常，口服葡萄糖后出现高峰时间及峰值均正常，但 2～3 小时后出现低血糖，见于特发性低糖血症。

（2）肝源性低血糖　FPG 低于正常，口服葡萄糖后血糖高峰提前并高于正常，但 2 小时 PG 仍处于高水平，且尿糖阳性。常见于广泛性肝损伤、病毒性肝炎等。

（三）C- 肽试验

检测空腹 C- 肽水平、C- 肽释放试验可用于评价胰岛 B 细胞分泌功能和储备功能。

【正常参考值】

空腹 C- 肽：0.3～1.3 nmol/L。

C- 肽释放试验：口服葡萄糖后 0.5～1 小时出现高峰，其峰值为空腹 C- 肽的 5～6 倍。

【结果判读】

C- 肽检测常用于糖尿病的分型诊断，也可以指导临床治疗中胰岛素用量的调整。

1. C- 肽水平增高

（1）胰岛 B 细胞瘤时空腹血清 C- 肽增高、C- 肽释放试验呈高水平曲线。

（2）肝硬化时血清 C- 肽增高，且 C- 肽 / 胰岛素比值降低。

2. C- 肽水平减低

（1）空腹血清 C- 肽降低，见于糖尿病。

（2）C- 肽释放试验：口服葡萄糖后 1 小时血清 C- 肽水平降低，提示胰岛 B 细胞储备功能不足。释放曲线低平提示 1 型糖尿病；释放延迟或呈低水平见于 2 型糖尿病。

（3）C- 肽水平不升高，而胰岛素增高，提示为外源性高胰岛素血症，如胰岛素用量过多等。

（四）糖化血红蛋白（GHb）检测

GHb 是在红细胞生存期间 HbA 与己糖（主要是葡萄糖）缓慢、连续的非酶促反应的产物，是目前临床最常检测的部分。

【正常参考值】

HbA_1c 4% ～ 6%，HbA_1 5% ～ 8%。

【结果判读】

HbA_1c 水平反映了最近 2 ～ 3 个月的平均血糖水平。

1. 评价糖尿病控制程度　HbA_1c 增高提示近 2 ～ 3 个月的糖尿病控制不良，GHb 越高，血糖水平越高，病情越重。故 HbA_1c 可作为糖尿病长期控制的良好观察指标。

2. 筛检糖尿病　HbA_1c ＜8%，可排除糖尿病；HbA_1c ＞9%，预测糖尿病的准确性为 78%，灵敏度为 68%，特异性为 94%；HbA_1c ＞10%，预测糖尿病的准确性为 89%，灵敏度为 48%，特异性为 99%。

3. 预测血管并发症　由于 HbA_1c 与氧的亲和力强，可导致组织缺氧，故长期 HbA_1c 增高，可引起组织缺氧而发生血管并发症。HbA_1c ＞10%，提示并发症严重，预后较差。

4. 鉴别高血糖　糖尿病高血糖的 HbA_1c 水平增高，而应激性高血糖的 HbA_1c 则正常。

二、血脂和脂蛋白检测

（一）血清脂质

血清脂质包括胆固醇（CHO）、三酰甘油、磷脂和游离脂肪酸（FFA）。

1. 总胆固醇（TC）检测　CHO 检测的适应证有：①早期识别动脉粥样硬化的危险性；②使用降脂药物治疗后的监测。

【正常参考值】

①合适水平为 ＜5.20 mmol/L。②边缘水平为 5.20 ～ 6.20 mmol/L。③升高为 ＞6.20 mmol/L。

【结果判读】

血清 TC 水平受年龄、家族、性别、遗传、饮食、精神等多种因素影响，且男性高于女性，体力劳动者低于脑力劳动者。因此，很难制定统一的参考值。测定 TC 常作为动脉粥样硬化的预防、发病估计、疗效观察的参考指标。

2. 三酰甘油检测　三酰甘油（TG）是甘油和 3 个脂肪酸所形成的酯，又称为中性脂肪。TG 也是动脉粥样硬化的危险因素之一。

【正常参考值】

0.56 ～ 1.70 mmol/L。

【结果判读】

血清 TG 受生活习惯、饮食和年龄等的影响，进食高脂、高糖和高热饮食后，外源性 TG 可明显增高，称为饮食性脂血。因此，必须在空腹 12 ～ 16 小时后静脉采集，以排除和减少饮食的影响。

（1）TG 增高见于：①冠心病；②原发性高脂血症、动脉粥样硬化症、肥胖症、肾病综合征和阻塞性黄疸等。

（2）TG 减低见于：①低 β - 脂蛋白血症和无 β - 脂蛋白血症；②严重的肝脏疾病、吸收不良、甲状腺功能亢进症等。

（二）血清脂蛋白检测

1. 乳糜微粒（CM）测定

【正常参考值】

阴性。

【结果判读】

血清 CM 极易受饮食中 TG 的影响，易出现乳糜样血液。常见于 Ⅰ 型和 Ⅴ 型高脂蛋白血症。

2. 高密度脂蛋白（HDL）检测

【正常参考值】

① 1.03 ～ 2.07 mmol/L；合适水平为 >1.04 mmol/L；减低为 ≤ 1.0 mmol/L。②电泳法：30% ～ 40%。

【结果判读】

（1）HDL 增高　HDL 增高对防止动脉粥样硬化、预防冠心病的发生有重要作用。另外，绝经前女性 HDL 水平较高，其冠心病患病率较男性和绝经后女性为低。HDL 增高还可见于慢性肝炎、原发性胆汁性肝硬化等。

（2）HDL 减低　HDL 减低常见于动脉粥样硬化、急性感染、糖尿病、肾病综合征、β - 受体阻滞剂和孕酮等药物。

3. 低密度脂蛋白（LDL）检测

【正常参考值】

合适水平为 ≤ 3.4 mmol/L。边缘水平为 3.4 ～ 4.1 mmol/L。升高为 >4.1 mmol/L。

【结果判读】

（1）LDL 增高

①判断发生冠心病的危险性：LDL 是动脉粥样硬化的危险因子，LDL 水平增高与冠心病发病呈正相关。

②其他：遗传性高脂蛋白血症、甲状腺功能减退症、肾病综合征、阻塞性黄疸、肥胖症以及应用雄激素、β - 受体阻滞剂等 LDL 也增高。

（2）LDL 减低　常见于无 β - 脂蛋白血症、甲状腺功能亢进症、吸收不良、肝硬化等。

4. 脂蛋白（a）[LP（a）] 检测　LP（a）是动脉粥样硬化和血栓形成的重要独立危险因子。

【正常参考值】

0 ～ 300 mg/L。

【结果判读】

血清 LP（a）水平的个体差异性较大，LP（a）水平高低主要由遗传因素决定，基本不受性别、饮食和环境的影响。

LP（a）增高主要见于：①LP（a）>300 mg/L者冠心病发病率较LP（a）<300 mg/L者高3倍；LP（a）>497 mg/L的中风危险性增加4.6倍。因此，可将LP（a）含量作为动脉粥样硬化的单项预报因子，或确定为是否存在冠心病的多项预报因子之一。②LP（a）增高还可见于1型糖尿病、肾脏疾病、炎症、手术或创伤后以及血液透析后等。

三、心肌损伤标志物检测

（一）心肌酶检测

1.肌酸激酶检测　肌酸激酶（CK）也称为肌酸磷酸激酶（CPK）。

【正常参考值】

酶偶联法（37℃）：男性38～174 U/L，女性26～140 U/L。

酶偶联法（30℃）：男性15～105 U/L，女性10～80 U/L。

肌酸显色法：男性15～163 U/L，女性3～135 U/L。

连续监测法：男性37～174 U/L，女性26～140 U/L。

【结果判读】

CK水平受性别、年龄、种族、生理状态的影响。

（1）CK增高

①AMI　AMI时CK水平在发病3～8小时即明显增高，其峰值在10～36小时，3～4天恢复正常。如果在AMI病程中CK再次升高，提示心肌再次梗死。因此，CK为早期诊断AMI的灵敏指标之一，但应除外CK基础值极低的病人和心肌梗死范围小及心内膜下心肌梗死等，此时即使心肌梗死，CK也可正常。

②心肌炎和肌肉疾病　心肌炎时CK明显升高。各种肌肉疾病，如多发性肌炎、横纹肌溶解症、重症肌无力时CK明显增高。

③手术　心脏手术或非心脏手术后均可导致CK增高，转复心律、心导管术以及冠状动脉成形术等均可引起CK增高。

（2）CK减低　长期卧床、甲状腺功能亢进症、激素治疗等CK均减低。

2.肌酸激酶同工酶检测　CK是由2个亚单位组成的二聚体，形成3个不同的亚型：①CK-MM（CK3），主要存在于骨骼肌和心肌中；②CK-MB（CK2），主要存在于心肌中；③CK-BB（CK1）主要存在于脑、前列腺、肺、肠等组织中。正常人血清中以CK-MM为主，CK-MB较少，CK-BB含量极微。检测CK的不同亚型对鉴别CK增高的原因有重要价值。

【正常参考值】

CK-MM：94%～96%；CK-MB：<5%；CK-BB：极少或无。

【结果判读】

（1）CK-MB增高

①AMI　CK-MB对AMI早期诊断的灵敏度明显高于总CK，其阳性检出率达100%，且具有高度特异性。CK-MB一般在发病后3～8小时增高，9～30小时达高峰，

48 ～ 72 小时恢复正常水平。另外，CK-MB 高峰时间与预后有一定关系，CK-MB 高峰出现早者较出现晚者预后好。

②其他心肌损伤 心绞痛、心包炎、慢性心房颤动、安装起搏器等，CK-MB 也可增高。

③肌肉疾病及手术 骨骼肌疾病时 CK-MB 也增高，但 CK-MB/CK 常小于 6%，以此可与心肌损伤鉴别。

（2）CK-MM 增高

① AMI CK-MM 亚型对诊断早期 AMI 较为灵敏。

②其他 骨骼肌疾病、重症肌无力、肌萎缩、进行性肌营养不良、多发性肌炎等 CK-MM 均明显增高。手术、创伤、惊厥等也可使 CK-MM 增高。

（3）CK-BB 增高

①神经系统疾病 脑梗死、急性颅脑损伤、脑膜炎时，血清 CK-BB 增高，CK-BB 增高程度与损伤严重程度、范围和预后成正比。

②肿瘤 恶性肿瘤病人血清 CK-BB 检出率为 25% ～ 41%。

3. 乳酸脱氢酶（LD）检测

【正常参考值】

连续检测法：104 ～ 245 U/L。速率法：120 ～ 250 U/L。

【结果判读】

乳酸脱氢酶测定的临床意义见表 3-13。

表 3-13 乳酸脱氢酶测定的临床意义

疾病	临床意义
心脏疾病	AMI 时 LD 活性增高较 CK、CK-MB 增高晚（8 ～ 18 小时开始增高），24 ～ 72 小时达到峰值，持续 6 ～ 10 天。病程中 LD 持续增高或再次增高，提示心肌梗死面积扩大或再次出现心肌梗死
肝脏疾病	急性病毒性肝炎、肝硬化、阻塞性黄疸，以及心力衰竭和心包炎时的肝淤血、慢性活动性肝炎等 LD 显著增高
恶性肿瘤	恶性淋巴瘤、肺癌、结肠癌、乳腺癌、胃癌、宫颈癌等 LD 均明显增高
其他	贫血、肺梗死、骨骼肌损伤、进行性肌营养不良、休克、肾脏病等 LD 均明显增高

（二）心肌蛋白检测

1. 心肌肌钙蛋白 T（cTnT）检测

【正常参考值】

① 0.02 ～ 0.13 μg/L。② >0.2 μg/L 为临界值。③ >0.5 μg/L 可以诊断 AMI。

【结果判读】

（1）诊断 AMI cTnT 是诊断 AMI 的确定性标志物。AMI 发病后 3 ～ 6 小时的 cTnT 即升高，10 ～ 24 小时达峰值，其峰值可为参考值的 30 ～ 40 倍，恢复正常需要 10 ～ 15 天。

对非 Q 波性、亚急性心肌梗死或 CK-MB 无法诊断的病人更有价值。

（2）判断微小心肌损伤　不稳定型心绞痛（unstable angina pectoris，UAP）病人常发生微小心肌损伤（minor myocardial damage，MMD），这种心肌损伤只有检测 cTnT 才能确诊。因此，cTnT 水平变化对诊断 MMD 和判断 UAP 预后有重要价值。

（3）预测血液透析病人心血管事件　肾衰竭病人反复血液透析可引起血流动力学和血脂异常，因此，所致的心肌缺血性损伤是导致病人死亡的主要原因之一。cTnT 增高提示预后不良或发生猝死的可能性增大。

（4）其他　①cTnT 也可作为判断 AMI 后溶栓治疗是否出现冠状动脉再灌注以及评价围手术期和经皮腔内冠状动脉成形术（percutaneous transluminal coronary angioplasty，PTCA）心肌受损程度的较好指标。②钝性心肌外伤、甲状腺功能减退症病人的心肌损伤、药物损伤、严重脓毒血症所致的左心衰时 cTnT 也可升高。

2. 心肌肌钙蛋白 I（cTn I）检测

【正常参考值】

① <0.2 μg/L。② >1.5 μg/L 为临界值。

【结果判读】

（1）诊断 AMI　cTn I 对诊断 AMI 与 cTnT 无显著性差异。cTn I 具有较低的初始灵敏度和较高的特异性。AMI 发病后 3～6 小时，cTn I 即升高，14～20 小时达到峰值，5～7 天恢复正常。

（2）判断 MMD　UAP 病人血清 cTn I 也可升高，提示心肌有小范围梗死。

（3）其他　急性心肌炎病人 cTn I 水平增高，其阳性率达 88%，但多为低水平增高。

3. 肌红蛋白（Mb）检测

【正常参考值】

①定性：阴性。②定量：ELISA 法 50～85 μg/L，RIA 法 6～85 μg/L，>75 μg/L 为临界值。

【结果判读】

（1）诊断 AMI　AMI 发病后 0.5～2 小时即可升高，5～12 小时达到高峰，18～30 小时恢复正常，所以 Mb 可作为早期诊断 AMI 的指标，明显优于 CK-MB 和 LD。

（2）判断 AMI 病情　Mb 主要由肾脏排泄，发病后一般 18～30 小时血清 Mb 即可恢复正常。如果此时 Mb 持续增高或反复波动，提示心肌梗死持续存在，或再次发生梗死以及梗死范围扩展等。

（3）其他　如骨骼肌损伤；休克；急性或慢性肾衰竭等。

4. 脂肪酸结合蛋白（FABP）检测

【正常参考值】

<5 μg/L。

【结果判读】

（1）诊断 AMI　AMI 发病后 30 分钟～3 小时，血浆 FABP 开始增高，12～24 小时内恢复正常，故 FABP 为 AMI 早期诊断指标之一。对早期诊断 AMI 较 Mb、CK-MB 更有价值。

（2）其他　骨骼肌损伤、肾衰竭病人血浆 FABP 也可增高。

四、血淀粉酶检测

血淀粉酶（AMS）检测

【正常参考值】

AMS 总活性：Somogyi 法 800 ～ 1 800 U/L，染色淀粉法 760 ～ 1 450 U/L。

同工酶：S-AMS 45% ～ 70%，P-AMS 39% ～ 55%。

【结果判读】

1. AMS 活性增高

（1）胰腺炎　急性胰腺炎是 AMS 增高最常见的原因。血清 AMS 一般于发病 6 ～ 12 小时开始增高，12 ～ 72 小时达到峰值，3 ～ 5 天恢复正常。虽然 AMS 活性升高的程度不一定与胰腺组织损伤程度有相关性，但 AMS 增高越明显，其损伤越严重。慢性胰腺炎急性发作、胰腺囊肿、胰腺管阻塞时 AMS 也可增高。

（2）胰腺癌　胰腺癌早期 AMS 增高。

（3）非胰腺疾病　腮腺炎时增高的 AMS 主要为 S-AMS，S-AMS/P-AMS＞3，借此可与急性胰腺炎相鉴别；消化性溃疡穿孔、上腹部手术后、机械性肠梗阻、胆管梗阻、急性胆囊炎等 AMS 也增高；服用镇静剂，如吗啡等，AMS 也增高，以 S-AMS 增高为主；乙醇中毒病人也可增高；肾衰竭时的 AMS 增高是由于经肾脏排出的 AMS 减少所致。

2. AMS 活性减低

（1）慢性胰腺炎　AMS 减低多是胰腺组织严重破坏，胰腺分泌功能障碍所致。

（2）胰腺癌　AMS 减低多是肿瘤压迫时间过久，分泌功能降低所致。

五、血清铁及其代谢产物检测

1. 血清铁检测

【正常参考值】

男性 10.6 ～ 36.7 μmol/L，女性 7.8 ～ 32.2 μmol/L，儿童 9.0 ～ 22.0 μmol/L。

【结果判读】

血清铁增高和减低的发生机制和原因见表 3-14。

表 3-14　血清铁增高和减低发生的机制和原因

增高或减低	机制	原因
血清铁增高	利用障碍	铁粒幼细胞性贫血、再生障碍性贫血、铅中毒等
	释放增多	溶血性贫血、急性肝炎、慢性活动性肝炎等
	铁蛋白增多	白血病、含铁血黄素沉着症、反复输血等
	铁摄入过多	铁剂治疗过量时

续表

增高或减低	机制	原因
血清铁减低	铁缺乏	缺铁性贫血
	慢性失血	月经过多、消化性溃疡、恶性肿瘤、慢性炎症等
	摄入不足	①长期缺铁饮食 ②机体需铁增加时，如生长发育期的婴幼儿、青少年，生育期、妊娠期及哺乳期的妇女等

2. 铁蛋白（SF）检测

【正常参考值】

男性 15 ～ 200 μg/L；女性 12 ～ 150 μg/L。

【结果判读】

（1）SF 增高常见于：

①体内贮存铁增加：原发性血色病、继发性铁负荷过大。

②铁蛋白合成增加：炎症、肿瘤、白血病、甲状腺功能亢进症等。

③贫血：溶血性贫血、再生障碍性贫血等。

④组织释放增加：肝坏死、慢性肝病等。

（2）SF 减低　常见于缺铁性贫血、大量失血、长期腹泻、营养不良等。

3. 总铁结合力（TIBC）检测

【正常参考值】

男性 50 ～ 77 μmol/L；女性 54 ～ 77 μmol/L。

【结果判读】

（1）TIBC 增高

①Tf 合成增加，如缺铁性贫血、红细胞增多症、妊娠后期。

②Tf 释放增加，如急性肝炎、亚急性重型肝炎等。

（2）TIBC 减低

①Tf 合成减少，如肝硬化、慢性肝损伤等。

②Tf 丢失，如肾病综合征。

③铁缺乏，如肝脏疾病、慢性炎症、消化性溃疡等。

第八节　乙肝病毒免疫标志物

一、乙肝六项测定

传统乙型肝炎病毒标志物检测常为五项联合检测，俗称"乙肝二对半检测"，包括

HBsAg、抗-HBs、HBeAg、抗-HBe、抗-HBc。随着方法学发展，HBcAg 也被加入检测范围。

【正常参考值】

各项指标 ELISA 法为阴性（S/CO ≤ 2.1；S/CO：样品与对照的光密度比值）。

放射免疫分析（RIA）法为阴性。

【结果判读】

1. HBsAg 阳性　HBsAg 阳性见于急性乙肝的潜伏期，发病时达高峰；携带者 HBsAg 也呈阳性。是乙肝病毒感染标志。

2. 抗-HBs 阳性　抗-HBs 阳性是种保护性抗体，抗-HBs 阳性提示机体对乙肝病毒有一定程度的免疫力。注射过乙型肝炎疫苗或抗-HBs 免疫球蛋白者，抗-HBs 可呈现阳性反应。

3. HBeAg 阳性　HBeAg 阳性表明乙型肝炎处于活动期，并有较强的传染性。

4. 抗-HBe 阳性　抗-HBe 阳性表示大部分乙肝病毒被消除，复制减少，传染性减低。

5. 抗-HBc　抗-HBc 是 HBcAg 的抗体，可分为 IgM、IgG 和 IgA 三型。目前常用的方法是检测抗-HBc 总抗体，抗-H Bc 总抗体主要反映的是抗-HBcIgG，可作为 HBsAg 阴性的 HBV 感染的敏感指标。抗-HBcIgG 对机体无保护作用，其阳性可持续数十年甚至终生。

6. HbcAg　HBcAg 存在于 Dane 颗粒的核心部位，是一种核心蛋白，其外面被乙型肝炎表面抗原所包裹，所以一般情况下血清中不易检测到游离的 HBcAg。HBcAg 阳性，提示病人血清中有感染性的 HBV 存在，其含量较多，表示复制活跃，传染性强，预后较差。约有 78% 的阳性病例病情恶化。

二、乙型肝炎病毒表面抗原蛋白前 S1 和前 S1 抗体测定

乙型肝炎病毒表面抗原蛋白前 S1 抗原位于病毒颗粒的表面，是乙肝病毒识别肝细胞表面特异性受体的主要成分，是乙肝病毒复制和活动的标志物。

【正常参考值】

ELISA 法或 RIA 法：Pre-S1 为阴性；抗 Pre-S1 为阴性。

【结果判读】

前 S1 抗原可识别肝细胞表面特异性的病毒受体，是非常重要的传染性指标。同时血清前 S1 抗原的存在与病毒复制的关系密切。避免由于 HBeAg 阴性造成的误诊和漏检，对"二对半"检测起重要的补充作用。前 S1 抗原转阴越早、前 S1 抗体转阳越早，患者病程越短、预后越好。

三、乙型肝炎病毒表面抗原蛋白前 S2 和前 S2 抗体测定

乙型肝炎病毒表面抗原蛋白前 S2（Pre-S2）是 HBV 表面蛋白成分，为 HBV 侵入肝细胞的主要结构成分；乙型肝炎病毒表面抗原蛋白前 S2 抗体（抗 Pre-S2）是 HBV 的中和抗体。

【正常参考值】

ELISA 法或 R1A 法: Pre-S2 为阴性；抗 Pre-S2 为阴性。

【结果判读】

Pre-S2 阳性提示 HBV 复制异常活跃，有传染性。抗 Pre-S2 阳性见于乙肝急性期及恢复早期；提示 HBV 已被清除，预后较好。

四、乙型肝炎病毒 DNA 测定

乙型肝炎病毒 DNA（HBV-DNA）是乙型肝炎的直接诊断证据。

【结果判读】

HBV-DNA 阳性是诊断乙型肝炎的佐证，表明 HBV 复制及有传染性；也用于监测应用 HBsAg 疫苗后垂直传播的阻断效果，若 HBV-DNA 阳性表明疫苗阻断效果不佳。

五、乙型肝炎病毒 YMDD 变异测定

YMDD（酪氨酸 - 蛋氨酸 - 天门冬氨酸 - 天门冬氨酸）位点是 HBV 逆转录酶的活性部分，属高度保守序列。在 HBV 的逆转录过程中，YMDD 位点中的 YM 能与模板核苷酸末端的糖基相作用，影响寡核苷酸与模板链的结合。

【正常参考值】

PCR-RFLP 法、基因芯片分析、焦磷酸测序法和基因克隆与测序方法：该位点序列为酪氨酸 - 蛋氨酸 - 天门冬氨酸 - 天门冬氨酸。

【结果判读】

YMDD 是 HBV 逆转录酶发挥催化活性所必需的关键结构。目前临床上广泛使用的胞苷类似物拉米夫定（lamivudine）等抗 HBV 药物，作用靶位主要是 HBV 逆转录酶，通过与底物 dNTP 竞争结合以抑制 HBV 的逆转录和复制。当病毒 YMDD 中 M 突变为异亮氨酸（I）或缬氨酸（V），就可能引起 HBV 该类药物的药效丧失，从而产生耐药性。

第九节　血气分析

血气分析不仅可以明确诊断，还有助于了解呼吸衰竭的性质、程度，判断疗效，对指导氧疗、机械通气参数的调节、纠正酸碱失衡和电解质紊乱具有重要价值。

血气分析的标本临床上常用动脉血。

一、动脉血氧分压

健康成人的动脉血氧分压随年龄增大而降低，年龄预计公式为 $PaO_2 = 100 \text{ mmHg} -$（年龄 $\times 0.33$）$\pm 5 \text{ mmHg}$。

【正常参考值】

95 ～ 100 mmHg（12.6 ～ 13.3 kPa）。

【结果判读】

1. 判断有无缺氧和缺氧的程度 低氧血症分为轻、中、重三型：轻度为 80 ～ 60 mmHg（10.7 ～ 8.0 kPa）； 中度为 60 ～ 40 mmHg（8.0 ～ 5.3 kPa）； 重度为 <40 mmHg（5.3 kPa）。

2. 判断有无呼吸衰竭 PaO_2 测定值 <60 mmHg（8 kPa），并可排除其他因素（如心脏内分流等）所致的低氧血症，即可诊断为呼吸衰竭。呼吸衰竭根据动脉血气分为 I 型和 II 型。I 型是指缺氧而无 CO_2 潴留（PaO_2<60 mmHg，$PaCO_2$ 降低或正常）；II 型是指缺氧伴有 CO_2 潴留（PaO_2<60 mmHg，$PaCO_2$>50 mmHg）。

二、动脉血氧饱和度

动脉血氧饱和度（SaO_2）是指动脉血氧与血红蛋白（Hb）结合的程度。

【正常参考值】

95% ～ 98%。

【结果判读】

SaO_2 可作为一个判断机体是否缺氧的指标，但是反映缺氧并不敏感，而且有掩盖缺氧的潜在危险。SaO_2 在较轻度的缺氧时尽管 PaO_2 已有明显下降，SaO_2 可无明显变化。

三、动脉血二氧化碳分压

动脉血二氧化碳分压（$PaCO_2$）是指物理溶解在动脉血中的 CO_2（正常时每 100 mL 中溶解 2.7 mL）分子所产生的张力。

【正常参考值】

35 ～ 45 mmHg（4.7 ～ 6.0 kPa），平均值 40 mmHg（5.33 kPa）。

【结果判读】

1. 判断呼吸衰竭类型与程度的指标 I 型呼吸衰竭，$PaCO_2$ 可正常或略降低；II 型呼吸衰竭时，$PaCO_2$ 必须 >50 mmHg（6.67 kPa）；肺性脑病时，$PaCO_2$ 一般应 >70 mmHg（9.93 kPa）。

2. 判断呼吸性酸碱平衡失调的指标 $PaCO_2$>45 mmHg（6.0 kPa）提示呼吸性酸中毒；$PaCO_2$<35 mmHg（4.7 kPa）提示呼吸性碱中毒。$PaCO_2$ 升高可由通气量不足引起，如慢阻肺、哮喘、呼吸肌麻痹等疾病；呼吸性碱中毒表示通气量增加，见于各种原因所致的通气增加。

3. 判断代谢性酸碱失调的代偿反应 代谢性酸中毒时经肺代偿后 $PaCO_2$ 降低，最大代偿极限为 $PaCO_2$ 降至 10 mmHg。代谢性碱中毒时经肺代偿后 $PaCO_2$ 升高，其最大代偿极限为 $PaCO_2$ 升至 55 mmHg（7.33 kPa）。

四、pH 值

pH 值是表示体液氢离子的浓度的指标或酸碱度，常用血液 pH 测定来间接了解。

pH 值是判断酸碱失调中机体代偿程度的重要指标。

【正常参考值】

7.35～7.45，平均值为 7.40。

【结果判读】

（1）pH＜7.35 为失代偿性酸中毒，存在酸血症。

（2）pH＞7.45 为失代偿性碱中毒，有碱血症。

（3）pH 值正常可有 3 种情况：无酸碱失衡、代偿性酸碱失衡、混合性酸碱失衡。

五、标准碳酸氢盐

标准碳酸氢盐（SB）是指在 38 ℃，血红蛋白完全饱和，经 $PaCO_2$ 为 40 mmHg 的气体平衡后的标准状态下所测得的血浆 HCO_3^- 浓度。

【正常参考值】

22～27 mmol/L，平均值为 24 mmol/L。

【结果判读】

SB 一般不受呼吸的影响，是准确反映代谢性酸碱平衡的指标。

六、实际碳酸氢盐

实际碳酸氢盐（AB）是指在实际 $PaCO_2$ 和血氧饱和度条件下所测得血浆 HCO_3^- 含量。AB 同样反映酸碱平衡中的代谢性因素，与 SB 的不同之处在于 AB 在一定程度上还受呼吸因素的影响。

【正常参考值】

22～27 mmol/L。

【结果判读】

1. AB 增高　可见于代谢性碱中毒，亦可见于呼吸性酸中毒经肾脏代偿时的反映，慢性呼吸性酸中毒时，AB 最大代偿可升至 45 mmol/L；AB 降低既见于代谢性酸中毒，亦见于呼吸性碱中毒经肾脏代偿的结果。

2. AB 与 SB 的差数　反映呼吸因素对血浆 HCO_3^- 影响的程度。当呼吸性酸中毒时，AB＞SB；当呼吸性碱中毒时，AB＜SB；相反，代谢性酸中毒时，AB＝SB＜ 正常值；代谢性碱中毒时，AB＝SB＞ 正常值。

七、缓冲碱

缓冲碱（BB）是反映代谢性因素的指标，指血液（全血或血浆）中一切具有缓冲作用的碱性物质（负离子）的总和，包括 HCO_3^-、Hb^- 和血浆蛋白（Pr^-）和 HPO_4^{2-}。HCO_3^- 是 BB 的主要成分，约占 50%（24/50）。BB 反映机体对酸碱平衡失调时总的缓冲能力，不受呼吸因素、CO_2 改变的影响。

【正常参考值】

45～55 mmol/L，平均值为 50 mmol/L。

【结果判读】

（1）BB 减少提示代谢性酸中毒。

（2）BB 增加提示代谢性碱中毒。

八、剩余碱

剩余碱（BE）是指在 38 ℃，血红蛋白完全饱和，经 $PaCO_2$ 为 40 mmHg 的气体平衡后的标准状态下，将血液标本滴定至 pH＝7.4 所需要的酸或碱的量，表示全血或血浆中碱储备增加或减少的情况。需加酸者表示血中有多余的碱，BE 为正值；相反，需加碱者表明血中碱缺失，BE 为负值。

【正常参考值】

（0 ± 2.3）mmol/L。

【结果判读】

BE 是反映代谢性酸碱平衡的指标，只受代谢性因素的影响。

九、阴离子间隙

阴离子间隙（anion gap，AG）是指血浆中的未测定阴离子（UA）与未测定阳离子（UC）的差值（即 AG＝UA-UC）。AG 计算公式：$AG＝Na^+-（Cl^-+HCO_3^-）$。AG 升高数 ＝HCO_3^-下降数。

【正常参考值】

8 ～ 16 mmol/L。

【结果判读】

（1）正常 AG 代谢性酸中毒，又称为高氯型酸中毒，可由 HCO_3^- 减少（如腹泻）、酸排泄衰竭（如肾小管酸中毒）或过多使用含氯的酸（如盐酸精氨酸）引起。

（2）高 AG 代谢性酸中毒常见于乳酸酸中毒、尿毒症、酮症酸中毒。

（3）判断三重酸碱失衡中 AG 增大的代谢性酸中毒 >30 mmol/L 时肯定酸中毒；20 ～ 30 mmol/L 时酸中毒可能性很大；17 ～ 19 mmol/L 时只有 20% 有酸中毒。

第十节　肿瘤标志物

肿瘤标志物主要包括蛋白质类、糖类和酶类肿瘤标志物。

一、蛋白质类肿瘤标志物的检测

（一）甲胎蛋白（AFP）测定

【正常参考值】

放射免疫法（RIA）、化学发光免疫测定（CLIA）、酶联免疫吸附试验（ELISA）：血清＜25 μg/L。

【结果判读】

（1）原发性肝细胞癌患者血清 AFP 增高，阳性率为 67.8%～74.4%。约 50% 的患者 AFP＞300 μg/L，但约有 18% 的原发性肝癌患者 AFP 不升高。

（2）生殖腺胚胎肿瘤（睾丸癌、卵巢癌、畸胎瘤等）、胃癌或胰腺癌时，血中 AFP 含量也可升高。

（3）病毒性肝炎、肝硬化时 AFP 有不同程度的升高，通常＜300 μg/L。

（4）妊娠 3～4 个月，孕妇 AFP 开始升高，7～8 个月达高峰，但多低于 400 μg/L，分娩后 3 周恢复正常。胎儿神经管畸形、双胎、先兆流产等均会使孕妇血液和羊水中 AFP 升高。

（二）癌胚抗原（CEA）测定

【正常参考值】

RIA、CLIA、ELISA：血清＜5 μg/L。

【结果判读】

（1）CEA 升高主要见于胰腺癌、结肠癌、直肠癌、乳腺癌、胃癌、肺癌等。

（2）动态观察一般病情好转时，CEA 浓度下降，病情加重时可升高。

（3）结肠炎、胰腺炎、肝脏疾病、肺气肿及支气管哮喘等也常见 CEA 轻度升高。

（4）96%～97% 非吸烟健康人血清 CEA 浓度＜2.5 μg/L，大量吸烟者中有 20%～40% 的人 CEA 浓度＞2.5 μg/L，少数人＞5.0 μg/L。

（三）组织多肽抗原（TPA）测定

【正常参考值】

ELISA：血清＜130 U/L。

【结果判读】

（1）恶性肿瘤患者血清 TPA 水平可显著升高。

（2）经治疗好转后，TPA 水平降低；若 TPA 再次升高，提示肿瘤复发。

（3）TPA 和 CEA 同时检测可有利于恶性与非恶性乳腺肿瘤的鉴别诊断。

（4）急性肝炎、胰腺炎、肺炎、妊娠后 3 个月均可见 TPA 升高。

（四）前列腺特异抗原（PSA）测定

【正常参考值】

血清 t-PSA＜4.0 μg/L，f-PSA＜0.8 μg/L，f-PSA/t-PSA＞0.25。

【结果判读】

（1）前列腺癌时，60%～90% 患者血清 t-PSA 水平明显升高；当行外科切除术后，90% 患者血清 t-PSA 水平明显降低。

（2）若前列腺癌切除术后 t-PSA 浓度无明显降低或再次升高，提示肿瘤转移或复发。

（3）前列腺增生、前列腺炎等良性疾患，约有 14% 的患者血清 t-PSA 轻度升高（一般为 4.0～10.0 μg/L），此时应注意鉴别。

（4）当 t-PSA 处于 4.0～10.0 μg/L 时，f-PSA/t-PSA 对诊断更有价值，若 f-PSA/t-PSA＜

0.1 提示前列腺癌。

（5）肛门指诊、前列腺按摩、膀胱镜等检查及前列腺手术会引起前列腺组织释放 PSA 而引起血清浓度升高，建议在上述检查前或检查后数日、手术后数周进行 PSA 检查。

（五）鳞状上皮细胞癌抗原（SCC）测定

【正常参考值】

血清 ＜1.5 μg/L。

【结果判读】

（1）血清中 SCC 水平升高可见于 25%～75% 的肺鳞状细胞癌、30% Ⅰ 期食管癌、89% 的 Ⅲ 期食管癌，83% 的宫颈癌。血清 SCC 水平与宫颈鳞癌分期、肿瘤体积、治疗后肿瘤残余、肿瘤复发和病情进展、肿瘤病人生存率有关，美国国家临床生化学会（National Academy of Clinical Biochemistry，NACB）推荐 SCC 用于宫颈鳞癌病人的预后评估、监测疗效和肿瘤复发。临床上，SCC 水平也常用于监测肺鳞状细胞癌、食管癌等的治疗效果、复发、转移或评价预后。

（2）部分良性疾患如牛皮癣、天疱疮、特应性皮炎等皮肤疾病、肾功能不全、良性肝病、乳腺良性疾病、上呼吸道感染性疾病等也可引起 SCC 水平升高。

（3）SCC 不受性别、年龄、吸烟的影响，但因它在皮肤表面的中层细胞内高浓度存在，所以采用采血技术可引起假阳性。此外，汗液、唾液或其他体液污染亦会引起假阳性。

二、糖脂肿瘤标志物检测

（一）癌抗原 50（CA50）测定

【正常参考值】

免疫放射度量分析（IRMA）、CLIA：血清 ＜2.0 万 U/L。

【结果判读】

（1）增高见于 87% 的胰腺癌，80% 的胆囊（道）癌，73% 的原发性肝癌，50% 的卵巢癌，20% 的结肠癌、乳腺癌、子宫癌等。

（2）动态观察其水平变化对癌肿瘤疗效及预后判断、复发监测颇具价值。

（3）对鉴别良性和恶性胸、腹水有价值。

（4）在慢性肝病、胰腺炎、胆管病时，CA50 也升高。

（二）癌抗原 72-4（CA72-4）测定

【正常参考值】

CLIA、RIA、EuSA：血清 ＜6.7 μg/L。

【结果判读】

（1）增高见于 67% 的卵巢癌、47% 的大肠癌、45% 的胃癌、40% 的乳腺癌、42% 的胰腺癌。

（2）CA72-4 与 CA125 联合检测，可提高卵巢癌的检出率。

（3）CA72-4 与 CEA 联合检测，可以提高诊断胃癌的敏感性和特异性。但是，正常人和良性胃肠道疾病的阳性率分别为 3.5% 和 6.7%。

（三）糖链抗原 19-9（CA19-9）测定

【正常参考值】

RIA、CLIA、ELISA：血清 CA19-9＜3.7 万 U/L。

【结果判读】

胰腺癌、肝胆和胃肠道疾病时血中 CA19-9 的水平可明显升高。

（1）目前认为，CA19-9 是胰腺癌的首选肿瘤标志物，胰腺癌早期，当特异性为 95% 时，敏感性可达 80%～90%，若与 CEA 同时测定，敏感性还可进一步提高。

（2）有 5%～10% 的人不表达 Lewis 类抗原，因此部分胰腺癌病人 CA19-9 的血清浓度不升高。

（3）诊断胆囊癌和胆管癌的阳性率为 85% 左右，胃癌、结肠癌为 40%，直肠癌为 30%～50%；但无早期诊断价值，对早期病人的敏感度仅为 30%。

（4）连续检测对病情进展、手术疗效、预后估计及复发诊断有重要价值。

（5）急性胰腺炎、胆汁淤积型胆管炎、胆石症、急性肝炎、肝硬化等，血清 CA19-9 也可出现不同程度的升高。

（6）若结合 CEA 检测，对胃癌诊断符合率可达 85%。

（四）癌抗原 125（CA125）测定

【正常参考值】

RIA、CLIA、ELISA：血清 ＜3.5 万 U/L。

【结果判读】

（1）CA125 存在于卵巢癌组织细胞和浆液性腺癌组织中，不存在于黏液型卵巢癌中。卵巢上皮癌病人的 CA125 浓度可明显升高，早期诊断和复发诊断的敏感性可达 50%～90%，故对诊断卵巢癌有较大的临床价值，尤其对观察治疗效果和判断复发较为灵敏。

（2）盆腔肿瘤的鉴别。CA125 可用于鉴别卵巢包块，特别适用于绝经后妇女。

（3）宫颈癌、乳腺癌、胰腺癌、胆道癌、肝癌、胃癌、结肠癌、肺癌等也有一定的阳性反应。

（4）3%～6% 的良性卵巢瘤、子宫肌瘤病人血清 CA125 有时也会明显升高，但多数不超过 10 万 U/L。

（5）肝硬化失代偿期血清 CA125 明显升高。

（6）生理状态下，如早孕期（3 个月）CA125 也可升高。

（五）癌抗原 242（CA242）测定

【正常参考值】

ELISA：血清 ＜20 kU/L。

【结果判读】

增高见于 68%～79% 的胰腺癌、55%～85% 的结肠癌、44% 的胃癌，也见于 5%～33% 的非恶性肿瘤。此外，卵巢癌、子宫癌和肺癌的阳性率较 CA50 高。

（六）癌抗原 153（CA153）测定

【正常参考值】

RIA、CLIA、ELISA：血清 ＜2.5 万 U/L。

【结果判读】

（1）乳腺癌时，30% ～ 50% 的患者可见 CA153 明显升高，但在早期乳腺癌时，它的阳性率仅为 20% ～ 30%，因此不能用于筛查与早期诊断，它主要用于乳腺癌病人的治疗监测和预后判断。乳腺癌患者血清 CA153 浓度比原来水平升高预示病情进展、肿瘤复发、转移，其浓度升高比临床症状出现或影像学检查的发现时间早。

（2）血清 CA153 浓度升高还可见于子宫肿瘤、转移性卵巢癌、肝癌、胰腺癌、结肠癌、肺癌、支气管肺癌。

（3）乳腺、肝脏、肺等的良性疾病时，CA153 血清水平也可见不同程度的增高。

三、酶类肿瘤标志物检测

（一）前列腺酸性磷酸酶（PAP）测定

【正常参考值】

RIA、CLIA 法：≤ 2.0 μg/L。

【结果判读】

（1）前列腺癌时，血清 PAP 水平明显升高，其升高程度与癌瘤发展基本呈平行关系。当病情好转时，PAP 水平降低，而其水平升高常提示癌症有复发、转移及预后不良。

（2）前列腺肥大，前列腺炎等，也可见血清 PAP 水平升高。

（二）神经元特异性烯醇化酶（NSE）测定

【正常参考值】

RIA、ELISA 法：血清 ＜15 μg/L。

【结果判读】

（1）小细胞肺癌的 NSE 水平显著高于肺鳞癌、腺癌、大细胞癌的 NSE 水平，因此它对小细胞肺癌的诊断、鉴别诊断有较高价值，并可用于监测放疗、化疗的效果。

（2）NSE 是神经母细胞瘤的标志物，其灵敏度可达 90% 以上。发病时，NSE 水平明显升高，有效治疗后降低，复发后又升高。

（3）正常红细胞中存在 NSE，标本溶血影响结果。

（三）α-L- 岩藻糖苷酶（AFU）测定

【正常参考值】

ELISA 法和分光光度连续检测法为 234 ～ 414 μmol/L。

【结果判读】

（1）81.2% 的原发性肝癌患者血清 AFU 水平增高，与 AFP 联合检测可提高原发性肝癌诊断阳性率达 93.1%。

（2）动态观察对判断肝癌疗效、预后、复发有重要意义。

（3）血清 AFU 在转移性肝癌、肺癌、乳腺癌、卵巢癌、子宫癌也可增高；在肝硬化、慢性肝炎、消化道出血等也有轻度增高。

第十一节　血、尿 HCG 检测

血、尿 HCG 检测

【正常参考值】

尿液定性：非孕期女性为阴性，妊娠或病理妊娠阳性。

血：非孕期女性 <100 ng/L。

【结果判读】

1. 早期妊娠诊断　妊娠后尿液 HCG 增高，一般妊娠后 35～40 天时，HCG 为 200 ng/L 以上；60～70 天出现高峰，HCG 可达 6.4～25.6 μg/L。

2. 辅助诊断异位妊娠

（1）先兆流产　尿液 HCG 在 200 ng/L 以下，并逐渐减低，有流产或死胎的可能。当 HCG 降至 48 ng/L 以下则难免流产。

（2）不全流产　不全流产时，宫腔内尚有残留的胎盘组织，HCG 检查仍可呈阳性。

（3）HCG 阴性者不能完全排除异位妊娠　异位妊娠的 HCG 值较正常妊娠低。如果 HCG 不是每 2 天成倍增长，超声影像检查无宫内妊娠征象，应高度怀疑异位妊娠。

3. 妊娠滋养细胞疾病的诊断与病情观察　葡萄胎、绒毛膜癌等疾病，HCG 比正常妊娠显著增高，结合 B 超检查可评价治疗效果。

4. 肿瘤标志物　畸胎瘤、睾丸间质细胞癌、肺癌、胃癌、肝癌、卵巢癌、子宫颈癌等患者血液和尿液中 HCG 也明显增高，必须结合临床综合分析。

第四章　辅助检查结果判读

第一节　心电图检查

正常心电图

一、正常心电图（图4-1）

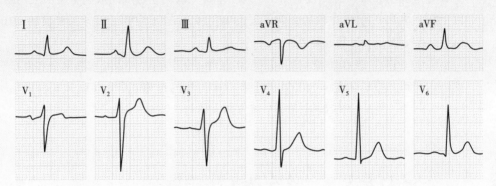

图4-1　正常心电图

1. P 波代表心房肌除极的电位变化　P 波的形态在大部分导联上一般呈钝圆形，有时可能有轻度切迹。P 波方向在 I 、 II 、aVF、V_4～V_6 导联向上，aVR 导联向下，其余导联呈双向、倒置或低平均可；正常人 P 波时间一般小于 0.12 s；P 波振幅在肢体导联一般小于 0.25 mV，胸导联一般小于 0.2 mV。

2. PR 间期　从 P 波的起点至 QRS 波群的起点，代表心房开始除极至心室开始除极的时间。正常成人 PR 间期为 0.12～0.20 s。

3. QRS 波群　代表心室肌除极的电位变化。

正常成年人 QRS 时间小于 0.12 s，多数在 0.06～0.10 s； I 、 II 导联的 QRS 波群主波一般向上。aVR 导联的 QRS 波群主波向下，可呈 QS、rS、rSr' 或 Qr 型。aVL 与 aVF 导联的 QRS 波群可呈 qR、Rs 或 R 型，也可呈 rS

型。正常人 aVR 导联的 R 波一般小于 0.5 mV，Ⅰ 导联的 R 波小于 1.5 mV，aVL 导联的 R 波小于 1.2 mV，aVF 导联的 R 波小于 2.0 mV。在胸导联，正常人 V_1、V_2 导联多呈 rS 型，V_1 的 R 波一般不超过 1.0 mV。V_5、V_6 导联 QRS 波群可呈 qR、qRs、Rs 或 R 型，

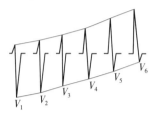

图 4-2　胸导联 QRS 波变化

且 R 波一般不超过 2.5 mV（图 4-2）。6 个肢体导联的 QRS 波群振幅（正向波与负向波振幅的绝对值相加）一般不应小于 0.5 mV，6 个胸导联的 QRS 波群振幅（正向波与负向波振幅的绝对值相加）一般不应小于 0.8 mV；正常人的 Q 波时间小于 0.04 s（aVR 导联例外），Q 波振幅小于同导联中 R 波的 1/4。正常人 V_1、V_2 导联不应出现 Q 波，但偶尔可呈 QS 波。

4.ST 段　代表心室复极过程，正常的 ST 段多为一等电位线，有时亦可有轻微的偏移，但在任一导联，ST 段下移一般不超过 0.05 mV；ST 段上抬在 $V_1 \sim V_2$ 导联一般不超过 0.3 mV，V_3 不超过 0.5 mV，在 $V_4 \sim V_6$ 导联及肢体导联不超过 0.1 mV。

5.T 波代表心室快速复极时的电位变化　T 波方向在 Ⅰ、Ⅱ、$V_4 \sim V_6$ 导联向上，aVR 导联向下，Ⅲ、aVL、aVF、$V_1 \sim V_3$ 导联可以向上、双向或向下。一般情况下，T 波的方向大多与 QRS 主波的方向一致；T 波振幅一般不应低于同导联 R 波的 1/10（Ⅲ、aVL、aVF、$V_1 \sim V_3$ 导联除外）。

6.QT 间期　指 QRS 波群的起点至 T 波终点的间距，代表心室肌除极和复极全过程所需的时间。心率在 60 ～ 100 次 / 分时，QT 间期的正常范围为 0.32 ～ 0.44 s。

7.u 波　代表心室后继电位，U 波方向大体与 T 波相一致。

二、窦性心动过速

窦性心律失常

成人窦性心律的频率 >100 次 / 分时，称为窦性心动过速。窦性心动过速时，PR 间期及 QT 间期相应缩短，有时可伴有继发性 ST 段轻度压低和 T 波振幅降低。健康人运动和情绪紧张可引起心动过速。酒、茶、咖啡和药物，如异丙肾上腺素和阿托品常引起窦性心动过速。在疾病状态中常见的病因为发热、低血压、缺氧、心功能不全、贫血、甲状腺功能亢进和心肌炎（图 4-3）。

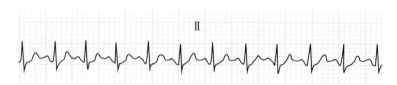

Ⅱ

图 4-3　窦性心动过速

三、窦性心动过缓

窦性心律的频率 <60 次 / 分时，称为窦性心动过缓，可见于运动员正常心率。窦房结功能障碍、颅内压增高、甲状腺功能减退、服用某些药物（如 β - 受体阻滞剂）等亦可引起窦性心动过缓（图 4-4）。

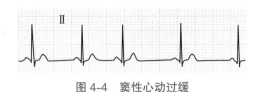

图 4-4　窦性心动过缓

四、房性期前收缩

心电图表现：①异位 P'波，其形态与窦性 P 波不同；② P'R 间期 >0.12 s；③大多为不完全性代偿间歇，即期前收缩前后两个窦性 P 波的间距小于正常 PP 间距的两倍（图4-5）。

房性心律失常

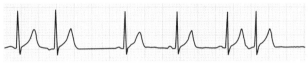

图 4-5　房性期前收缩

五、心房颤动

心房颤动（AF）是临床上很常见的心律失常。心房颤动可以是阵发性或持续性的，大多发生在器质性心脏病基础上，多与心房扩大、心肌受损、心力衰竭等有关。房颤时整个心房失去协调一致的收缩，心排血量降低，易形成附壁血栓。心电图特点是：正常 P 波消失，代以大小不等、形状各异的颤动波（f 波），通常以 V1 导联最明显；房颤波的频率为 350 ～ 600 次 / 分；RR 绝对不齐，QRS 波一般不增宽；若是前一个 RR 间距偏长而与下一个 QRS 波相距较近时，易出现一个增宽变形的 QRS 波，这可能是房颤伴有室内差异传导，并非室性期前收缩，应注意进行鉴别（图4-6）。心房颤动时，如果出现 RR 绝对规则，且心室率缓慢提示发生完全性房室传导阻滞。

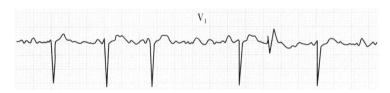

图 4-6　心房颤动

六、阵发性室上性心动过速

阵发性室上性心动过速分为房性以及与房室交界区相关的心动过速，但常因 P' 不易辨别，故统称为室上性心动过速（室上速）（图4-7）。①发作时有突发、突止的特点，频率一般在 160 ～ 250 次 / 分，节律快而规则；② QRS 波形态一般正常（伴有束支阻滞或室内差异性传导时，可呈宽 QRS 波心动过速）；③常伴有继发性 ST-T 段改变。临床上最常见的室上速类型为预激旁路引发的房室折返性心动过速（AVRT）以及房室结双径路引发的房室结折返性心动过速（AVNRT）。房性心动过速包括自律性心动过速和房内折返性心动过速两种类型，多发生于器质性心脏病基础上。

室性心律失常

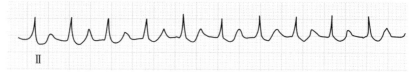

图 4-7　阵发性室上性心动过速

七、室性期前收缩

心电图表现：① QRS-T 波前无 P 波或无相关的 P 波；② QRS 波形态宽大畸形，时限通常 >0.12 s，T 波方向多与 QRS 的主波方向相反；③表现为完全性代偿间歇，即期前收缩前后的两个窦性 P 波间距等于正常 PP 间距的两倍（图 4-8）。

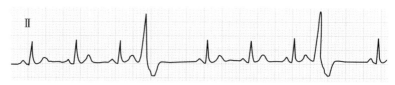

图 4-8　室性期前收缩

八、室性心动过速

心电图表现为：①频率多在 140 ～ 200 次 / 分，节律可稍不齐；② QRS 波群形态宽大畸形，时限通常 >0.12 s；③如能发现 P 波，并且 P 波频率慢于 QRS 波频率，PR 无固定关系（房室分离），则可明确诊断；④偶尔心房激动夺获心室或发生室性融合波，也支持室性心动过速的诊断（图 4-9）。

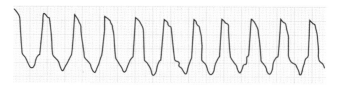

图 4-9　阵发性室性心动过速

九、心室颤动

心室颤动往往是心脏停搏前的短暂征象，也可以因急性心肌缺血或心电紊乱而发生。由于心脏出现多灶性局部兴奋，以致完全失去泵血功能，心电图上 QRS-T 波完全消失，出现大小不等、极不匀齐的低小波，频率为 200 ～ 500 次 / 分，是极严重的致死性心律失常（图 4-10）。

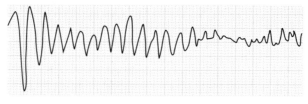

图 4-10　心室颤动

十、房室传导阻滞

房室传导阻滞主要包括：

1.一度房室传导阻滞　心电图主要表现为 PR 间期延长。成人若 PR 间期 >0.20 s（老年人 PR 间期 >0.22 s），或对两次检测结果进行比较，心率没有明显改变而 PR 间期延长超过 0.04 s，可诊断为一度房室传导阻滞（图 4-11）。

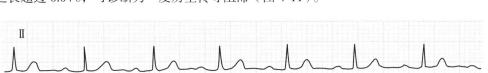

图 4-11　一度房室传导阻滞

2.二度房室传导阻滞　分为两种类型：①二度Ⅰ型房室传导阻滞（称 Morbiz Ⅰ型）：表现为 P 波规律地出现，PR 间期逐渐延长，直到 1 个 P 波后脱漏 1 个 QRS 波群，漏搏后房室传导阻滞得到一定改善，PR 间期又趋缩短，之后又复逐渐延长，如此周而复始地出现，称为文氏现象（图 4-12）；②二度Ⅱ型房室传导阻滞（称 Morbiz Ⅱ型）：表现为 PR 间期恒定，部分 P 波后无 QRS 波群（图 4-13）。

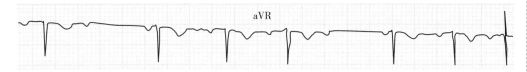

图 4-12　二度Ⅰ型房室传导阻滞

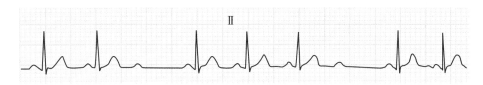

图 4-13　二度Ⅱ型房室传导阻滞

3.三度房室传导阻滞　又称为完全性房室传导阻滞。来自房室交界区以下的潜在起搏点发放的激动，出现交界性逸搏心律（QRS 形态正常，频率一般为 40～60 次 / 分）或室性逸搏心律（QRS 形态宽大畸形，频率一般为 20～40 次 / 分），以交界性逸搏心律为多见。由于心房与心室分别由两个不同的起搏点激动，各保持自身的节律，心电图上表现为：P 波与 QRS 波毫无关系（PR 间期不固定），心房率快于心室率（图 4-14）。

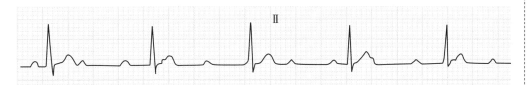

图 4-14　三度房室传导阻滞

心肌梗死

十一、急性心肌梗死

绝大多数心肌梗死是在冠状动脉粥样硬化基础上发生完全性或不完全性闭塞所致，属于冠心病的严重类型。除临床表现外，心电图的特征性改变及其演变规律是确定心肌梗死诊断和判断病情的重要依据。

1. 特征性改变　主要包括异常 Q 波（时间 ≥ 0.04 s，振幅 ≥ 1/4R），ST 段抬高，T 波倒置等 3 种改变。这 3 种改变同时存在，急性心肌梗死的诊断基本确立（图 4-15）。

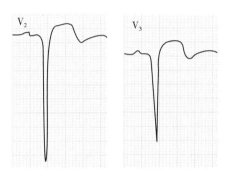

图 4-15　心肌梗死的心电图特征性改变

2. 心肌梗死的图形演变及分期　急性心肌梗死发生后，心电图的变化随着心肌缺血、损伤、坏死的发展和恢复而呈现一定演变规律。根据心电图图形的演变过程和演变时间可分为超急性期、急性期、近期（亚急性期）和陈旧期（图 4-16）。

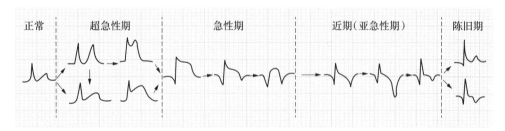

图 4-16　心肌梗死的图形演变及分期

（1）早期（超急性期）　急性心肌梗死发生数分钟后，首先出现短暂的心内膜下心肌缺血，心电图上产生高大的 T 波，以后迅速出现 ST 段呈斜型抬高，与高耸直立 T 波相连。由于急性损伤性阻滞，可见 QRS 振幅增高，并轻度增宽，但尚未出现异常 Q 波。这些表现仅持续数小时，临床上多因持续时间太短而不易记录到。

（2）急性期　心肌梗死后数小时或数日，可持续到数周，心电图呈现一个动态演变过程。ST 段呈弓背向上抬高，抬高显著者可形成单向曲线，继而逐渐下降；心肌坏死导致面向坏死区导联的 R 波振幅降低或丢失，出现异常 Q 波或 QS 波；T 波由直立开始倒置，并逐渐加深。坏死型的 Q 波、损伤型的 ST 段抬高和缺血型的 T 波倒置在此期内可同时并存。

（3）近期（亚急性期）　出现于梗死后数周至数月，此期以坏死及缺血图形为主要特征。抬高的 ST 段恢复至基线，缺血型 T 波由倒置较深逐渐变浅，坏死型 Q 波持续存在。

（4）陈旧期　常出现在急性心肌梗死 3 ～ 6 个月之后或更久，ST 段和 T 波恢复正常或 T 波持续倒置、低平，趋于恒定不变，残留下坏死型的 Q 波。理论上异常 Q 波将持续存在终生。但随着瘢痕组织的缩小和周围心肌的代偿性肥大，其范围在数年后有可能明显缩小。小范围梗死的图形改变有可能变得很不典型，异常 Q 波甚至消失。

近年来，急性心肌梗死的检测水平、诊断手段及治疗技术已取得突破性进展。通过对急性心肌梗死患者早期实施有效治疗（溶栓、抗栓或介入性治疗等），已显著缩短整个病程，并可改变急性心肌梗死的心电图表现，可不再呈现上述典型的演变过程。

3.心肌梗死的定位诊断 心肌梗死的部位主要根据心电图坏死型图形（异常 Q 波或 QS 波）出现于哪些导联而作出判断。发生心肌梗死的部位多与冠状动脉分支的供血区域相关，因此，心电图的定位基本上与病理一致。前间壁梗死时，$V_1 \sim V_3$ 导联出现异常 Q 波或 QS 波；前壁心肌梗死时，异常 Q 波或 QS 波主要出现在 V_3、V_4（V_5）导联； 侧壁心肌梗死时在 I、aVL、V_5、V_6 导联出现异常 Q 波；如异常 Q 波仅出现在 V_5、V_6 导联称为前侧壁心肌梗死，如异常 Q 波仅出现在 I、aVL 导联称为高侧壁心肌梗死；下壁心肌梗死时，在 II、III、aVF 导联出现异常 Q 波或 QS 波（图4-17）；正后壁心肌梗死时，V_7、V_8、V_9 导联记录到异常 Q 波或 QS 波，而与正后壁导联相对应的 V_1、V_2 导联出现 R 波增高、ST 段压低及 T 波增高。如果大部分胸导联（$V_1 \sim V_5$）都出现异常 Q 波或 QS 波，则称为广泛前壁心肌梗死。在急性心肌梗死早期，尚未出现坏死型 Q 波，可根据 ST-T 异常（ST 段抬高或压低，或 T 波异常变化）出现于哪些导联来判断梗死的部位。

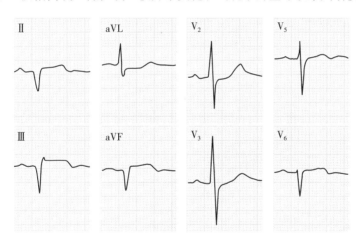

图 4-17 急性下壁心肌梗死

第二节　X 线平片影像诊断

一、正常胸片

胸部 X 线平片是胸部各种组织和器官重叠的影像，常规做胸部后前位片（图4-18）和胸部侧位片（图4-19）检查，一些胸壁软组织和骨结构会投影于肺野内，不要误认为病变。正确认识胸部正常 X 线结构，是胸部疾病 X 线诊断的基础。

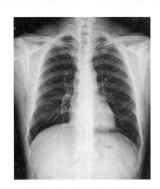 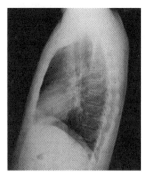

图 4-18　胸部后前位　　　　　　　　图 4-19　胸部侧位

　　肺野：两侧膈肌以上，自肺门向外达胸廓内缘，由充气的肺组织所占据的区域均属肺野。通常将肺野分为上、中、下三区和内、中、外三带。

　　上肺野：第 2 前肋端下缘的水平以上为上肺野；第 2 前肋端下缘的水平以下至第 4 前肋端的水平以上之间为中肺野；第 4 前肋端的水平以下至膈肌之间为下肺野。

　　自肺门向外平均三等分即内、中、外带（图 4-20），纵隔分区（图 4-21）。

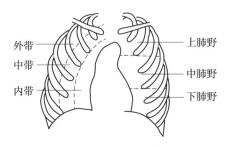

图 4-20　自肺门向外平均三等分（内中外带）

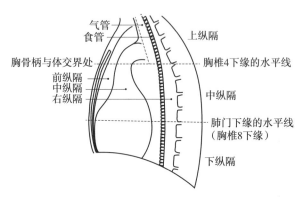

图 4-21　纵隔分区

　　上纵隔：胸骨体、胸骨柄交界点至第 4 胸椎体下缘之上为上纵隔。

　　中纵隔：上述连线之下至第 8 胸椎下缘水平为中纵隔。

　　下纵隔：第 8 胸椎下缘水平以下至横隔为下纵隔。

　　前纵隔：胸骨之后，心脏、升主动脉和气管之前较透亮狭长区域（胸腺瘤、甲状腺瘤、畸胎瘤、恶性淋巴瘤、淋巴结病）。

　　中纵隔：心脏、主动脉弓、气管和肺门所占的范围（结节病、淋巴瘤、转移瘤、原发肺结核、动脉瘤、迂曲的血管、先天性支气管囊肿等）。

后纵隔：食管及食管之后的区域（神经源性肿瘤（神经瘤、神经膜细胞瘤、神经纤维瘤）、脊椎感染（结核）、转移瘤。

二、肺炎

1. 大叶性肺炎

大叶性肺炎常为肺炎链球菌感染，病变常累及一个或多个完整的肺叶，也可累及肺段。

（1）充血期，可无阳性发现，或仅显示肺纹理增多，肺野透亮度增高减低。

（2）红色、灰色肝样变期，表现为密度均匀的致密影；不同肺叶或肺段受累是病变形态不一，累及肺段表现为片状或三角形致密影，累及整个肺叶则呈以叶间裂为界的大片状致密影（图 4-22）；实变影中可见透亮支气管影，即"充气支气管征"（图 4-23）。

（3）消散期，实变区密度逐渐减低，表现为大小不等、分布不规则的斑片状影；炎症最终可完全吸收，或仅残留少量条索状影，偶尔可演变为机化性肺炎。

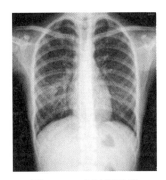

图 4-22　大叶性肺炎

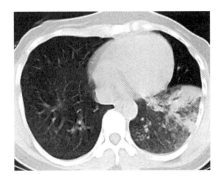

图 4-23　充气支气管征

2. 小叶性肺炎　小叶性肺炎又称为支气管肺炎，多见于婴幼儿、老年和极度衰弱的患者或手术后并发症。

X 线：病变多位于双中下肺野的中内带，呈多发散在的斑片状稍高密度影，边界模糊，密度不均（图 4-24），并可融合成大片状边界模糊阴影；支气管壁充血水肿引起肺纹理增多、模糊。

CT：两肺中下部可见局部支气管血管束增粗；并见大小不等、边缘模糊的结节样及片状稍高密度影（图 4-25）；偶见肺炎坏死液化形成小空洞。小叶支气管阻塞时，可伴有小叶性肺气肿或肺不张。小叶性肺炎治疗后可完全吸收或残留少量纤维条索影。

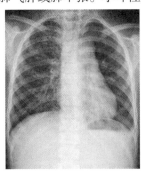

图 4-24　双侧支气管肺炎

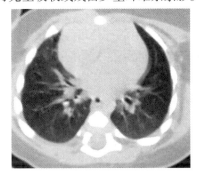

图 4-25　右肺中叶及左肺下叶支气管肺炎

三、浸润型肺结核

浸润性肺结核：再度感染结核杆菌或已静止的原发病灶重新活动所致。在此情况下，机体对结核杆菌已产生特异性免疫力，病变常局限，多好发于双肺上叶尖段、后段及下叶背段（图4-26、图4-27）。

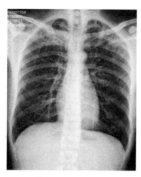
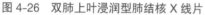

图 4-26　双肺上叶浸润型肺结核 X 线片

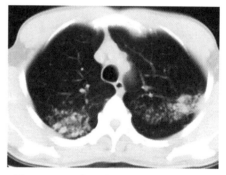

图 4-27　双肺上叶浸润型肺结核 CT 片

X 线和 CT 表现：表现多种多样，可以一种征象为主或多种征象混合并存。CT 较 X 线胸片更易发现结核病灶的细微改变及空间结构关系，并有助于活动性判定和鉴别诊断。其主要征象为：①局限性斑片影，见于双肺上叶尖段、后段及下叶背段；②大叶性干酪型肺炎，一个肺段或肺叶成大片状致密性实变，其内可见不规则的"虫蚀样"空洞，边缘模糊；③增殖性病变：呈斑点状影，边缘较清晰，排列成"梅花瓣"状或"树芽征"，为结核病的较典型表现；④结核球：为圆形、椭圆形影，大小 0.5～4 cm，多为 2～3 cm，边缘清晰，轮廓光滑，偶有分叶，密度较高，内部可见斑点、层状或环状钙化；结核球周围常见散在的纤维增殖性病灶，称"卫星灶"；增强 CT 上，结核球常不强化或呈边缘轻度环状强化；⑤结核性空洞：空洞壁薄，壁内、外缘较光滑，周围可有不同形态和性质的"卫星灶"；⑥支气管播散病变：结核空洞干酪样物质经引流支气管排出，引起同侧或对侧肺野的支气管播散，表现为沿支气管分布的斑片状影或"树芽征"；⑦肺间质改变：少数患者以累及肺间质结构为主，薄层高分辨力重组 CT 上表现为小叶内细网状线影、微结节、"树芽征"、磨玻璃样密度影、小叶间隔增厚和气道壁增厚等（图 CT）；⑧硬结钙化或索条影：提示病灶愈合。

四、肺癌

原发性支气管肺癌是指起源于支气管、细支气管肺泡上皮及腺上皮的恶性肿瘤，简称肺癌。目前肺癌死亡率位居全身恶性肿瘤之首，发病率仍有逐年增高的趋势。临床多数肺癌发现时已属中、晚期。

1. 中央型肺癌

（1）早期中央型肺癌　指局限于支气管腔内或沿管壁浸润生长，周围肺实质未被累及，且无远处转移的肿瘤。

X 线：胸片常无异常表现，偶尔可有局限性肺气肿或阻塞性肺炎表现。

CT：可清晰显示支气管壁的不规则增厚、管腔狭窄或腔内结节等改变。

（2）中晚期中央型肺癌　X线胸片和CT检查常有明确表现。

X线：胸片主要表现为肺门肿块，呈分叶状或边缘不规则，常可伴有阻塞性肺炎或肺不张（图4-28）。

2.周围型肺癌

（1）早期周围型肺癌　指瘤体直径≤20 cm，且无远处转移者。

X线：胸片表现为肺内结节影，形态可不规则，常见分叶征、毛刺征或胸膜凹陷征。

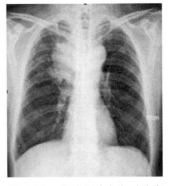

图4-28　右肺上叶中央型肺癌
并阻塞性肺炎、肺不张

CT：可更清晰显示肿瘤内部特征、边缘情况及周围征象。周围型肺癌较小时可表现为磨玻璃样结节（ground-glass nodule，GGN）或实性结节。通常，GGN根据成分比例的不同，分为均匀性和混杂性，后者恶性比例更高；X线胸片多难以显示，常在CT筛查或其他目的行CT检查时偶然发现。病理上，当GGN为周围型肺癌时，可见肿瘤细胞沿肺泡壁匍匐或浸润生长，不完全塌陷的肺泡腔内尚可见空气残留，故病灶呈磨玻璃样表现，且CT值常为负值。

（2）中晚期周围型肺癌　常形成肺内较大肿块。

X线：胸片大多表现为肺内球形肿块影，可见分叶、短细毛刺及胸膜凹陷征；当肿瘤坏死经支气管引流后，可形成厚壁偏心空洞；肿块内钙化很少见（图4-29）。

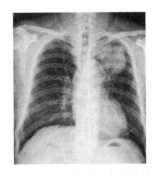

图4-29　周围型肺癌X线片

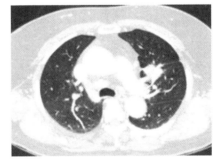

图4-30　右肺上叶周围型肺癌可见
分叶、毛刺及胸膜凹陷征

CT：CT尤其是薄层高分辨力重组CT图像能较X线胸片更清晰地显示肿块细节，包括其形态、边缘、内部结构、瘤周表现等（图4-30）；多期增强CT，肿块呈短暂性较明显的均匀或不均匀强化，有助于肺癌的诊断。

3.弥漫型肺癌

X线：胸片上弥漫型肺癌常表现为两肺广泛分布的细小结节，也可表现为大片肺炎样改变；病变呈进行性发展，有融合倾向，融合病灶呈肿块状，甚至发展为整个肺叶的实变，有时可见"空气支气管"。

CT：表现为两肺弥漫分布的结节影（图4-31），可伴肺门及纵隔淋巴结增大；病变融合成大片肺炎样实变影，其内可见"空气支气管征"（图 4-32），但其走行僵硬而不同于大叶性肺炎实变中的表现。增强检查时，由于癌细胞可分泌多量黏液，实变区密度较低，有时其中可见高密度血管影，为诊断的重要特征之一。

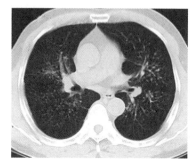

图 4-31　两肺弥漫分布的结节影

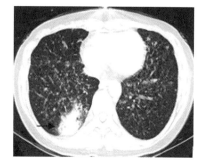

图 4-32　肺泡癌：双肺弥漫分布的结节灶，并融合成大片状（→）

五、心脏增大

心脏增大是一种心脏解剖学状态，不是具体的疾病。造成心脏增大的常见病因有高血压、冠心病、心肌病、遗传性疾病等。心脏增大的 X 线表现如图 4-33—图 4-35 所示。

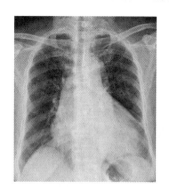
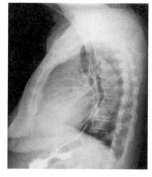
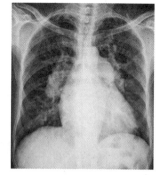

图 4-33　左室增大 X 线正位片　　图 4-34　左室增大 X 线侧位片　　图 4-35　先天性房间隔缺损，右室增大

六、气胸

空气进入胸膜腔内称为气胸，胸膜腔内液体与气体同时存在为液气胸。其原因是脏层或壁层胸膜的破裂。脏层胸膜破裂多在胸膜下肺部病变的基础上发生，肺内空气进入胸腔，称为自发性气胸，见于严重肺气肿、胸膜下肺大疱等，当胸膜破口具活瓣作用是，气体只进不出或进多出少，可形成张力性气胸。壁层胸膜的破裂为直接损失所致。体外空气进入胸腔，如胸壁穿通伤、胸部手术及胸腔穿刺。

气胸区无肺纹理，气胸区的宽窄取决于胸腔内气体量的多少。气胸是肺脏自外围向肺门方向压缩。少量气胸时，气胸区呈线状或带状，同时可见被压缩肺的边缘（图 4-36）。大量气胸时，气胸区可占据肺野的中外带，内带为压缩的肺，呈密度均匀软组织影。同侧肋间隙增宽，横膈下降，纵隔向健侧移位。如脏、壁层胸膜粘连，可形成局限性或多房局限性气胸。CT 能更好地显示细节（图 4-37）。

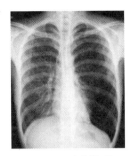

图 4-36 左侧气胸

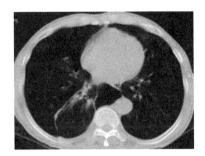

图 4-37 右侧气胸

七、胸腔积液

少量、中量游离性积液，站立时常聚集在后肋膈角处，站立位胸片常难发现；当积液量大于 250 mL 时，站立后前位胸片可见双侧肋膈角变钝（图 4-38）。仰卧位 CT 检查可见后胸壁下弧形新月形液体密度影，俯卧位 CT 检查胸水可移至前胸壁下。大量胸腔积液显示整个胸腔为液体占据，肺组织被压缩至肺门呈软组织密度影，纵隔向健侧移位。包裹性胸腔积液：为胸膜时，脏壁层胸膜发生粘连而使积液局限于胸膜腔某一部位，多见于下后胸腔。当积液局限性发生在叶间裂时，称为叶间积液。叶间积液表现为斜裂、水平裂部位条带状的液体密度影，可呈梭形或球形，积液量多时易被误认为肺内肿瘤，根据其位置、走行及密度，可予以鉴别。

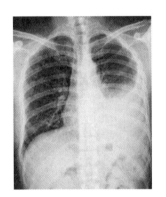

图 4-38 左侧胸腔积液

八、正常腹部平片（图 4-39）

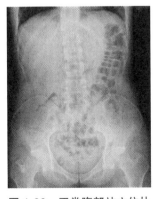

图 4-39 正常腹部站立位片

X 线平片 正常情况下，由于腹壁与腹内器官缺乏自然对比，腹部平片所能显示的结构较少，且细节有限。

1.腹壁与盆壁 ①脂肪组织：腹膜外（主要指腹膜后）间隙及器官周围的脂肪组织，于平片上显示为灰黑影。腹部前后位片上，在两侧胁腹壁内可见腹膜外窄带样脂肪影，上起第 10 肋骨下端，向下延伸到髂凹而逐渐消失，称为胁腹线；肾周脂肪影常可显示，从而勾画出肾脏轮廓；②肌肉组织：腰大肌、腰方肌位于腹后壁，闭孔内肌、提肛肌等位于盆腹膜外，由于周围脂肪的对比，腹部前后位平片常可将它们的边缘显示出来。

2.实质脏器 肝、脾、肾等呈中等密度，借助器官周围脂肪组织和相邻充气胃肠道的对比，在腹部平片上，常可显示这些器官的轮廓、大小、形状及位置。正位片上：①肝脏，部分患者可显示肝内下缘，微向外上突或较平直；肝内下缘与外缘相交形成肝角，一般呈锐角；②脾上极与左膈影融合而不显示，下极较圆钝；③肾脏，两肾沿腰大肌上部两侧排列。

3.空腔脏器   胃肠道、胆囊、膀胱等脏器为中等密度，依腔内的内容物不同而有不同的 X 线表现：①胃、十二指肠球部及结肠，由于腔内可含气体，于腹部平片可显示部分内腔；小肠除婴幼儿可有积气外、一般充满食糜及消化液，与肠壁同属中等密度，缺乏对比而不能显示；②膀胱和胆囊周围有少量脂肪，偶尔也可显示部分边缘。

九、消化道穿孔

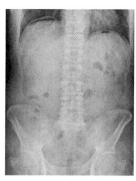

图 4-40   立位腹部平片，双侧膈下可见新月形气体密度影，为腹腔内游离气体

X 线：当胃肠道穿孔至腹腔时，腹部平片的主要异常表现为气腹、腹液、胁腹线异常和肠麻痹等，还可继发腹腔脓肿形成。

1.气腹   胃肠道穿孔时，以游离气腹最重要（图4-40）。应注意以下几种情况：①胃、十二指肠球部及结肠，正常时可有气体，因此穿孔后大都有游离气腹表现；②小肠及阑尾，正常时一般无气体，穿孔后很少有游离气腹表现；③胃后壁溃疡穿孔，胃内气体可进入小网膜囊，如网膜孔不通畅，则气体局限在网膜囊内，立位腹平片于中腹部可显示气腔或气液腔；④腹膜间位肠管向腹膜后间隙穿孔，可出现腹膜后间隙充气征象，而腹腔内并无游离气体，因此，没有游离气腹征象并不能排除肠道穿孔。此外，还要注意游离气腹并非胃肠道穿孔所特有，也可见于输卵管通气检查、腹部手术后等。

2.腹腔积液、胁腹线异常及肠麻痹   为胃肠穿孔后，胃肠内容物进入腹腔引起的化学性和细菌性腹膜炎表现，除腹水外，还可显示相邻胁腹线变模糊、肠曲反应性淤积和肠麻痹等征象。

3.腹腔脓肿   局限性腹膜炎可形成腹腔脓肿，多位于腹腔间隙或隐窝处，常以腹壁、器官及韧带形成脓腔壁。主要表现：①可见气液空腔或气泡影；②脓腔无气体时，表现为组织肿块影；③脓肿周围炎性浸润，相邻脂肪线（带）增宽、密度增高或消失；④上腹腔淋巴炎性引流，可出现胸腔积液、肺底炎症及下叶肺不张等。

CT：胃肠道穿孔后，CT 检查能敏感地发现少量气腹和腹膜后积气，亦可确认积液及其部位和液体量，特别是能显示少量积液。横结肠系膜上方的腹腔积液最初位于肝右叶后内侧与右肾之间，是仰卧位腹腔最低处，表现为围绕肝右叶后内缘的水样密度影；横结肠系膜下方的积液，早期位于盆腔的膀胱直肠陷凹或子宫直肠陷凹内，表现为边界清晰水样密度，其后可延伸至结肠旁沟内。大量积液时，小肠漂浮，集中在前腹部，此时脂肪性低密度的肠系膜在周围腹水衬托下得以清楚显示。而小网膜囊积液表现为胃体后壁与胰腺之间的水样低密度区，大量积液时，脾胃韧带受推移。

CT 可明确显示腹腔脓肿，而非腹平片的提示性诊断；增强扫描，依据脓肿壁的环状强化表现可确切显示其数目、位置和大小。

十、肠梗阻

单纯性小肠梗阻 单纯性小肠梗阻较常见。

X线：当梗阻发生后 3～6 小时，可显示梗阻近端肠曲胀气扩大，肠内有高低不等的阶梯状气液平面；肠壁与肠黏膜皱襞除非病程较长，一般无明显增厚；梗阻端远侧无气体或仅有少许气体。依据胀气扩大肠曲的类型，可估计梗阻的位置：高位梗阻时，梗阻近端肠管主要存留液体，气体因而排出，此时仅于上腹部见数目有限含气量少的扩张小肠影，应警惕高位小肠梗阻的可能；低位小肠梗阻的特征是扩张的肠腔及液面多，分布范围可占据整个腹部。

不同病因所致的肠梗阻，尚可在 X 线片上有一定特征，例如，胆石性肠梗阻可在非胆囊区显示阳性结石影，还可显示胆肠瘘所致的肝内胆管积气；蛔虫堵塞所致的肠梗阻可在小肠内显示有大量成团、成束的蛔虫影像。

CT：CT 检查，除可显示小肠扩张及积气、积液外，还可发现扩张肠管与正常肠管之间的"移行带"，其常为判断梗阻部位和原因提供重要依据，如肿瘤性病变可见"移行带"处肿块影，肠粘连时则无肿块显示 [图 4-41（b）]。因而，对于单纯性小肠梗阻的病因确定，CT 检查要较 X 线平片敏感而准确。

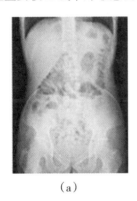 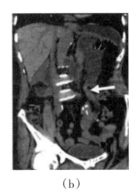

（a）　　　　　　　　（b）

图 4-41 肠梗阻腹部立位片示腹部多发肠管积气及气液平面 [图（a）]；
CT 冠状位重建可见梗阻位于空肠 [图（b）白箭头]

十一、泌尿系统阳性结石

泌尿结石的诊断最常用的方法是 B 超检查，可以发现 0.3 mm 以上的结石，技术熟练的医务人员，可以利用 B 超检查全泌尿系的结石，直观、方便、无创伤。X 线腹平片，可以看到大部分的泌尿系结石，对阴性结石，X 线可以穿透结石，因而看不到。X 线造影，对于可异的输尿管结石，可以判断是结石还是狭窄。CT 的诊断结果准确率最高。

X线：腹部平片检查，泌尿系阳性结石多可显示，表现为泌尿系走行区域的异常高密度影，可单发或多发。结石的密度可均匀一致、分层或浓淡相间；肾结石形态可为类圆形、三角形、方形、鹿角状或珊瑚状及桑葚状（图 4-42）；输尿管结石常呈米粒样至枣核样大小的卵圆形，边缘较光整，长轴与输尿管走行一致；膀胱结石多为耻骨联合上方圆形、横置椭圆形或多角状致密影，边缘光滑或毛糙，密度均匀、不均或分层。

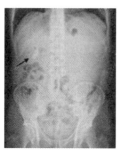
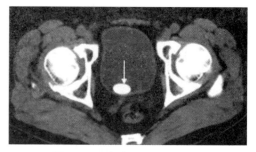

图 4-42 右肾结石（黑箭头）　　　　　　　图 4-43 膀胱结石（白箭头）

CT：平扫能确切发现泌尿系结石所致部位，输尿管结石上方输尿管常有不同程度扩张积水（图 4-44、图 4-45），当输尿管结石仅表现为高密度影而并无上方尿路扩张积水时，需行泌尿系 CT 检查，可见平扫的高密度影与充满造影剂的输尿管相重合，从而指示其位于输尿管内。膀胱结石可随体位改变而发生改变，通常鉴别膀胱新生物与结石时需改变患者体位进行扫描。

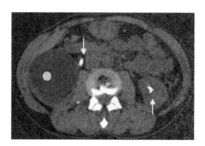
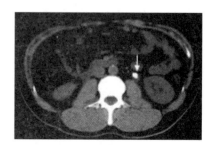

图 4-44 泌尿系结石　　　　　　　　　图 4-45 结石并积水

左肾结石（上白箭头），输尿管结石（下白箭头）；肾盂肾盏积水（圆圈）伴皮质变薄

十二、长骨骨折

1. Colles 骨折　又称为伸直型桡骨远端骨折，为桡骨远端 3 cm 以内的横行或粉碎性骨折，骨折远段向背侧移位，断端向掌侧成角畸形，可伴尺骨茎突骨折 [图 4-46（a）、（b）]。

2. 肱骨髁上骨折　多见于儿童。骨折线横过喙突窝和鹰嘴窝，远侧端多向背侧移位。

3. 股骨颈骨折　多见于老年妇女。骨折可发生于股骨头下、股骨颈中部或基底部。断端常有错位或嵌插 [图 4-46（c）]。股骨头的血供几乎均来自股骨颈基底部，头下骨折影响了对股骨头及颈的血供，致骨折愈合缓慢，甚至发生股骨头缺血性坏死（图 4-47、图 4-48）。

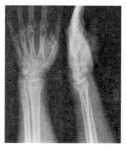
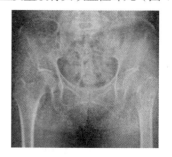

（a）正位片　（b）侧位片　　　　（c）左股骨颈骨折

图 4-46 左腕关节 Colles 骨折

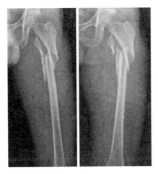

图 4-47　左股骨上段粉碎性骨折

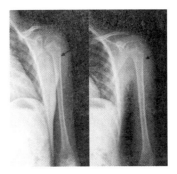

图 4-48　左肱骨干骺端青枝骨折

第三节　颅脑 CT 影像诊断

一、颅脑外伤

脑外伤是一种严重的脑损害，急性脑外伤死亡率高。自 CT 和 MRI 应用以来，脑外伤诊断水平不断提高，显著降低了死亡率和致残率。

受力部位不同和外力类型、大小、方向不同，可造成不同类型、程度的颅内损伤，如脑挫裂伤、脑内、脑外出血等，其中脑外出血又包括硬膜外、硬膜下和蛛网膜下腔出血。

CT 表现如下。

（1）脑挫裂伤　脑挫伤病理为脑内散在出血灶，静脉淤血和脑肿胀；如伴有脑膜、脑或血管撕裂，则为脑裂伤。两者常合并存在，故统称为脑挫裂伤 [图 4-49（a）]。

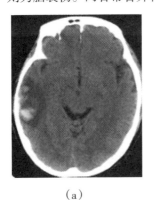

（a）　　　　　　　　　　　　　（b）

图 4-49　脑挫裂伤

图（a）所示右侧颞叶高密度为出血灶，周围片状稍低密度影为水肿带，

右侧外侧裂受压变窄；图（b）所示左侧颞骨内板下弧形高密度影为硬膜下血肿

CT：平扫，显示低密度脑水肿区内，散布斑点状高密度出血灶；伴有占位效应；也可表现为广泛性脑水肿或脑内血肿。

（2）脑内血肿常位于受力点或对冲部位脑组织内，多发生于额、颞叶，与高血压脑出血好发于基底节和丘脑区不同［图4-49（a）］。

CT：平扫，急性脑内血肿呈边界清楚的类圆形高密度灶。

（3）硬膜外血肿多由脑膜血管损伤所致，脑膜中动脉常见；血液聚集硬膜外间隙，由于硬膜与颅骨内板附着紧密，故血肿较局限，呈梭形。

CT：平扫，表现为颅板下方梭形或半圆形高密度灶，不跨越颅缝，常伴邻近颅骨骨折（图3-50）。

（4）硬膜下血肿多由桥静脉或静脉窦损伤出血所致，血液聚集于硬膜下腔，沿脑表面广泛分布。

CT：平扫：①急性期，见颅板下新月形或半月形高密度影；常伴有脑挫裂伤或脑内血肿；脑水肿和占位效应明显［图4-49（b）］；②亚急性或慢性血肿，呈稍高、等、低或混杂密度灶。

（5）蛛网膜下腔出血（subarachnoid hemorrhage）儿童外伤常见，出血多位于大脑纵裂和脑池底。

CT：平扫：①表现为脑沟、脑池内密度增高影，形成铸型；大脑纵裂出血多见，表现为中线区纵行窄带形高密度影；出血亦见于外侧裂池、鞍上池、环池、小脑上池内（图4-50）；②蛛网膜下腔出血一般7天左右吸收，此时CT检查阴性。

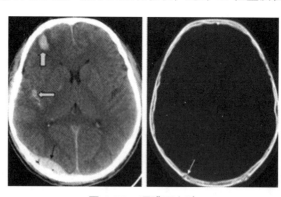

图4-50　硬膜下血肿

右枕部硬膜外血肿并少量积气（下黑箭头）；额叶脑挫伤并血肿（上白箭头）；

右侧外侧裂蛛网膜下腔出血（右白箭头）；右侧人字缝分离（下白箭头）

二、脑出血

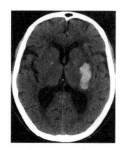

图4-51　脑出血

脑出血属于出血性脑血管疾病，多发于中老年高血压和动脉硬化患者。

CT平扫：①急性期：血肿呈边界清楚的肾形、类圆形或不规则形均匀高密度影（图4-51）；周围水肿带宽窄不一，局部脑室受压移位；破入脑室可见脑室内高密度积血；②吸收期：始于出血后3～7天，可见血肿缩小并密度减低，血肿周边变模糊；水肿带增宽；小血肿可完全吸收；③囊变期，出血2个月以后，较大血肿吸收后常遗留大小不等的裂隙状囊腔；伴有不同程度的脑萎缩。

三、脑梗死

脑梗死是缺血性脑血管疾病，其发病率在脑血管疾病中居首位。

1.缺血性梗死

CT 平扫，在发病 24 小时内常难以显示病灶；24 小时后表现为低密度灶，部位和范围与闭塞血管供血区一致，皮髓质同时受累，多呈扇形；可有占位效应，但相对较轻 ［图 4-52（a）］。1 ～ 2 个月后形成边界清楚的低密度囊腔，且不再发生强化。

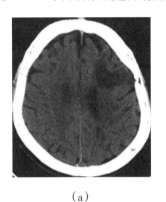 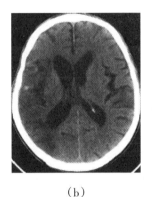

（a）　　　　　　　　　　　（b）

图 4-52　缺血性梗死

左侧额叶大面积缺血性脑梗死 ［图（a）］；

右侧颞叶、枕叶大面积出血性脑梗死 ［图（b）］，右侧颞叶点状高密度为出血灶

2.出血性梗死　常发生在缺血性梗死一周后 ［图 4-52（b）］。

CT：平扫呈低密度脑梗死灶内，出现不规则斑点、片状高密度出血灶，占位效应较明显。

3.腔隙性梗死　深部髓质穿支动脉闭塞所致。缺血灶为 10 ～ 15 mm 大小，好发于基底节、丘脑、小脑和脑干，中老年人常见。

CT：平扫发病 24 小时后，可见脑深部的片状低密度区，无占位效应（图 4-53）。

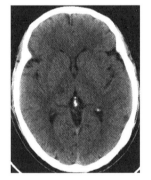

图 4-53　右侧丘脑

腔隙性脑梗死

参考文献 CANKAO WENXIAN

[1] 王卫平，孙锟，常立文.儿科学 [M].9 版.北京：人民卫生出版社，2018.

[2] 万学红，卢雪峰.诊断学 [M].9 版.北京：人民卫生出版社，2018.

[3] 陈灏珠，钟南山，陆再英.内科学 [M].9 版.北京：人民卫生出版社，2018.

[4] 龙明，张松峰.外科学 [M].8 版.北京：人民卫生出版社，2018.

[5] 王泽华，王艳丽.妇产科学 [M].8 版.北京：人民卫生出版社，2019.